明明白白配眼镜

（第二版）

呼正林　袁淑波　马　林◎编著

全国百佳图书出版单位
化学工业出版社
·北京·

这是一本用最通俗的文字言语形式，讲述戴、配眼镜的人应当了解的关于验光、配镜、戴用常识的书籍。

本书共分十一章。书中，作者就眼的屈光、验光、眼镜架与眼镜片的选择、隐形眼镜、眼镜淘宝等九个问题，通过最通俗的文字讲述了眼 - 视光学在这方面的深刻道理，并解析了屈光检查与屈光矫正中的不正确的认识。读者通过对本书的阅读，将会了解屈光、验光和矫正方面的常识，掌握一些识别错误认识和不规范操作的基本技巧。最终会使读者在配眼镜时，真正做到：明明白白配眼镜。

本书内容精炼、通俗易懂、图文并茂，并具有很强的实用性。应当说，这是广大眼镜佩戴者不能不读的一本书。这本书，也是眼视光行业员工掌握用通俗语言与消费者交流的词汇与技巧的一本必读书籍。

图书在版编目 (CIP) 数据

明明白白配眼镜 / 呼正林，袁淑波，马林编著 . —2 版 . —北京：化学工业出版社，2018.3（2023.10重印）
ISBN 978-7-122-31380-5

Ⅰ . ①明… Ⅱ . ①呼… ②袁… ③马… Ⅲ . ①眼镜检法 — 基本知识
Ⅳ . ① R778.2

中国版本图书馆 CIP 数据核字（2018）第 011548 号

责任编辑：夏叶清
文字编辑：余纪军
责任校对：边 涛
装帧设计：溢思视觉设计 / 范璐璐

出版发行：化学工业出版社
　　　　　（北京市东城区青年湖南街 13 号　邮政编码 100011）
印　　装：涿州市般润文化传播有限公司
710mm×1000mm　1/16　印张 22½　字数 304 千字
2023年10月北京第 2 版第 3 次印刷

购书咨询：010-64518888
售后服务：010-64518899
网　　址：http://www.cip.com.cn
凡购买本书，如有缺损质量问题，本社销售中心负责调换。

定　　价：69.00 元　　　　　　　版权所有　违者必究

《明明白白配眼镜》自2008年9月出版以来，受到广大读者的关注，认为这本书对配镜者来说，解决了如何通过主观努力和配合来保证自己检测、配镜质量，起到了非常积极的作用，希望能更多地了解验光、配镜方面的知识。不少读者觉得这本书能有续集就好了。应当说，读者想了解更多验光配镜的知识是好事，这表明人们对眼的健康主观意识加强了，对高质量视觉条件下进行工作有了更深刻的认识，对验准光、配好镜有了更迫切的主观需求。

我自2008年退休至今，一直在太德明眼镜店担当技术顾问的工作，也应邀担纲一些视光学讲座的讲授，也努力参加了一些公益性的视光学咨询工作。正是在这些工作中，在与广大眼镜配戴者及同仁的交流中，又有了不少新的体会和认识。

正是在这样的基础上，为了满足广大读者希望了解更多验光、配镜知识的需求，对原书稿做了全面修订，增加了一些新的内容，特别是增加了眼镜应当怎样戴，戴用屈光矫正眼镜在具体环境下应当注意什么的问题。《明明白白配眼镜》（第2版）编辑中，特别强调了戴眼镜应当注意的现实问题和操作性，这既能满足读者增加视光学知识的需求，也为配镜者提供了理性对待屈光不正的思路和方法。只要按照本书所讲的知识与方法去做，就能在青少年以及成人近视眼的控制上有所作为。

《明明白白配眼镜》（第2版）在语言上仍旧使用的是前版大众化的风格，这既符合广大验光配镜者的阅读需求，又因增加了不少新的视光学、眼镜学方面的知识，因此这本书也可以作为从事验光配镜工作和从事健康保健工作的从业者了解、掌握通俗化眼视光知识的一个窗口。

在《明明白白配眼镜》（第2版）即将出版发行之际，特向这些年来给予我真诚支持的广大读者及同道同仁们，致以诚挚的谢意。并再一次真诚地希望读者们给予指正，并提出宝贵的意见。

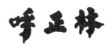

2017年10月

我是一名从事眼－视光学职业教育的工作者，从事这项工作已将近三十年。在这三十年中，经常会有一些戴眼镜的同仁、邻居和朋友，来了解有关验光、配镜的问题。尤其是，有不少的人会问到，怎样选择眼镜架，怎样选择眼镜片。还有人会说，验光的就是一个小孩儿，心里真是不踏实，你这当老师的怎么也得教我几招吧？否则的话，眼镜配了心里都不踏实。近年来，眼镜行业发展很快，七老八十的从业人员是极少的。应当说，只要在验光岗位上工作的就不会是童工，至少也应当是在20岁以上。看起来像小孩儿的人，只能说明人长得少相。

绝大多数戴镜者，要想了解验光与眼镜的问题，只能通过阅读有关眼科保健，爱眼护眼的科普书籍。这类书籍的种类尽管不少，但说到验光、配镜，特别是眼镜架的选择、眼镜片的选择，特别是戴眼镜的"我"遇到某些问题时应当怎么做的书，则是非常缺乏的。有的书上虽然多少见了一些，但更多的是讲述角膜炎、麦粒肿，一直到糖尿病、高血压、视网膜病变，直至眼的肿瘤，而关于验光与眼镜的内容就成了一格点缀。

从同仁、邻居和朋友经常不断询问这一情况来看，戴眼镜的人还是非常想了解这方面的知识的。也有不少眼镜界的同仁也建议笔者：为广大戴眼镜的人写这样一本书，这些同仁说，我们也想知道对戴眼镜意识的父母们，他们需要了解什么知识。

正是基于以上情况，笔者将从事眼－视光学职业教育以来经常被询问的问题进行了梳理，并将职业培训中学员们提到的相关问题汇集。在这两类问题的基础上，挑选出与配镜者关系最为密切的问题，将其分成九个部分。考虑到读者在阅读本书时，可能会采取选择阅读的方式，因此在写作时也做了相应设计：即令每个部分均是一个整体，而其中的每一个题目均是一个独立的问题。

在这里特别应当提到张琼编辑，应当说从九个部分题目内容的安排，都提出了相当宝贵的建议，其中第九部分就是在张琼编辑的建议下加入的。在此特予致谢。

尽管书稿已经完成，但因个人学识的限制，书中还可能会有一些不妥之处在所难免的。在书籍即将出版之际，还望广大读者，特别是眼镜行业的同仁们予以指正，并提出宝贵的意见。

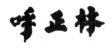

2008 年 6 月

目录

第一章　科学认识我们的眼睛　001

1. 眼睛的结构 002
2. 眼睛是怎样看见的? 005
3. 看远与看近 007
4. 双眼看的奥秘 009
5. 眼的长短与屈光不正 010
6. 屈光不正的分类 011
7. 眼的长短对视像有什么影响? 014
8. 散光眼所看到的视像 016
9. 屈光不正的程度是怎样划分的? 018
10. 散光眼的类型 020
11. 眼累，就是视觉疲劳 024
12. 视觉疲劳与屈光不正 026
13. 隐性斜视是一个不可以忽视的问题 ... 028
14. 内斜视与弱视对视觉功能的危害 030
15. 眼－视光学矫正要解决些问题? 033
16. 对屈光不正的大政方针 036
17. 屈光矫正方法的优劣 037
18. 近视眼发生的原因、预防与控制 039

第二章　验光：被动→主动　043

1. 什么时候应当验光 044
2. 验光能起什么作用? 047
3. 定期验光间隔时间的建议 049
4. 了解验光的程序 050
5. 由被动→主动 054
6. 常用的验光设备 058
7. 电脑验光与常规验光的PK 065
8. 客观验光法 067
9. 主观验光法 069
10. 客观验光与主观验光的关系 072
11. 综合验光仪与投影仪的应用价值 074
12. 视觉是检验验光的最终标准 079
13. "我"能不能不进行散瞳验光 081
14. 散瞳时检测到的数据不能进行配镜 ... 086
15. 验光数据准确的决定因素是什么? 088

第三章　选择适宜自己的眼镜架　091

1. 眼镜架的结构 092
2. 眼镜架的种类 094
3. 瞳距决定眼镜架的尺寸 100

4. 脸型决定眼镜架的镜圈款式   104

5. 肤色决定眼镜架的颜色   106

6. 经济状况决定眼镜架的档次   111

7. 年龄与爱好决定眼镜架的时尚   112

8. 眼镜架宽窄、高低的选择   116

9. 眼镜架戴用舒适度的选择   121

10. 什么样眼镜架耐用？   124

11. 孩子应当选择什么样眼镜架？   126

12. 喜欢运动，应当选择什么样眼镜架？   128

13. 眼镜架戴用须知   130

14. 选择眼镜架应注意：男女有别   132

第四章　眼镜片的选择方略　135

1. 狭义与广义的球面透镜   136

2. 圆柱面透镜和散光的矫正的理念   140

3. 透镜在屈光矫正中的应用原理   143

4. 眼镜片的种类   146

5. 什么样的镜片是单光镜片？   148

6. 什么样的镜片是复光镜片？   149

7. 渐进镜片   150

8. 非球面镜片   154

9. 染色镜片   158

10. 超薄镜片   161

11. 光学质量与肉眼识别   166

12. 挑选眼镜片应当知道哪些信息   173

第五章　配镜不能忽视的问题　177

1. 您的眼镜符合您自己的瞳距吗？   178

2. 瞳距测量检测的到底是什么？   180

3. 单眼交替观察：是测量远用瞳距的基本要求   182

4. 单眼观察，是"近用瞳距"测量的基本要求   184

5. 远用瞳距和近用瞳距的关系   185

6. 怎样看出测量瞳距一定是不对的？   186

7. 瞳距仪测量瞳距的数据准吗？   187

第六章　话说隐形眼镜的 C、D　189

1. 关于隐形眼镜的 C 与 D   190

2. 隐形眼镜会不会丢   192

3. 时尚与危险的并存   195

4. C_1：隐形眼镜与框架眼镜的镜度换算   198

5. C_2：隐形眼镜的优势   201

6.C$_3$：隐形眼镜的不足　　　　　　　　　205

7.C$_4$：隐形眼镜的禁忌症　　　　　　　207

8.C$_5$：隐形眼镜的适应症　　　　　　　211

9.C$_6$：隐形眼镜的软、硬选择　　　　　213

10.C$_7$：Ortho-K ≠ OK　　　　　　　　215

11.D$_1$：戴用隐形眼镜的"正常"反应　218

12.D$_2$：隐形眼镜戴用中出现的异常现象　219

13.D$_3$：安全与健康戴用隐形眼镜　　　221

第七章　试戴自己的新眼镜　　227

1. 镜架与镜片　　　　　　　　　　　228

2. 打开看，看什么?　　　　　　　　230

3. 合上看，看什么?　　　　　　　　232

4. 平着看，看什么?　　　　　　　　233

5. 翻着看，看什么?　　　　　　　　234

6. 正面看，看什么?　　　　　　　　235

7. 侧面看，看什么?　　　　　　　　236

8. 一比，比什么?　　　　　　　　　238

9. 戴上眼镜注意什么?　　　　　　　241

10. 戴用渐进眼镜应当注意什么?　　244

11. 戴用新眼镜的最后"一摸"　　　245

第八章　矫正中的"刀光剑影"　　247

1. 屈光矫正 – 歪理之一：戴上眼镜，就离不开　　248

2. 屈光矫正 – 歪理之二：戴上眼镜，近视发展更快　250

3. 屈光矫正 – 歪理之三：眼镜度数，不能配足　　253

4. 屈光矫正 – 歪理之四：近视眼不会发生老视　　255

5. 屈光矫正 – 歪理之五：小孩斜视长大了就会好　257

6. 什么情况下，近视眼的发展会加快?　　　　　259

7. 假内行 + 真力巴 + 能耐梗 = ?　　　　　　　262

8. 立马可取的眼镜　　　　　　　　　　　　　265

9. 谁都可以戴用渐进眼镜吗?　　　　　　　　267

10. 水晶眼镜能养眼　　　　　　　　　　　　270

11. 选择眼镜最常见两个认识偏差　　　　　　272

12. 方兴未艾的屈光手术　　　　　　　　　　275

13. 屈光手术：三思后再行　　　　　　　　　281

14. 屈光手术后是否能不发生"近视回退"?　　284

第九章　我们的眼镜，应当怎样戴?　　287

1. 远视眼，应当不应当戴眼镜?　　　　　　289

2. 近视眼镜是常戴好，还是间歇戴好?　　　291

3. 近视眼镜，怎样戴才科学？　292

4. 镜片有磨损，一定要及时更换　295

5. 怎样根据自己的情况选择老视用镜？　296

6. 太阳镜的正确戴用法　297

7. 偏光眼镜的选择与戴用　299

8. 变色镜，可以作为常戴眼镜使用吗？　302

9. 老年人戴太阳镜，不光是为了"俏"　304

10. 摘戴眼镜不宜过于潇洒　305

11. 怎样清除镜片上的污渍？　306

第十章　善待自己的眼睛　309

1. 眼睛：也需要讲究劳逸结合　310

2. 学习、阅读视觉作业的合理条件　314

3. 日常生活、工作视觉作业的合理条件　317

4. 看电视，应当注意的问题　320

5. 使用电脑办公，应当注意的问题　324

6. 手机不能无节制看　327

7. 戴用眼镜仍旧要讲究用眼卫生　330

8. 定期接受屈光检查　334

9. 一副眼镜应当戴用多少年　336

第十一章　眼睛的卫生保健　337

1. 拒绝烟、酒是维护良好视觉的最佳选择　338

2. 与视觉关系最为密切的几种维生素　341

3. 锌、钙是舒适视觉不可缺少的两种元素　344

4. 保持视觉最佳状态的基本方法　347

参考文献　351

科学认识
我们的眼睛

怎样才能做到明明白白配眼镜呢？这就得先要了解我们的眼睛。倘若不了解我们的眼，就只能人家怎么说，我们就得怎么信。这家眼镜店说我们的眼是"东"，我们只能认为就是"东"；另一家眼镜店又说我们的眼是"西"，我们又只能假装认为就是"西"。将两家眼镜店的说法放在一起，我们就成了：既搞不清楚"东"也搞不清楚"西"了。

面对这种情况，到底该信哪一家呢？我想，我们作为顾客，是无从选择的。充其量也只能拍一下自己脑袋瓜来选择了。选择了，心里就会踏实了吗？应当说这是一个可以写得很大的问号。要想在配眼镜时不被"懵圈儿"，就需要了解眼睛、眼镜、验光、配镜的知识，只要我们了解了这些，自然就不会被"懵圈儿"了。在诸多需要了解的问题中，首先要了解的当然是我们的眼睛。

这第一章，就是让我们来认识自己的眼睛。

1. 眼睛的结构

简单地说，人眼有点像鸡蛋，但比鸡蛋的结构复杂得多了。概括起来讲，人的眼球的结构就是：三层皮、一碗水，一个火烧一坨冻，火烧前面开个窗，后面小把儿偏一旁。

人的眼球结构如图 1-1 所示。

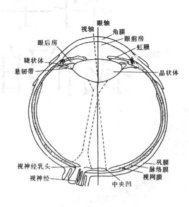

图 1-1　眼的结构示意图

要想了解眼的结构，就需要我们像剥煮熟的鸡蛋一样，一层一层地将她慢慢剥开。眼球最外面的一层"壳"就是外膜，我们将其称为纤维膜。这层膜有两个部分组成。一部分是位于眼球最前面的，被称为黑眼珠的角膜，另一部分是角膜后面的、表面积较大的呈磁白色的巩膜。其中角膜是透明的，表面看上去角膜是圆的，实际并非如此。角膜是一个横椭圆的状态，它的垂直直径要小于水平直径约 1mm。角膜的这一特点对于眼的屈光性质是有特殊意义的，这说明：人眼存在轻度的散光是正常的，绝对一点散光都没有的人应当说是没有的，只是程度不同而已。程度轻的散光在达不到 0.25DC 时，就会被判定为没有散光。

当剥去"壳"，接下来看见的就是眼的中膜，这层膜的颜色呈比较深的紫色，有点像日常生活中吃的葡萄，因此被称为葡萄膜。这层膜从前到后的形态有很大的差别。最前面的一部分有人说像车轮，这个部分就被称之为虹膜，由虹膜围成的窗口就叫做瞳孔。正常情况下，瞳孔是外界光进入我们眼的唯一通道。虹膜后面是由横截面呈三角形态的环状结构，这就好像在此筑建的环状的坝。最后面是衬在"壳"里的"卵壳膜"，这部分结构就叫做脉络膜。

我们在剥去中膜，就会看到最里面有一层透明的膜，这就是视网膜。这是外界物体在我们眼内留下影像的部位，也是我们的主观视觉过程真正开始启动的部位。视网膜上有两个特别功能区域。倘若，以眼的光轴为分界线的话，靠内侧有一个略微突起的地方，这就是视盘（又叫做视神经盘、视神经乳头），这是血管进出眼睛内部的为一通道，也是视神经向大脑传送视觉信息的起始点；靠外侧的有一个非常狭小的区域，这就是黄斑区，这个区域的中心为一个 0.2mm 凹陷，这凹陷就叫做黄斑中心凹，这是我们可以获得清晰视觉的唯一的区域。

眼的这三层膜中，唯一没有血管分布的部分就是角膜。那么，角膜的生命力是靠什么途径来维持的呢？图 1-2 所示的就是角膜接受营养与氧气的途径示意图。从图中可以清晰地看到角膜前半层的营养与空气，分别是由泪液与空气供给的。而后半层角膜的营养和氧气则是由房水提供的。这也提醒我们：维护我们眼内的清洁和生活空气质量的高标准，也是保持我们最良好的视觉状态不可忽视的一个条件。

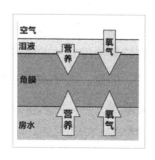

图 1-2　角膜的营养与氧气供给

通常，我们将眼的外、中、内这三层膜，统称为眼球壁，简称球壁。除去球壁后剩下的部分就是眼睛内容物，简称眼内容。

眼内容物最前面的结构，就是当我们剥去眼的"壳"后，流出来的那一汪水，流出来的这一汪水就是房水。房水是由睫状体分泌出来的。经瞳孔流向眼的前房，并由前房周边被称为前房角附近的环状的舒莱姆氏管回收。尽管这汪水并不多，但却起着营养晶状体、角膜后便面的重要作用。并和前面的角膜，及后面的晶状体、玻璃体，共同组成眼的光学结构系统。

当外界的光，经角膜，由瞳孔进入眼以后，就到达了我们眼中的一个非常重要的屈光元件，这就是晶状体。之所以说晶状体重要，是因为它与我们能清楚地分辨不同距离的物体有关。当我们看远距离的目标时，晶状体就会变薄，这样就会使远距离目标清晰的成像在视网膜上。而当我们看近距离的目标时，晶状体就会变厚变凸，这样又可以使近距离目标也能清晰成像在视网膜上。这就是我们能分别看清楚不同距离目标的原因。

晶状体后面，就是我们的眼的结构中最大的一个屈光元件，这个屈光元件就叫做玻璃体。这是一个类似于胶冻状的结构，它在屈光中作用是相当稳定的。这一结构与我们食用的肉冻极为相似，正是这一特征的原因，玻璃体也是眼球结构中一个比较容易"出汤"的组织结构。玻璃体的"出汤"叫做"液化"，一旦出现液化，被测者就会有一种被称为"飞蚊症"的症状出现：被测者在头位改变时，会感到有灰色的斑点、或条索在飘动，这些灰色的东西在头由动到静止时又会在重力的作用下缓慢的下落。飞蚊症的出现说明玻璃体已经出现液化现象。玻璃体液化是一种让人心里感觉很别扭的，但又是一种没有特异治疗方法的病理改变。医学界普遍认为，这种飞蚊症是不影响视力的。但是，这种改变随时间的延长，视力都会有所下降，矫正视力也可能要略差一些。绝大部分有飞蚊症的人，在屈光矫正中达到 0.8 的矫正视力还是问题不大的。

2. 眼睛是怎样看见的?

我们是怎样看到东西的呢? 这就要从光进入我们的眼说起, 光的信息又走了哪些路, 最终在什么地方实现了视觉分辨的任务的呢?

光进入眼后要经过三个过程, 才能最后形成我们的视觉。

(1) 视网膜转换过程

光在投射到视网膜, 视网膜并不能将光按原样进行传递。光在到达视网膜后, 就会刺激视细胞兴奋, 视细胞对光信息进行处理, 并转换成可以在神经中传导的生物电信号。这一过程的工作包括: 接受光信息、完成光→生物电的转换、形成视觉信号。视细胞的神经纤维汇集于视盘形成视神经。视神经传导路径见图1-3。

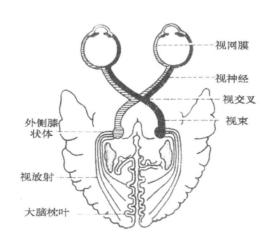

图1-3　视神经传导路径

(2) 视神经传导过程

视神经在离开眼球后, 经视神经交叉、外侧膝状体、视束、视放射,最后到达大脑枕叶的纹状区,这一过程就是信息的传导过程。在这一过程中,视神经交叉是一个非常重要的两眼信息部分交叉转换站,与双眼视觉功能有很重要的关系。

（3）视中枢处理过程

大脑枕叶纹状区是视觉神经中枢所在的位置，也是视觉信息的接受、处理的目的地。当光的生物电信息到达这一区域时，就会被在这里工作的"员工"进行分析、综合、核对、识别等加工处理。这就使得我们得到了关于目标的知觉图像。

综上所述，可以说，我们的眼发现目标责任在视网膜，最终明确看见目标是什么的地方是在大脑枕叶纹状区。人们经常对没发现目标者讲：你的眼长在后脑勺上啦。应当说，从广义上讲这句话还是很有道理的。其实说这句话的人，他的"眼睛"也有一部分是长在后脑勺里面的。当一个人摔了后脑勺时，两眼之所以会金星乱闪，就是后脑勺里面的"眼"受到震动所造成的。

3. 看远与看近

当人们使用数码相机进行照相时，就会发现镜头在我们的控制下是能够伸缩的。这一动作就叫做对焦。这是我们所选择的目标被清晰成像的一个动作。我们的眼是一个可以自动对焦的生物照相机，但是谁也不会看到我们的眼会跟蜗牛的"犄角"似的一出一进地进行调节的。但是，我们确实能够将不同距离的目标清晰分辨出来。那么，我们的眼是怎样对焦的呢？我们首先从单眼来考察眼球适应远、近距离目标的变化。

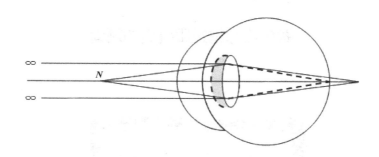

图1-4　注视近距离目标时晶状体的变化

我们的眼球实现对焦功能是在不改变眼的外在形态的状况下，通过内部元件的调节来完成的。这个元件就是晶状体。

当我们注视无限远（∞）的目标时，晶状体就处于一种扁平的状态（图1-4中实线所示的晶状体）。无限远的目标来的光线就会聚焦在视网膜上。这样我们也就看清楚了远处的目标。

当我们注视近距离目标 N 时，此时进入我们眼的光就是发散的，用看远距离目标的办法，光就会聚焦在我们的视网膜后（图中聚焦在眼球后面的实线），就不会取得清晰地分辨目标的效果。眼的生理功能对这种情况早已安排妥当，晶状体就是担当这一使命的一员大将。当光线来自眼前有限距离之时，晶状体在大脑的指挥下就会向前凸出（图中灰色部分为前凸的晶状体），就起到了使光线发生更大程度曲折的作用，正是这一作用，使 *N* 目标的像恰好落在视网膜的视中心凹上（图 1-4 虚线所示），这样我们就能看清楚近处的目标了。只要是在我们处于清醒的状态下，晶状体就是这样不知疲倦地为我们辛勤劳动着。

眼通过睫状肌收缩、舒张来自动控制晶状体的变化，这种解决不同距离目标的精确成像的功能，我们就叫做调节功能，简称调节。

眼睛文化·小贴士 1

孙中山为精益眼镜店的题词

1916 年，精益眼镜广州分店开业后，广东护法军政府外交部长伍庭芳、财政部长唐绍仪都慕名去配过眼镜。1917 年的一天，店里来了一位身着中山装头戴钢盆帽的顾客，客人脱下帽子，经理唐默林一下认出此人正是孙中山先生，原来中山先生也是慕名来配镜的。店铺认真给中山先生配了一副眼镜，中山先生试戴后，大加赞赏。唐默林灵机一动，敬求中山先生墨宝，中山先生一口答应。过了数天，广州军政府果然送来中山先生书写的落款为"精益求精"的亲笔题词。目前，"精益求精"这种精神已经成为眼镜行业努力工作、积极进取的共识。

4. 双眼看的奥秘

人有两只眼，要想看清楚眼前的目标，双眼的视线就必须会聚到我们要注视的目标上。这就要求我们的双眼必须同时向内转。目标距离我们越近，内转的程度也就越大；反之也就会越小。眼以视距为基础所发生这种眼球的内转，眼 – 视光学就叫做集合。当然我们的眼球的集合能力也是有限的。双眼可以看到一个视像的最近的点，就是近点。近点距离随年龄增大而增大，10 岁的儿童这一点距眼的距离约为 7mm，50 岁的人这一距离约在眼前的 0.5m，而 60 岁的人这个点将会退到 1.0m。

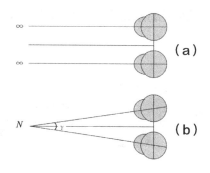

图 1-5　视远与视近时的集合状况

当我们注视远距离目标时，就会如图 1-5（a）所示，双眼视线平行，此时，集合就是 0。当注视眼前的近点 N 时，双眼的视线就会汇聚到 N，见图 1-5（b），这时所使用的集合力就应当是 N 点与眼的距离（以米为单位的倒数）。

我们看近距离目标时，两眼内转发生不协调，双眼的视线就不能汇聚到注视目标上。此时，就会出现看到两组视像同时存在的状况，这种情况就叫做复视。此时，被测者眼的外观上就会表现出眼位不正的表现。中、高度远视眼，最常发生的眼位异常是内斜视，高度近视眼，最常发生的眼位异常则是外斜视。

5. 眼的长短与屈光不正

　　眼从大体上讲，是由一个球冠 [图 1-6（a）] 和一个球体 [图 1-6（b）] 所构成 [图 1-6（c）]。尽管不同的人眼球的前后径的长度不会是完全相同的，但眼 – 视光学约定正常眼球的前后径为 24mm。这也就是说，一个 24mm 的眼，在眼的屈光力正常的情况下就是很好的眼，这种眼就叫做正视眼。

　　人的个子有高有矮，我们的眼球也是有长有短的。眼球不管是变长、或者还是变短，都会发生屈光变化，屈光变化的结果：入眼的光线聚焦的位置会发生改变，这种改变突出的表现在聚焦点与视网膜的分离。眼 – 视光学将这种焦点与视网膜的分离改变的状态就叫做屈光不正。

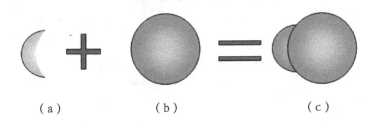

（a）　　　　　　（b）　　　　　　（c）

图 1-6　眼球外部形态的合成

6. 屈光不正的分类

屈光不正有三类，即近视眼、远视眼和散光眼。我们先来了解近视眼和远视眼。

首先、我们看近视眼与远视眼的成焦的位置的比较。图1-7（a）就是无限远来的平行光线入眼后成焦在视网膜前，投射到视网上的只能是一个弥散的圆。而图1-7（b）则是无限远来的平行光线入眼后成焦在视网膜后，投射到视网上的也只能是一个弥散的圆。成焦在视网膜前的眼就叫近视眼，成焦在视网膜之后的就叫做远视眼。

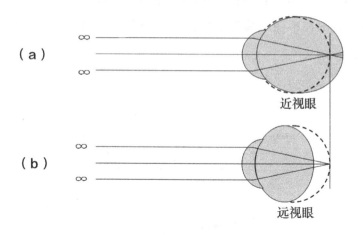

图1-7　近视眼与远视眼成焦比较示意图

这里有必要说明两点。要说明的第一点、不管是近视眼的成焦在视网膜之前的点，还是远视眼的成焦在视网膜之后的点，从道理上讲就是正视眼应当聚焦在视网膜（图1-7虚线圆所示的位置）上的点。要说明的第二点、前述讲法是在角膜、房水、晶状体、玻璃体屈光力正常和眼睛在不使用调节的情况下。

以上是近视眼和远视眼的成像道理。那么近视眼与远视眼看到的视像又是什么样的呢？这就得从视中心凹发出的视线路径来考察。

近视眼相对于正视眼而言，就是一个凸透镜。因此，近视眼就比正视眼所具有的屈光力就会大。当视中心凹发出的视线在行进过程中，就会被较大程度的屈光力所作用，其出眼后的视线就是汇聚光束，只能汇聚在眼前的有限距离 [图1-8（a）]，这就是近视眼的人只能看清楚近距离目标，而无法看清楚远距离目标的道理所在。

假定正视眼是一个平光镜的话，远视眼就应当相当于一个凹透镜。因此远视眼对光的屈折能力要低于正视眼。远视眼在不进行调节时，视线就会在小于0的屈光作用力前行。0.00D的正视眼的视线就会投射到无限远，而远视眼本身小于0的屈光作用，只能使视线在出眼后成为发散光束。出眼后的视线发散光束只能聚虚焦点在视网膜后 [图1-8（b）]。这就是远视眼在不使用调节力的情况下，无法看清楚眼前任意距离远目标的原因。

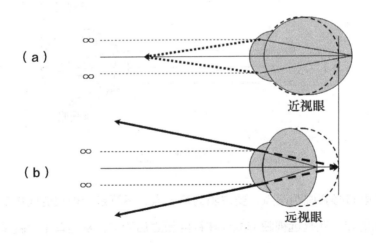

图1-8　近视眼与远视眼注视远点比较示意图

但是，远视眼看不清注视目标的现象却又是难得一见的事情。这又是怎么一回事呢？远视眼的调节力是比较大的，当看东西时远视眼会自动调动调节储备，通过晶状体的变凸来增强眼对光的屈折力量，从而使目标的视像被调整到视网之上。远视眼的这种效能也是有限的，超过一定界限这种作用也会失效。对于青少年而言，这种功能解决轻、中度远视眼的远距离注视还是没有问题的。但对青少年高度远视眼来说，通过调节的加强来解决远视的问题是极其困难的。而对于老年人来说，即便是轻度远视眼，要想通过这一途径来解决远视的清晰视觉问题，恐怕也只能是一种奢望。

眼睛文化·小贴士 2

三山斋：北京最早的眼镜店

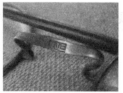
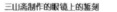
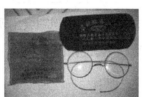

三山斋制作的眼镜上的錾刻　　三山斋：眼镜布、眼镜盒、眼镜

　　北京最早的眼镜店是：三山斋眼镜店。是由河北深、冀县姓刘、张、李合资与清同治三年（1864 年）创办的，位置在前门西打磨厂西口路北。"三山斋"的含义：① 三人合伙做买卖好比三座山，寓意永久；② 最初经营晶石眼镜，不买"玻璃制假货"。三山斋眼镜店，讲究货真价实，清代王公大臣、各省巡抚、督军和民国时期的不少大员都戴用三山斋制作的眼镜。

　　三山斋有严格的店规，例如：① 不要"三爷"（即少爷、姑爷、舅爷）；② 上至掌柜下至学徒一律不许在北京立家；③ 无论有理没理，不许与顾客争辩等。

7. 眼的长短对视像有什么影响?

当被测者眼的前后径的长度发生变化时，就会影响到眼所看到目标视像的质量。视像的质量与眼的屈光性质有关。

近视眼对注视目标所产生的视知觉的性质基本上是一致的，只要注视点位于远点以远的目标，就只能得到模糊的视像。对同一距离目标的分辨程度，其视像的模糊程度与近视程度呈正比。其视像的清晰程度与入眼光线汇聚的点至视网膜的距离有关。距离越大，视知觉像就会越模糊；反之，视知觉像就会相对清晰。

远视眼在视知觉上的表现要比近视眼略显复杂一些。主要反映在调节力的作用上。只要被测者通过增大调节力，能够将无限远的目标成像在视网膜上的话，就不会出现视力障碍问题。当随年龄的增大，人的调节力逐渐减退的情况下，视力就会逐渐出现视力障碍，并呈逐渐加重的趋势。这就是为什么中年人的中度远视眼会出现视力障碍，而老年人即便是轻度远视眼也会出现视力障碍的原因。

那么，对于近视眼与远视眼来说，看到的视像将是什么样的呢？一般只是说，视力下降时视力将是模糊的。这种讲法，既是清楚的，但又是缺乏形象感的。图1-9就是单纯性近视眼、单纯性远视眼在以散光表为注视目标时，所看到的各方向线条的形态示意图。

图1-9（a）就是注视目标聚焦在视网膜上时，被测者所看到的散光表的图形：线条清晰、锐利。看到这样的图形的屈光状况应当包括：正视眼、单纯性近视眼（注视远点近点间的目标）、单纯性远视眼（注视近点以远的点，能通过调节将目标的视像落在视网膜上者）。

图1-9（b）则是不能将目标聚焦在视网膜上时所看到的散光表形态的示意图，表现为：边缘模糊、境界不清、线条浅淡。注视的点距远点越远，视像得不清楚程度也就越高。甚至可以达到视像完全无法识别，以至消失

的程度。看到这样图像的眼有：近视眼（在注视远点以远的目标时）、远视眼（调节力不能将目标的视像落在视网膜上）、所有性质的眼在注视时距小于近点距离的目标时。有类似这样的视觉模糊情况还有弱视眼、白内障、黄斑萎缩以及视神经等的病变。

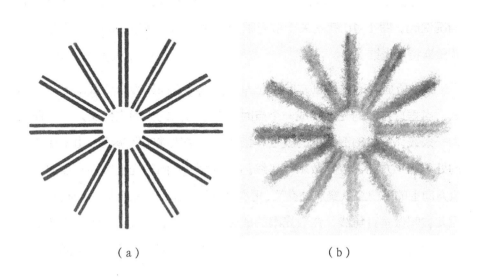

（a）   （b）

图1-9　无散光者不同聚焦状况的视觉图像比较

表1-1就是近视眼、远视眼的不同程度情况下与视像质量的相互关系参照表。

表1-1　屈光性质、程度与视像质量的相互关系

屈光类别		轻度	中度	高度	说明
近视眼		模糊（轻）	模糊（中）	模糊（重）	
远视眼	静态	模糊（轻）	模糊（中）	模糊（重）	
	调节	清晰		模糊	青少年
		清晰	模糊（轻）	模糊（中）	成年人
		模糊（轻）	模糊（中）	模糊（重）	老年人

8. 散光眼所看到的视像

前面我们讲到了近视眼与远视眼所看到的视像的情况。那么散光眼看到的视像又是什么样的呢？这得从散光眼不能使光线聚焦在一个点这样的情况说起。图1-10就是关于散光眼成像规律的非常著名的散光光锥（又叫做斯特摩光锥）。

图中所显示的是垂直方向屈光力大于水平方向屈光力情况下的散光形式。当垂直方向的光汇聚成一个点时，水平方向的光尚未汇聚为点仍保持为一条线，此时的汇聚成的就是一条线，这条线就叫做焦线，由于线的方向处于水平方向，故叫做水平焦线。当时水平方向的光汇聚为一点时，垂直方向上的光已经从聚焦处交叉，再次散开为一条线，这条线处于垂直方向，因此被叫做垂直焦线。在散光眼的成像中，首先汇聚成的焦线又叫做前焦线（如图1-10中的水平焦线），后汇聚而成的焦线也就叫做后焦线。

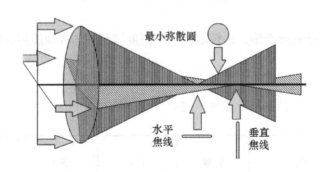

图1-10 散光光锥示意图

通过上面对散光光锥的简单描述，到底哪条线会处于视网膜上呢？这是一个很难有明确答案的问题。但是，有一点是肯定的，不是水平焦线在视网膜上，就是垂直焦线在视网膜上。这也就是说，两条互相垂直的两条焦线中，只能有一条焦线位于视网膜上。只要有一条焦线在视网膜上，我们就对与之相应方向的视觉分辨程度表现的就相对较差。而对与焦线垂直方向的视觉分辨程度表现的就会更为精确。当然，散光眼被测者在注视具体目标时，也会根据具体目标的线条走向，对两条焦线进行选择性聚焦。这种选择就被称之为视网膜选择。当注视目标的线条走向不清晰时，我们的眼也会选择将最小弥散圆调节到视网膜上，这时被测者所看到的视像就会如图1-11所示。当我们的眼选择将水平焦线放置在视网膜上时，所获得的知觉像就会如图1-11所示意的那样：最清晰的水平线和最模糊的垂直线，其他方向则呈现过渡性的像质。图1-11（a）是低度散光眼所获得的知觉像；而图1-11（b）则是中、高度散光眼所获得的知觉像。

从道理上讲，屈光不正中散光成分越高，这种精确与模糊的差异也就更大。但也有例外，当被测者为高度散光眼，又存在调节能力不能完成较理想知觉像的时候，我们的眼就会拒绝工作而放弃调节的努力，此时的眼通常会选择将最小弥散圆放置在视网膜上，被测者的视知觉像只能是图1-9（b）。

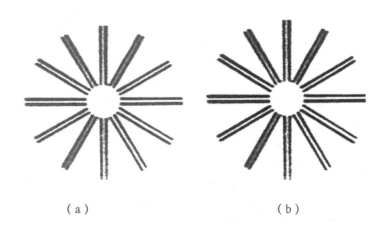

（a）   （b）

图1-11　低度散光与中、高度散光视觉图像比较

从以上叙述中，我们就已经很清楚了，散光眼的视力情况要比单纯性近视眼、单纯性远视眼更为复杂一些。这里之所以要特别强调这一点，就是要提醒戴镜者：屈光矫正镜度中的散光成分，是应当得到合理适宜矫正的，是不可以说去掉就去掉的。

9. 屈光不正的程度是怎样划分的?

说到屈光不正,人们总是会说谁谁是"大"近视眼、谁又是"大"远视眼。那么,多大才算"大"呢?可能好多人并不十分清楚。应当说,达到高度屈光不正者,就可以成为"大"。

我们首先来说"大"近视眼。成年人近视屈光矫正镜度达到 – 6.00D,少年儿童近视屈光矫正镜度达到 – 4.00D,都可以称为"大"近视眼。

表1–2是划分近视程度高低的标准。那么,确认少年儿童"大"近视眼的标准要比成年人低呢?这是因为少年儿童正处于身体生理发育时期,眼也会有一个发育的过程,眼的屈光程度也有一个变化的过程。在出生到成年这一期间的屈光矫正镜度大约会减少 + 2 ~ 3.00D 的正镜度(或增加 – 2 ~ 3.00D 的负镜度)。这就是青少年确定近视眼程度比成年人低的原因。

表1–2 近视眼程度的划分标准

参数 \ 项目	成年人	少年儿童	说明
轻度	< 3.00D	< 2.00D	少年儿童指: 男: < 14 女: < 12
中度	3.00 ~ 6.00D	2.00 ~ 4.00D	
高度	6.00 ~ 10.00D	4.00 ~ 6.00D	
重度	≥ 10.00D	≥ 6.00D	

表1–3是确定远视程度的划分标准。那么,评定青少年儿童远视眼的程度,是否也应当像近视眼一样要适当增加一定正镜度呢?当前还不是特别明确。但对远视眼而言,这样做并不妥当,这是因为远视眼达到一定程度以后,其内斜视与弱视并发症对少年儿童视觉功能的发育有极为严重的

不良影响。因此，绝大部分屈光学工作者，在确定青少年远视程度时多采用成年人的标准。

表 1-3　远视眼程度的划分标准

参数　　　项目	成年人	畑文平建议
轻度	< 3.00 D	< 2.00 D
中度	3.00 ~ 6.00 D	2.00 ~ 5.00 D
高度	≥ 6.00 D	5.00 ~ 10.00 D
重度		≥ 10.00 D

　　一般情况下，4 岁孩子有 300 度左右的远视，6 岁的孩子有 200 度左右的远视，12 岁的孩子有 100 度左右的远视，这些都是正常现象。

10. 散光眼的类型

通常情况下，散光眼是按照两种方式进行分类的。一种是按照散光的程度进行分类，另一种方法是按照屈光性质进行分类。

按散光程度进行分类，还没有统一的标准。从习惯上讲，一般将 ≤ 0.75DC 没有视觉疲劳的散光眼称为生理性散光，而将 ≥ 4.00DC 的散光眼称为重度散光眼。倘若对 0.75 ~ 4.00DC 之间进行再次详细划分的话，则以下列界限进行划分比较妥当。

（1）0.75 ~ 1.50DC（应包括 ≤ 0.75DC，但有视觉疲劳者）：低度散光；

（2）1.75 ~ 2.50DC 这一范围：中度散光；

（3）≥ 2.50 ~ 4.00DC 的散光眼均纳入高度散光眼的范围；

（4）≥ 4.00DC 的散光眼称为重度散光眼。

按照屈光性质进行分类，是根据被测所使用的屈光矫正镜度进行分类。这种分类可将散光眼分为以下 3 类 6 种。

（1）近视散光眼。散光成分需要使用凹透镜来矫正的散光眼就叫做近视散光眼。近视散光眼又分成以下两种。

① 单纯性近视散光眼：这是一种没有球面矫正镜度，只有凹圆柱面透镜矫正镜度的散光眼（图 1–12）。此种散光眼，一条焦线位于视网膜上，另一条焦线则位于视网膜之前。如：– 1.00 DC×90°。

② 复性近视散光眼：这是一种既需要凹球面矫正镜度矫正，又需要凹圆柱面透镜矫正镜度的散光眼（图 1–13）。此种散光眼，两条焦线均位于视网膜前。如：– 2.00 DS – 1.00 DC×90°。

（2）远视散光眼。散光成分需要使用凸圆柱面透镜来矫正、球面矫正镜度为 0.00DS 的散光眼，就叫做远视散光眼。远视散光眼又分成以下两种。

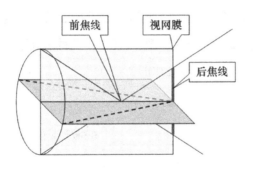

图 1-12　单纯性近视散光眼

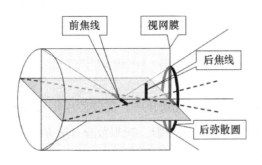

图 1-13　复性近视散光眼

① 单纯性远视散光眼：这是一种只有凸圆柱面矫正镜度，没有球面矫正镜度的散光眼（图 1–14）。此种散光眼，一条焦线位于视网膜上，另一条焦线则位于视网膜之后。如：+ 1.00DC×180°。

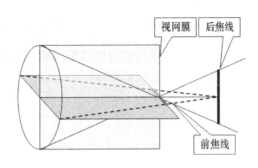

图 1-14　单纯性近视散光眼

② 复性远视散光眼：这是一种既需要凸球面矫正镜度矫正，又需要凸圆柱面透镜矫正镜度的散光眼（图 1-15）。此种散光眼，两条焦线均位于视网膜前。如：＋ 2.00DS ＋ 1.00DC×90°。

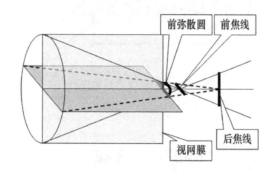

前弥散圆　前焦线

视网膜　后焦线

图 1-15　复性近视散光眼

（3）混合散光眼。在屈光矫正中，需要使用相反符号的球面镜度与圆柱面镜度来进行屈光矫正的散光眼，就叫做混合散光（图 1-16）。混合散光眼有两种形式。

① 需要使用凸球面透镜和凹圆柱面透镜的联合矫正镜度进行矫正散光眼。如：＋ 2.00DS － 3.00DC×90°。

② 或需要凹球面透镜和凸圆柱面透镜的联合矫正镜度进行矫正的散光眼。

如：－ 2.00DS ＋ 3.00DC×90°。

从散光眼所表现的临床症状讲，混合性散光眼更容易发生视觉疲劳。从散光眼的屈光矫正难度上讲，近视散光矫正难度相对较小，而混合散光矫正的难度较大。

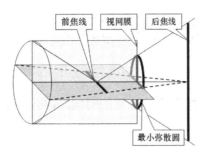

前焦线　视网膜　后焦线

最小弥散圆

图 1-16　混合散光凹球面矫正镜度矫正

眼睛文化·小贴士 3

进入皇宫给末代皇帝验光的人

王翔欣（1896~1995），浙江上虞人。
精益眼镜北京分公司：副经理（1921年）
周云章（经理）和王翔欣，于1921年11月入
宫为末代皇帝溥仪验光，验光执行人为王翔欣。
精益北京分公司为溥仪配眼镜三副，共计150.6元。

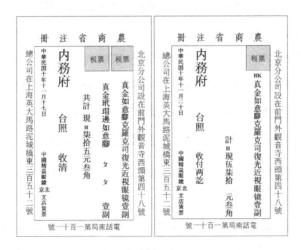

溥仪配镜的发票（按原件格式重编），

原件现藏于中国历史第一档案馆

11. 眼累，就是视觉疲劳

人在生活与工作中，难免会有累的时候。人在什么时候会累呢？应当说，累在三种情况下最容易发生。这三种情况就是：干活时间过长；干的活过于沉重；干不愿干的活。

我们的眼也会发生累的情况。眼睛的累，在眼－视光学中有一个文绉绉的名词，这个词就是视觉疲劳，也有人将其叫做视力疲劳、视疲劳、眼疲劳。那么，什么情况下我们的眼会发生视觉疲劳呢？显然，导致我们的眼睛产生累的感觉一定会同以下三种情况有关。

其一，看的时间过长。当我们看东西的时间过长时就容易发生视觉疲劳，特别是注视的专注程度比较高的情况下则更容易发生，这种情况最多见于：用电脑工作时间过长、长时间玩电脑游戏等。

其二，看的东西精细度过高。从事针对精细程度过高的材料（或要求精细程度较高）的工作，也是导致我们眼睛产生累感觉的最常见原因。材料的精细程度过高，既有绝对的精细程度过高，也有相对的精细程度。所谓绝对的精细程度过高，是指材料的文字、图形细节本身就过于精细，如使用小型号字印制的书籍和文字资料、手表零件、微雕、微书等。从事以这类对象为目标的工作，显然就容易出现视力疲劳。而相对的精细程度过高，是指人的调节能力减退，对原有精细程度的材料与对象已经无法胜任。最典型的相对精细程度过高就是随年龄增大调节力减退而发生老视眼。

其三，看难懂与不愿看的东西。阅读不懂的、没有兴趣的材料、文字，从事没有兴趣的、精细程度较高的工作，人们都会感觉到是一种负担。尽管这种负担是精神性的，但对人所产生影响也是绝对不能忽视的。这种精神性的原因，会通过神经的调节作用间接地导致非特异性症状的出现，而视觉疲劳也属于一种非特异性症状。

视觉疲劳有哪些表现呢？大体上说，有两类，一类是与眼的结构有关的症状，另一类是与眼的结构无关，但与用眼有关的症状。前者的症状，以眼的不适、干涩、异物感、眼痛、头痛、头会有发木及重浊感、视力不稳定为主。这些症状发生时，被测者将自觉不自觉地终止手头的工作。后者的症状则以上部躯干及内脏的反应为主，如颈部僵直感、背部与肩部的钝痛、运动不利。还可能会有类似于心绞痛、胆绞痛的放射样疼痛，但程度一般较轻。胃肠道的反应症状也是比较多见的，如恶心、干呕、有人也会出现类似于胃炎、胃溃疡的症状。

以上这些症状，都会有一个共同的特征，这就是，这些症状都是在从事过度的视觉工作之后发生的。一旦发生，工作质量就会下降。但是，只要我们的眼获得必要的休息，视觉疲劳的症状就会自然缓解。正是这样用眼过度就疲劳，休息后就会缓解的症状表现形式，使视觉疲劳具有反复发生的特点。假如被测者还有调节功能不协调的问题时，这种视觉疲劳还会表现为逐渐加重的趋势。

视觉疲劳，不但可以使工作效率降低，也会给被测者带来难以名状的眼部、头部及身体的不适与痛苦。因此，不管是从身心健康的角度看，还是在保持良好的工作状态看，都应当正视视觉疲劳的问题，应当给予妥善的处理。

12. 视觉疲劳与屈光不正

眼的工作就是: 看。眼发生疲劳的原因是什么呢? 只能是"看"得太多了。什么情况下, 眼会看多呢? 从屈光学角度看, 能"看"的眼会累, 不能"看"的眼就不会累。那么, 这里说的"看"的眼指的是什么呢? 应当说, 就是通过最大程度调动视觉生理功能, 能够努力看到清晰目标的眼。从眼–视光学角度看, 这样的眼应包括以下几种情况:

(1) 眼在较长时间注视近点目标时;

(2) 长时间注视并努力成功克服了复视现象的隐斜视被测者;

(3) 在"看"的条件比较恶劣的情况下看。

什么是"看"的条件呢? 恐怕只有三个。① 照明条件较差, 被看的注视目标因为暗, 其细节就不容易分辨, 当然就会看得费劲; ② 注视的目标自身清晰度欠佳, 分辨难度就会增加, 如阅读的材料字迹过小、模糊, 在行驶的车中进行阅读等; ③ 高专注度注视也会引起其视觉疲劳。一般认为, 过长时间的近距离工作可以引起视觉疲劳, 而注视远距离目标不会引起视觉疲劳。实际上, 注视远距离目标同样可以引起视觉疲劳。当我们在等人时, 左等也不来, 右等也不来, 眼巴巴地注视着时也会发生视觉疲劳。

在以上三种情况下, 都突出的表现为眼与注视目标的距离处在一个不定的动态变化中。要想看清楚目标, 注视眼就得通过持续的不断地调节来进行精确的视度的调整, 这就是产生视觉疲劳的根本原因。那么, 什么性质的屈光不正付出相对更多的调节力呢?

表1-4就是各种屈光不正在注视不同距离时所付出调节力的比较表。通过这个比较表, 可以非常清楚地了解, 正视眼和不同性质的屈光不正在对不同距离的注视目标进行注视时, 对调节力使用的基本状况。在应用这一表格时应当注意以下三点。

表 1-4 屈光不正在注视中付出调节力的比较

	∞ ~调节远点	调节远点~近点	近点	说明
正视眼	0	√	最大	
近视眼	0	√	最大	远、近点均移近
远视眼	√		最大	近点移远
中、低度近视散光	0	√	最大	焦线选择性调节
中、低度远视散光	√		最大	焦线选择性调节
高度近视散光	0	√	最大	放弃焦线选择性调节
高度远视散光	√		最大	放弃焦线选择性调节
混合散光	√		最大	焦线选择性调节
高度混合散光			最大	放弃焦线选择性调节

说明：①调节远点是指使用最小调节力（远视眼）、不使用调节力（正视眼、近视眼）所能看清楚的最远的点；
②在注视远点与近点间目标时，距离越近调节付出也就越大；
③正视眼的调节远点就是远点，位于无限远；
④近视眼的调节远点即远点，位于眼前的有限远。
⑤远视眼的调节远点并非是远点，远视眼的远点位于视网膜后，其调节远点位于眼前的无限远。

（1）注视远点以外的目标，无调节力可用，因此不进行调节，就不会发生视觉疲劳。

（2）存在焦线选择性调节的散光眼，调节功能的使用更加频繁，就更容易发生视觉疲劳。

（3）放弃焦线选择性调节的散光眼，在放弃之时，视觉疲劳会突然减轻、甚至消失。视觉疲劳症状虽然消失了，但是被测者的双眼视觉也就丧失了。应当说这是一个比较严重的问题。

13. 隐性斜视是一个不可以忽视的问题

隐性斜视俗称隐斜视、隐斜。隐性斜视和显性斜视，都是因双眼的眼外肌功能的不协调，而导致的两眼视像在融合为单一视像时出现了异常。

显性斜视与隐性斜视都是因双眼肌力不平衡所导致的眼位异常现象。从发生的机制与性质而言，显性斜视与隐斜视并无本质区别，只是眼位偏斜的程度及表现形式不同而已。而间歇性显性斜视，是介于显性斜视与隐性斜视之间的一个类型，这种类型的斜视在不显现斜视的情况下，都会有一定程度的隐性斜视存在。

什么样的眼位异常叫做隐性斜视呢？简单地说，就是被隐藏起来的眼位偏斜的倾向性。而显性斜视就是，已经难于隐藏而成为矫治对象的显性眼位偏斜现象。

隐性斜视眼位的偏斜程度一般较轻，而且表现为一种被藏起来的偏斜倾向性。因此，被测者自己很难发现，在屈光检测中这种眼位的异常也经常会被忽略。这种隐性斜视既可以发生在屈光矫正之前（如远视眼就经常会有内隐斜现象，而近视眼则经常会有外隐斜视现象），又可以发生在屈光矫正之后。后者大多在戴用新配置的屈光矫正眼镜后 1~2 周时才能被确认。

尽管隐性斜视眼位没有明显的外显改变，但其视觉疲劳的症状却表现的比较明显，使其工作效率明显下降，对其情绪、心理都会带来不良的影响。表 1-5 所列为隐斜视、间歇性斜视与显性斜视的基本症状、诊断与矫治情况的对照表。

读者通过阅读上表的内容，既可以了解对隐斜视、间歇性斜视与显性斜视进行简单鉴别的必要常识，也可以了解相关的矫治方案选择的最简单的基本知识。有了这些知识就可以起到提醒自己、帮助别人的作用。隐斜视是一个不太被人重视，在屈光检测中又经常被忽略的问题。

表 1-5　显性斜视、间歇性斜视、隐形斜视的鉴别诊断

项目		显性斜视	间歇性斜视	隐性斜视
眼位偏斜		外显	间歇外显	表现为一种倾向
症状	复视	有	伴斜视出现	无
	视力	可有单眼下降	大多无	一般无
	视觉疲劳			明显
并发症	弱视	有	无	无
	单眼抑制现象	有	无	无
诊断	遮盖试验			眼位移动
	马氏杆试验			点、线分离
	偏振试验			双眼像错位
矫治	眼肌训练	效果不明显		效果明显
	三棱镜矫正	有一定效果	有一定效果	效果明显
	手术矫正眼位	最有效的方法	一般不主张手术矫治严重者，也是手术的适应症	

在现实的生活与验配镜中，隐斜视的临床症状经常会被人误认为是更年期综合征、高血压、情绪不好、眼镜不适应等原因所致，也经常会与身体亚健康状态联系到一起。

作为一名被测者，遇到与"看"有关的类似情况，建议大家：最好先别把自己往"病"的圈里放，放进"病"的圈里治起来就会没完没了，而且疗效欠佳，迁延不愈。这种疗效欠佳，迁延不愈的"病"，经常会与隐斜视的忽略有关。因此，当有了与"看"有关，或虽经长期治疗但疗效欠佳，而且没有明确体征的"病"，都应当找有经验的验光师进行屈光检测，或找眼科斜视门诊的医生进行检查，明确自己是否与隐斜视有关。一般说来，验光师大多会建议您通过眼外肌训练和配镜矫治。而医生在建议您接受眼外肌训练的同时，更乐于建议您手术治疗。那么，到底是该配镜呢？还是应当手术呢？这得根据自己的情况而定。倘若，通过眼外肌训练和配镜可以解决问题的话，自然就没人会去接受手术。倘若配镜解决不了的话，那就只有到医院接受手术矫治这一种方法可行了。

14. 内斜视与弱视对视觉功能的危害

　　远视眼被测者中，还经常会出现内斜视与弱视的并发症，这一问题在少年儿童高度远视眼则显得格外突出。其他性质的屈光不正是不是就没有斜视与弱视的问题呢？高度散光眼，高度屈光参差也有类似的现象。这种现象在近视眼中却是比较少见的。那么，这种并发症为什么会在远视眼比较多见呢？这种并发症又有什么样的危害呢？

　　少年儿童高度远视眼的被测者，之所以容易发生内斜视与弱视并发症的原因有两个。

（1）青少年调节力较大

　　在看远与看近的注视转换中，单眼与双眼要有两种生理功能的变化。单眼要想看清楚目标，就得通过眼的调节来完成，调节就是晶状体的凸度的适应性改变。双眼要想使双眼的像合成为一个视像，就需要眼的集合功能发挥作用，集合就是双眼会聚程度的适应性改变。而调节功能过强的发挥作用，又会过多地带动集合功能做出不适当的过度集合作用。图1-17就是远视眼因过多带动1.5MA集合力的实际注视状况示意图。此图是以右眼作为斜视眼进行绘制的，显然右眼的视线方向明显内斜。

（2）调节带动集合的现象，应当说就是一种生理的适应和生物性选择的过程

　　少年儿童处于生理的发育期，其生理功能尚处于不稳定状态，这种适应与选择就会表现得更为明显。这种因调节过大所带动的过多集合，就会导致内斜视的发生，这应当算作是生物性生理发育中的一种偏差现象吧。

　　当双眼的视线不能汇聚于一点时，就会出现复视，这样被测者就会看到两个图像。这对定位判断和清晰分辨目标是极其不利的。

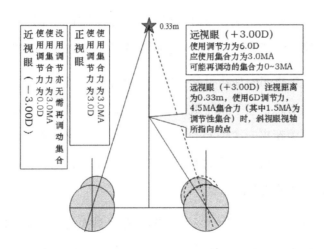

图 1-17 调节过多带动集合的说明示意图

在这种复视的严重影响定位的情况下，神经中枢就会发出指令，对眼位偏斜的那只眼的视觉功能进行抑制，被抑制的眼也就发生了功能的下降，弱视就发生了。这时，被测者复视现象就会消失。但是，弱视眼的视力是极为不良的，最好的矫正结果也只能达到 0.8，而且，双眼的立体视觉功能将受到极为严重的破坏。这种状况，对少年儿童现实的生活、未来的就业和职业的选择都会带来极为不利的影响。因此，了解少年儿童远视眼发生内斜视与弱视的原因，正确认识内斜视与弱视的危害，是每一位家长应当知道的基本知识。

对于已经出现近距离斜视现象的少年儿童远视眼的家长来说，应当正确的心态、远期的危机感和矫治的即刻行动。

首先，所谓正确的心态，就是一定要正视现实。家长们在听到孩子有斜视时心里都会很不舒服，这是人之常情。但是，家长一定要克服这种不够理性的情绪，因为谁也不会无缘无故的说别人家的孩子斜视。即便心里这个弯转不过来，也应当仔细向告知者征询相关的对策，这才是至关重要的，这也正是家长应当具有的最起码的胸怀与心态。

其次，就是要具有远期的危机感。孩子一旦存在斜视，就会出现复视，最终还会发生弱视，这对孩子视觉功能的发展是极为不利的。到底会对孩子的未来产生多大的影响，是难于预见的。每个家长都不愿意孩子在未来遇到些许的障碍和麻烦。因此，这种危机感就必须在友人告知之际即刻出现。

第三，就是要即刻开始对孩子的斜视现象进行矫治。在这种情况下，可能会有人告诉您：孩子大了就会好的。问题是，孩子大了没好怎么办？等他大了，再重新来一次矫治的话，机会可能是不存在的，也许就会使自己的孩子永远丧失矫治弱视的希望。这就是孩子有斜视、弱视就要立即接受相应矫治的道理所在。

成年人发生的远视眼为什么就不容易发生斜视与弱视呢？这就好比有人出售的一种方形西瓜，只有在其生长早期套上一个木框才可以使其长成方的。到西瓜已经熟了时再想办法，西瓜也就方不起来了。成年人生理发育已经成熟，生理功能已经处于稳定的状态，生理的可塑性已经极其有限了。因此，少年儿童容易产生的生理功能适应与选择所产生的斜视与弱视，在成年人所起到的影响就会相对较小，几乎造不成视觉功能重新。

15. 眼－视光学矫正要解决哪些问题？

眼－视光学矫正，简称视光矫正。老一辈屈光学学家更习惯将其称之为屈光矫正。但这些词汇总给人专业性很强的一种感觉。那么，眼－视光学矫正到底说的是一件什么事呢？

从人的活动内容看，眼－视光学矫正就是两种综合性行为，其一，是验光；其二，就是配镜。这也就是说，我们通常所说的验光配镜所要达到的目的就是：眼－视光学矫正。这只能说明：老百姓更注意达到目的的过程。因为过程规范，目的将会更容易被实现。但是，可能有相当多的人，对这个问题的认识还是比较模糊的，这可能也正是人们在验光配镜前总要咨询"到那里验光配镜好"的原因。那么，验光配镜要解决什么问题呢？这是验光配镜之前一定应做到心中有数的问题。概括起来讲，我们进行验光配镜的目的应当有以下四个方面。

（1）得到热情周到的接待

这个方面的内容讲的就是眼镜店的服务问题。有人认为，眼镜配得好，服务质量差点也无所谓。这种说法，显然是不对的。

一些眼镜店因服务态度不好，就经常会遇到不少人因此而转到其他眼镜店去验光配镜了。这种通过另选店，重新验光配镜的做法对不对呢？表上看，仅仅是一个消费舒心与否的问题。实际上，这种做法是非常有道理的。当一个人心情不佳的时候，心理状态就会出现偏差，这就会导致生理功能发生变化：心跳加速、呼吸加快，视觉分辨力也极可能会出现不稳定的情景，眼的屈光矫正镜度也会发生或多或少的变化。应当说，因服务人员态度不好，而转到其他眼镜店去验光配镜做法是很正确的做法，以为这种做法是非常符合视觉生理现实的做法。

（2）得到我们眼的准确的屈光矫正镜度

配眼镜就要先验光，这是人所共知的基本知识。只有高质量验光才可以的获得准确的屈光矫正镜度。但是，绝大部分屈光不正者必定是眼镜的戴用者，只能将获得准确屈光矫正镜度希望寄托于验光师的检测。倘若我们不能被检测到这一屈光矫正镜度，正确、合理的屈光矫正就不会实现。这也正是验光配镜出现了托朋友、找熟人现象的原因。在规范验光程序中进行检测这是获得自己眼的真实屈光矫正镜度的最为可靠的途径。

关于这一问题，我们将在本书的第二部分进行详细的讨论。

（3）配一副清晰舒适的矫正眼镜

什么样的眼镜，才是符合戴眼镜者所需求的眼镜呢？我们所配的眼镜是否适合于自己呢？这个问题对于戴用眼镜的人来说，通常是难于找到判断标准和依据的。但这又是一个必须明确的问题。简单的地说，定制的眼镜只要达到两个目标就是适合于戴镜者个人情况的。这两个目标就是：

① 获得清晰的矫正视力；

② 舒适的主观戴用感受。

当我们带上配制的眼镜，已经获得了清晰的矫正视力，戴上以后感觉非常舒适，并无异常不适应的相关感受，这就应当是，配眼镜的人通过自己的感受来判定眼镜是否符合自己状况的最为直接的一种办法。

达到以上两个目的，说起来很容易，但要做起来却不是一件容易的事。这应当是，可以涉及眼－视光学全部理论与所有技能合理运用的一个问题，是如何落实到具体被测者，并能成功实现屈光矫正目的的问题。这个问题的圆满解决，既涉及验光师的验光工作的质量，也涉及销售人员对眼镜架与眼镜片的推荐，还要涉及配镜人员加工装配的质量。但是，配眼镜的人只要掌握上述两条基本标准，就可以对自己新配的眼镜进行评定。俗话说得好：实践是检验真理的唯一标准。针对眼镜矫正来说，实践就应当是戴上眼镜，通过眼镜去看我们应当看的目标。在看的行为中，所有的戴眼镜者都会体验到：视觉感受是检验眼镜质量的唯一标准。

（4）了解与自己的眼有关的用眼知识

验光配镜时，还有一个双方谁也不说破，但又是配镜者确实想了解的，验光师又极愿意告知的，这就是：针对被测者特定的情况，在维护视觉健康与合理用眼方面的建议。例如眼镜该不该常戴，什么时间复查，平时应当注意什么问题等。对于第一次配眼镜者来说，保持眼镜的清洁等问题也将可能会成为双方经常交流的话题。

以上四个方面，就是配镜者在验光、配镜所应当达到的目的。这也是配镜者通过自己的心理和视觉感受能够知觉到的目标。对于配镜者来说，只要以这四个目标作为配镜要解决问题的方向，就会在一定程度上争取到配眼镜的主动性。

16. 对屈光不正的大政方针

对于屈光不正来说，到底有多少种对策呢？哪些方法是有效的呢？应当说，这是屈光不正者最感兴趣的一个话题。对屈光不正的对策，说的就是对屈光不正有哪些针对性措施。

从当前看，屈光不正的应对措施策略不外乎两大类，其一就是不予理睬，其二就是予以干预。这里首先要说明，不理睬并非是什么情况都不理。那么，两种策略应当怎样实施呢？表1-6就是这两种策略应用的最基本情况。

表1-6　屈光不正应对策略一览表

序号	应对措施		不理睬	予以干预	说明
1	屈光度	远视眼	低度	中、高度	青少年中度亦可不理睬
2		近视眼		√	低度，不伴有3、4，伴有6、7，不理睬
3		散光眼		√	原则上由散光就应当矫正（注）
4	双眼视功能异常		√		只要有，就应当予以干预
5	明显视觉疲劳		√		只要有，就应当予以干预
6	没有不方便感		√		参见2、7
7	无矫正愿望		√		经告知，拒绝屈光矫正者，可以不理睬

注：低度及生理散光加上圆柱面镜难于适应者，可以不进行散光的矫正，但应将散光矫正的镜度折半加入到球面矫正镜度之中去。

屈光不正予以干预的策略，具体的方法有哪些呢？对屈光不正的干预策略，大体上讲有三类，即屈光不正的预防、屈光不正的控制和屈光不正的矫正。

17. 屈光矫正方法的优劣

对于屈光不正进行矫正的方法有两种，一种是光学矫正，一种是手术矫正。

光学矫正指的就是配眼镜，而手术矫正说的就是在角膜上进行屈光矫正手术，即在角膜上通过切割与切削的办法来解决屈光不正的方法。关于手术矫正的问题我们将在第六部分屈光矫正中的刀光剑影中进行介绍。通常所说的光学矫正所使用的物品有两种：

一种就是普通眼镜，又称为框架眼镜；

另一种则是角膜接触镜，俗称为隐形眼镜。

这就是说，对于屈光不正者，可供选择的屈光矫正方式共有三种。这三种方法中，哪一种方法更好呢？应当说，没有唯一明确的答案，这是一个仁者见仁、智者见智的问题。表 1-7 就是对这三种矫正方式相关信息进行比较的一个表格。

对于个人来说，到底选择哪一种方案，这要根据自己的情况由自己来选择。

（1）年龄：目前规定接受屈光手术必须年满 18 岁。低于 18 岁只能采用普通眼镜、隐形眼镜的矫正方案。即便是前两种矫正方案，也要根据年龄来选择，例如学龄前、小学生自控力比较弱，就不适合采用隐形眼镜的矫正方案。

（2）生活环境：生活环境不良，风沙较大，就不适宜戴用隐形眼镜，只能选择戴用普通眼镜的方案。

表 1-7　三种屈光矫正方式的比较

	普通眼镜	隐形眼镜	手术矫正
最大的优势	安全物美价廉	看不见眼镜	有可能摘掉眼镜
矫正实施	简单	卫生条件要求较高	手术条件严格
效果预知	验光中直接感觉到	与验光所见存在差异	存在一定的不可预知性
眼镜	必须戴用	必须戴用	不能保证不戴
远期效果	屈光生理自然变化		有屈光回退现象（近视眼）
屈光变化后的处置	换用新的普通眼镜、隐形眼镜		重新手术、或改戴眼镜
风险性	很小	有	较大
适应人群	所有人	青年、成年	> 18 岁的轻、中度屈光不正
方便程度	简单	不太方便	与方便不方便无关

（3）工作性质：工作性质不同，选择的矫正方案也会不同。如在饭店、宾馆工作，单位要求不得戴眼镜，则只能选择戴用隐形眼镜，或接受屈光手术。假如从事的是 IT 业工作，则还要再加上近用工作专用眼镜的解决方案。

（4）心理承受能力：心理承受力有限，就不宜选择屈光手术的方案，"手术"必定是有一定风险的事情（关于这方面的内容我们将在第七章中进行介绍）。其他两种方案，风险则明显要小的多。

（5）个人意愿：当然，不管选择哪一种方案，都是由个人的做出的决定，这就要求我们，做决定之前一定要考虑周全。

18. 近视眼发生的原因、预防与控制

屈光不正的预防、屈光不正的控制是人们比较关注的两个课题。在两个课题的研究与探索中，一般是以近视眼的预防与控制。有关近视眼的发生原因可以归纳为四种学说（表1-8）。

表1-8　近视眼发生原因一览简表

序号	学说	主要论点	主要研究方法	发病机制
1	环境学说	与近视眼工作距离有关	流行病学调查	调节紧张
				调节三联动
				膳食质量
				环境污染（磷）
				微量元素缺乏
				维生素A缺乏
			动物实验	视野空间被限制
		与低照明条件有关	流行病学调查	诱发调节
2	遗传学说	与多因子遗传有关	家族调查	眼的解剖生理数据
				常染色体遗传（高度近视）
			种族调查	多因子遗传（中、低度近视）
3	环境遗传联合学说	同1、2	同1、2	眼科医生：多主张遗传为主
				验光师：多主张环境为主
4	形觉剥夺学说	与缺少形觉刺激有关	动物眼睑闭锁实验	发育受限，视细胞生物活性降低 玻璃体强制停止生长 与视网膜光刺激总量下降有关 与视网膜多巴胺含量有关
		与多巴胺含量下降有关		

在上述诸多原因中，到底哪一种原因才是近视眼最根本的发生原因呢？在眼－视光学界和眼科学界至今尚没有定论。因此，到底用什么方法，做好什么事情，就可以保证近视眼不发生呢？或保证近视眼不发展？应当说，时至今天，这个根本的方法还没有找到。

那么，对于近视眼的预防与控制应当怎样做呢？我们只能针对与近视眼发生有关的各种原因做好综合性工作，争取能在最大程度上做好近视眼的预防和近控制工作。目前，我们能做到的两件事，如下面所示。

一、增强体质

（1）均衡营养

均衡营养是人健康的保证，当然这对眼的健康也很重要。例如、当前认为吃糖多了比较容易导致近视，因此要想不近视（或控制近视快速增长）就必须控制糖的摄入量。关于这方面的相关注意要点，我们将在本书《第十一章 眼睛的卫生保健》中予以讨论。

（2）锻炼身体

锻炼身体，对人眼至少有两个好处：① 只要量力而行、循序渐进，锻炼身体肯定会增强体质。当人身体比较虚弱时，不但我们的身体比较容易累，而眼睛也将更容易发生时视觉疲劳就是明证。② 锻炼期间，肯定是要看远（或相对看远）的，这就规避了眼的过度调节问题，不管是对预防近视还是控制近视都将会起到一定的积极作用。

二、养成科学用眼的习惯

（1）用眼要劳逸结合

人要劳逸结合，眼睛作为人的一个器官也要劳逸结合。否则的话，也会出现视觉疲劳，出现头疼、脑涨、看书跳行落字的现象。更重要的是：

眼睛一旦疲劳，就有可能导致近视的发生、近视发展的速度就会加快。

（2）合理戴用眼镜

对于戴眼镜的人来说，首先配的眼镜都是看远的眼镜，这种眼镜只适合于看远及短时间看近，并不适合长期长时间看近处的物体。关于已经戴用眼镜的人，怎样戴眼镜才算科学合理，我们将在本书《第九章 科学戴用自己的眼镜》中进行介绍。

（3）适当使用手机

手机给人们的生活带来了极大的便利，但是也给人们的眼带来了极大的危害。青少年近视眼发生率之所以这么高，一旦近视后就控制不住的增长，应当说和手机、平板电脑（TPC）的使用是密切相关的。不但大人手机不离手，就是孩子也是如此，这种现象随时随地都能见到，甚至是2、3岁的孩子都在熟练的拨弄手机，这种已经几乎成为全民的一种不良习惯，对人的视觉健康必将带来我们不愿看到的问题。针对这样的不良习惯，特别告诫：年轻的家长，要想让自己的孩子尽可能不发生近视、一旦得了近视能得到控制，那就要做好自己孩子的工作：让他从小远离手机、远离TPC（平板电脑），养成一个良好的用眼习惯。只有这样，我们才能使更多的孩子在未来有一双明亮、清澈的眼睛。

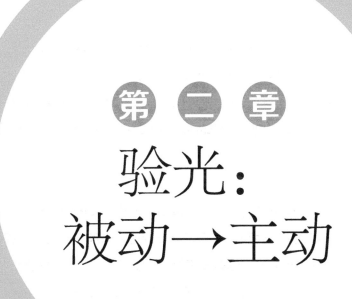

第二章

验光：
被动→主动

我们已经初步了解了我们的眼睛，对有关屈光不正与我们配眼镜的关系问题也有了最简明扼要的了解。仅仅了解这些问题，显然还做不到"明明白白配眼镜"这一层次。接下来这一章，我们将就验光操作中与配眼镜者有关的问题进行探讨。这里至少有五个问题，应当是配眼镜者必须要清楚的。

第一，验光的基本程序是什么？

第二，设备可以决定一切吗？

第三，验光的各种方法需要我们做什么？

第四，验光应当有的哪些屈光数据？

第五，如何确定最终的配镜处方？

当我们对上述五个问题有了一个初步了解时，我们就可以将被动盲目地接受验光提高到主动配合地接受验光的层次。这也就会在更大程度上保证验光检测数据的正确性。

1. 什么时候应当验光

　　什么时候应当验光呢？这似乎是一件很清楚的事，只要配眼镜就要验光。那么不配眼镜的人需要验光吗？再向似乎不着边际的方面来考虑，眼睛非常好根本不戴眼镜的人需要不需要验光呢？这样看起来，这个问题也就不像我们所想的那样简单了。我们从三个方面来说明这个问题。

（1）配眼镜当然应当先验光

　　按说这是一个尽人皆知、不能怀疑的道理和事实。但是，人们在配镜实践中的表现，却不完全支持这种道理。倘若是近视眼，只要配眼镜都会先进行验光，这是毫无疑问的。假如是一名老花眼配眼镜的话，就不一定会验光。有的人就会在眼镜销售人员推荐的若干副老花镜的成品眼镜中，通过简单的戴用比较就确定了所要购置的老花眼镜。在春节的庙会上，甚至有个别的近视眼都试图通过这种方式购置眼镜。这种购置眼镜的方法是不正确的。之所以说这种方法是不正确的，至少有以下两个原因。

　　① 不验光购置的眼镜只能称之为"盗版"眼镜。

　　眼的屈光矫正镜度是配眼镜的基础，在不知道这一数值的情况下选购眼镜，显然就是大概其的估计。这就好比您准备给孩子购置参考书一样，您一定会问清楚：书的作者、出版社、出版时间，按这些相关信息去购买。否则，就可能会买错。假如在书摊上只能买到盗版。买眼镜也是这样，我们眼的屈光矫正镜度，就是要买眼镜的"正版"依据，倘若您不按这一"正版"依据来配眼镜的话，也只能买到"盗版"眼镜。盗版书的质量是比较差的，有可能诱发视觉疲劳。而"盗版"眼镜同样可以诱发视觉疲劳。

　　② 不验光就忽视了眼的屈光矫正镜度。

　　合理的屈光矫正，必须是在精确的屈光矫正镜度的基础上进行。不验光就无法知道精确的眼的屈光矫正镜度。被忽略的屈光矫正镜度有三种可能：较低的近视镜度；中、低度远视镜度；低度散光。镜度被忽略后，既不能使眼的屈光不正得到正确合理的矫正，还会导致视觉疲劳的产生与加重，还可能使双眼的视觉功能受到不同程度的干扰。

（2）戴眼镜者不配镜时，也应当定期接受验光

有的人认为，配眼镜时应当验光，不配新眼镜时就没有必要验光。这种说法也是不正确的，这是因为人眼的屈光状态在一生中都是在不断变化着。

人眼的屈光状态终生都在变化。尤其是少年儿童时期，这种变化的幅度更加明显。人在出生时是没有视觉功能的，视觉功能是出生后几个小时在光的刺激下被激发出来的一种生理功能。人眼的发育，大约在 6 岁才能达到相当于成人的视力水平。一般情况下，人在出生时，眼的屈光矫正镜度约为：+ 2.00~3.00D。从出生到青年时期，有一个正镜度的逐渐减少（或负镜度逐渐增多）的过程，减少正镜度的幅度约为 + 3.00D（或负镜度增多 – 3.00D）。20~30 岁屈光度的变化减慢，但不注意合理用眼，屈光矫正镜度仍旧会有所变化。30~45 岁这一时期是人在一生中屈光矫正镜度相对最为稳定的时期。45~65 岁这一时期人眼的屈光矫正镜度约增加 + 1.00D（或负镜度增多 – 1.00D）。65 岁以后屈光矫正镜度又再次发生一个正镜度逐渐减少（或负镜度逐渐增多）的过程，变化幅度约为 1.50D。

正是因为人眼存在着上述屈光生理的变化，对于戴眼镜者来说，即便不需要配制新的眼镜，也是应当主动接受定期的屈光检测。因为在没有明显的视力减退的情况下，凭借我们的主动自觉的视觉感受，有时还是很难察觉到眼屈光度的变化的。尽管不易察觉这种变化，但对工作与生活还是可以带来一定影响的。因此，定期进行验光还是十分必要的。

（3）从未戴过眼镜的人，也应当定期接受验光

平时眼睛很好，看东西也非常清楚，也需要定期接受验光。之所以要这样做的原因有以下两个。

① 人一生的屈光状态都处于动态的变化中，这一道理前面已经述及，在此不再赘述。

② 看东西非常清楚，眼睛就好吗？只能说这样的眼"好"，但不能说就不是屈光不正。这样的人也可能是远视眼。因为中、低度远视眼在 35 岁以前，都会自认为眼睛好，也会被别人认同为长了一副好眼。但是，这样的眼也是一种屈光不正也会带来相应的视觉不稳定和视觉疲劳等症状，这样的眼同样需进行屈光矫正。这就是说，眼睛好，未带过眼镜的人，也应当定期接受验光，以便了解自己眼的屈光状况和是否有必要接受屈光矫正。

2. 验光能起什么作用？

验光是屈光检测的"俗称"，"验光"是大家看起来都会明白的事情。其实，"验光"是一个并不简单的问题。人们了解的"验光"，不过是通过检测，找到一个正确屈光矫正镜度。那么，这组数据到底应当包括哪些意义呢？又反映了人眼的什么信息呢？这也可以说，要想保证检测结果是正确，验光就应当发挥出什么样的作用的问题。

（1）眼的屈光状况和看东西是否清晰密切相关，视觉疲劳最直接的原因往往就是屈光不正。通过验光可以了解眼的屈光状况，并为解决视物不清、视觉疲劳找到合理的矫正方案。

（2）有不少人在戴用新眼镜时不舒适，这种情况大多是由于配镜数据存在偏差所致，遇到这种情况切记不要盲目适应。有的人说戴了半个月~1个月才适应，这样的适应大多是"正常"的眼适应了"不正常"的眼镜，应当说"人适应眼镜"本身就是不正常的事情。找有经验的眼光是重新验光、核定相关数据是最现实的了解事实真相、寻求切实解决办法正确途径。

（3）久治不愈的眼部的迁延性、慢性炎症，往往与视觉疲劳密切相关，而这种视觉疲劳又常常是由屈光不正所引起。通过验光，可以明确诊断并找到理想的解决办法。

（4）有的人莫名其妙的就会发生视觉疲劳，这种情况有的人会表现在看近的时候，也有人会发生在看远的时候，但以看近时发生的更为多见，看病也没有肯定的说法。这种情况大多与隐斜视的存在有一定的关联。隐斜视，不管是在医院、还是眼镜店，往往是被忽视的一个问题。这就需要找斜弱视门诊和比较好的验光师来帮助检测是否存在隐斜视的问题，这种检测使用的办法就是验光中的眼位检测。

（5）验光通过依次对右眼→左眼→双眼的检测，可以了解单眼与双眼的视功能状况。根据检测结果，可以对双眼视功能做出诊断，这正是制定矫治双眼复视、单眼抑制、弱视方案的依据。

综上所述，验光可以确认造成视力不佳、视觉疲劳，以及弱视、单眼抑制、双眼复视的状况，并为矫正、矫治这些状况提供相应的屈光矫正数据。

眼睛文化·小贴士 4

毛主席，戴眼镜最清晰的照片

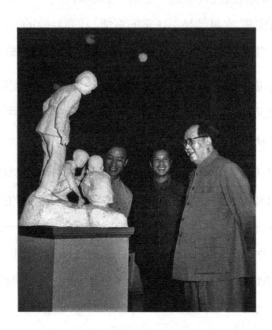

毛主席，参观全国美术展览（吕厚民摄，1955 年）

3. 定期验光间隔时间的建议

目前，我国还没有定期进行验光（屈光检测）习惯和制度。但是，定期接受规范的屈光检测是非常必要的，它不但可以使我们了解自己眼的屈光状况，还可以对我们用眼的是否科学、合理进行回顾与检讨。这种回顾和检讨，对近视眼的预防与控制具有极为重要的作用。例如，2017 年 8 月 26 日太德明眼镜店接待了一个非常喜欢看手机、平板电脑的小顾客（4 岁），检测出来的双眼屈光矫正镜度如下：

R：−0.75DC×1800；

L：−0.75DC×1800。

很显然，这个孩子已经进入负镜度屈光不正的人群。这个孩子的家长在孩子眼睛方面要做的事情只有两件：在日常生活中控制孩子的近距离用眼；定期（以 1 次 / 半年为宜）验光。

每个人的情况不同，间隔多长时间验 1 次光，并不完全一致。在医生、验光师没有特别关照的情况下，可以参照表 2–1 中建议的时间，自行安排自己定期进行屈光检查（即验光的时间）的事宜。

表 2–1　不同年龄定期接受屈光检测的建议间隔时间

年龄	已戴眼镜者	未戴眼镜者	有斜视、弱视者	有视觉疲劳（或视力下降）
6 岁	半年	1 年	第一次复检：1~3 个月 第二次复检：≤ 6 个月 控制后：6~12 个月	随时进行屈光检测
6~12 岁	半年	1 年		
12~20 岁	1 年			
20~45 岁	2~3 年			
45~65 岁	≤ 2 年			
> 65 岁	1 年			

4. 了解验光的程序

验光应当遵循一种什么样的程序进行检测呢？戴眼镜者在验光时都希望接受高水平的验光。那么什么样的验光才是高水平的验光呢？首先我们得确定一点：高水平的验光质量，只有在规范的验光程序中才能实现。倘若验光的过程不规范，高水平的验光就是没有基础的空中楼阁。对于一名被测者来说，恐怕不太可能看出一次验光水平的高低。但是，假如知道验光中该检查什么，这样的话心里就有数了：只要缺项，就是不规范。规范的验光程序包括以下几个检查部分。

（1）验光的初步检查

被测者接受验光时，首先要接受初步检查。这些检测如表 2-2 所列。

表 2-2　验光的初步检查项目一览表

序号	步骤名称	检测项目	检测目的	被测者参与
1-1	接待	接待与问诊	了解被测的一般状况	如实陈述
			了解戴镜状况、问题	如实陈述
		外眼检查	了解眼位、局部状况	遵嘱注视
1-2	视力检测	裸眼视力检查	采集远、近视力的状况	如实报告视像状况
		原戴镜矫正视力	了解原戴镜的矫正状况	
1-3	调节与集合功能的检测	调节检测	了解眼的调节功能状况	按验光师的引导
		集合检测	了解眼的集合功能状况	进行单、双眼注视
1-4	原镜检查	光学数据检测	了解原戴眼镜的镜度	无需被测者直接参与
			了解原戴镜光学中心位置	
		装配、戴用质量	了解实际戴用质量状况	

序号	步骤名称	检测项目	检测目的	被测者参与
1–5[①]	特殊检测	裂隙灯检测	了解被测者 CL 配适条件（不配 CL[②]可不查）	按验光师的引导 向相应方向注视
		角膜曲率检测		
		角膜地形检测		
		眼底检测	了解眼病情况（必要时）	

① 配用普通眼镜、或不存在眼底病，一般不查此项。
② CL 即隐形眼镜。

表 2–2 所列的项目中，除特殊检测这一项目外都是验光中必须检测的项目。表中列出了步骤名称、检测项目、检测目的，并列出了被测者在验光中参与的办法。

（2）屈光矫正镜度检测

这是屈光检测中最重要的一部分检测内容。这部分检测的一切内容，都是围绕着眼的屈光矫正镜度展开的（表 2–3）。检测的基本规律有三个：① 先远，后近；② 先客观，后主观；③ 先球镜，后柱镜，再平衡。

表 2–3　屈光矫正镜度[①]检测项目一览表

序号	步骤名称	检测项目	检测目的	被测者参与
2–1	客观屈光检测	电脑验光检查	了解基本的矫正镜度	按验光师的引导进行单眼注视[②]
		检影屈光检测	了解基本的矫正镜度	
2–2	主观屈光检测	球镜度检测	对球面矫正镜度检测	如实报告视像状况
		红绿试验（1）	精确球面矫正镜度[③]	
		柱镜度检测	对柱面矫正镜度检测	如实报告视像状况
		红绿试验（2）	精确球面矫正镜度[④]	
		双眼视平衡	两眼刺激调整至均衡	如实报告视像状况
		双眼单视	确认双眼单视状况	如实报告视像状况

序号	步骤名称	检测项目	检测目的	被测者参与
2-3[①]	近视力检测	近视矫正视力	确认双眼视近视力状况	如实报告视像状况
		近附加度检测	检测近用附加镜度[⑤]	如实报告视像状况

① 对于不配用近用眼镜的情况，一般不检测近用附加镜度。
② 可选其中一项，疑难者宜选择检影。
③ 在单一球面镜度条件下，进行球面镜度的精确调整。
④ 在球柱联合镜度的条件下，进行球面镜度的精确调整。
⑤ 主要针对老视眼进行近用附加镜度的检测。

（3）瞳距测定与行走试戴

当眼的屈光矫正镜度检测完毕以后，还不能确定这一镜度就是配镜的屈光数据，还需进行以下两项测定（表2-4）。

① 瞳距检测：这是为确定眼镜配制的光学中心位置所必须进行的检测。镜片光学中心位置不确定，就不能配制出合格的眼镜。

② 行走试戴：对远用屈光矫正镜度、近用屈光矫正镜度的视觉验证和调整，在眼 – 视光学中被统称为行走试戴。这是为确定最终配镜数据所必须要进行的检测内容。对行走试戴中出现不适应者，则需进行必要的屈光矫正镜度的调整。

表2-4 瞳距测定与行走试戴检测项目一览表

序号	步骤名称	检测项目	检测目的	被测者参与
3-1	远瞳距测定[①]	瞳距仪测量	远用光学中心距	注视仪器内的欢心
		手工测量		依次注视检测者睁开的眼
3-2	近瞳距测量[②]	瞳距仪测量	近用光学中心距（不配近用眼镜不测）	注视仪器内的欢心
		手工测量		依次注视检测者睁开的眼

序号	步骤名称	检测项目	检测目的	被测者参与
3-3	行走试戴	远镜度试戴	了解适应情况、调整	行走中试戴，报告戴用感受
	阅读试戴	近镜度试戴	了解适应情况、调整	阅读中试戴，报告戴用感受

① 必测项目，但不配远用眼镜，一般不做记录。
② 在配用近用眼镜时，是必检项目；不配近用眼镜，则不检。

（4）开方与送客

这是进行完所有检测项目以后，验光师一定要进行的几个具有服务性质的结束性工作。这项工作大体上讲，有开具处方、口头叮嘱与恭送顾客三种（表2-5）。

表2-5　开方与送客服务项目一览表

序号	步骤名称	检测项目	检测目的	被测者参与
4-1	开具处方		确定最终的配制眼镜的数据	
4-2	口头叮嘱		交代注意事项、复查时间等	咨询、倾听
4-3	恭送顾客		建立良好的服务关系	文明道别

以上就是规范验光应当包括的各种检查项目。当然，这一程序也不是刻板的，验光师要根据被测者的具体情况进行适当增减。例如、对没有散光的单纯近视，自然就不会再进行柱镜度的检测。

5. 由被动→主动

在接受验光时，可能绝大部分人都是被动的。我们配眼镜的人，可以不可以令这种被动的行为有所改善呢？或者说，能不能将这种被动形式转变为更主动一些的形式呢？

客观上讲，有所转变还是没有问题的，但要想彻底改变还是不太现实呢，而且也没有这个必要。我们可以设身处地来思考这个问题。人家验光师干了几年、十几年、甚至几十年验光了，实践与经验的积累都已经是相当的丰富了，想要达到指挥人家进行操作这样的事，干脆就不用去想了。即便可以这么想，但也是不能这样做的。否则的话，就会不仅捞不到鱼，还会浪费了自家的糖饼。

那么，前面所说的有所转变，到底说的是一种什么情景呢？这种转变，应当表现在四个方面。

（1）了解验光的基本知识

配镜者要想使自己在验光中由被动向主动转变，首先就得了解验光的基本程序。从人之常情方面来看，倘若人家对我们赖以谋生的手段和方法都有所了解的话，我们也就会对人家有所敬畏和尊重吧。验光师也是一样，他们对"内行人"也肯定会有所敬畏和尊重的。当然，我们了解验光的基本知识，不是为让人家产生敬畏和尊重，只是力争自己在验光中品尝到一定的乐趣，使验光过程能够在更加和谐有序的进程中不断推进。这应当是验光取得最为理想结果的心理氛围。

（2）主动配合验光师的检测

配镜者在接受验光时，就是要在验光师的言语提示与手势引导下，主动配合验光师采取相对应的措施。这种措施应当说有两个方面。

① 根据提示与引导，陈述真实的视觉所见。

只有我们所陈述的视觉所见是真实的，才会保证验光检测向着最终的目标有序地推进。否则的话，就会使检测失去正确的方向，至少也会延长检测的时间。检测的拖沓就容易导致视觉分辨敏感度的下降，时间的过分延长又会诱发调节干扰，这都将可能导致屈光矫正镜度的检测出现偏差。因此，真实陈述在验光中自己的视觉所见，是配眼镜者在验光中必须要做的第1个主动配合行为。

② 根据提示与引导，进行视觉目标的注视。

验光师在屈光检测中，常常会用指示棒、或言语提示我们应当注视的目标；而在测量瞳距时，又会用手指和言语来提醒我们应当注视他的某一只眼。我们在得到这样的提示与引导时都必须及时予以照办。这时，验光师根据验光进程，即将对我们眼的分辨率、或对相关尺寸进行零点与长度的检定。此时，我们只能依照提示与引导去办。倘若我们自以为是，就会检测不到正确的结果。

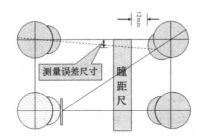

图 2-1　错误注视所引起的瞳距测量误差示意图

图 2-1 就是在检测瞳距确定零起点时，本应注视验光师的左眼，但被检测者就自以为是地看验光师已经闭合的右眼。此时进行测量就出现图中所指示的测量误差尺寸，这一误差尺寸一般可导致瞳距数值的减小，其幅度大约为 3~5mm。这样的误差对于低度屈光不正应当不会发生眼镜的戴用问题，但对中、高度屈光不正（特别是高度屈光不正）极有可能带来矫

正效果的偏差和眼镜戴用的不舒适。

以上这个事例充分说明，验光中的被检测者根据验光师的提示与引导进行注视的重要性。

（3）品尝到主动参与的乐趣

既然要主动参与验光，就应当品尝到其中的乐趣。

假如参与了，不但没品尝到乐趣，还感觉很累、很烦的话，还是不参与为妙。在验光中，以这样的心绪接受验光，显然会影响的质量。因为视觉毕竟是一种人的知觉、心理和意识的表现形式，视觉的分辨质量肯定会与我们的心绪状态有关。

那么，参与验光会有什么样的乐趣呢？应当说参与本身就是一种乐趣。验光师的操作，是在我们给出准确的视觉信息之后不断向前推进的。从另一角度看，被验光者是服务的享受者，验光师则是服务的实施者。在整个验光过程中，被验光者是以一名客人的身份在接受着周到的服务，这不就是一件很牛气的事情吗？

（4）尊重现实

在验光中，配眼镜者还应当注意尊重现实。遇到问题不应当着急，切忌上火。一定要先说清楚，然后再寻求解决的办法。验光出现对视力不满意的情况，大致上讲，多由以下三种原因所造成。

① 我们的眼及身体出现了问题。

当我们对验光后矫正视力不满意的时候，首先应当考虑我们的身体是否出现了问题。下面举两个实例来介绍这方面的问题。

例如，因年龄原因，眼发生了白内障，矫正视力就会有所减退。只要我们先说明矫正视力在视远与视近时的比较情况，这个问题就会迎刃而解，验光师一定会告诉您解决问题的办法：手术与保守疗法。倘若您暂时没有手术的打算，只要您愿意他会用使用眼镜帮您在一定程度上得到适当的解决。

再如，有人眼镜已经使用了两年了，因视力突然下降，就到眼镜店说两年前验的光不准，并要求赔偿损失。验光师建议其到医院查一查血糖状况。这名戴镜者没去医院，而是去了质量检测单位，质检部门说眼镜没问题，验光有无问题无法确定，仍建议去医院检查血糖。经检查证实，这名戴镜者的确是得了糖尿病，经治疗后矫正视力得到了恢复。这就是因糖尿病导致一过性近视的典型案例。

这种情况还会出现在我们的眼在未得到充分休息时，也是验光结果出现偏差在身体状态方面不可忽视的原因。

② 验光师的水平的确有限。

一名优秀的验光师，是在多年的勤奋学习与反复实践中成长起来的。因此，对于尚未优秀的验光师来说，有可能对略显复杂些的屈光不正，极有可能会有想不到的地方，也可能会有考虑不周的环节，这就有可能导致验光偏差的出现。遇到这种情况，能有什么办法呢？验也验了，偏差也出现了，吵闹是没意思的，您能不让人工作吗？他的成长也是需要一定时间的嘛。遇到这种情况，向有关负责人说明原委，让店铺再安排个好的验光师重新验光是个不错的办法，或者是寻求少花钱办好事的解决办法也未尝不可。一般而言，这种原因所引起的验光问题都能得到圆满解决。

③ 验光时间过长影响了视觉分辨的敏感度。

验光中，被测者经常会发生对 ±0.25D 的加入与减少的视像的清晰程度难于区别。这大多与验光中双方的脾气性格有关，其中至少有一个人是想把事情做好，但又是有些举棋不定心理特性的人。应当说，只要我们使用 0.25D 的验光镜片进行反复加减，眼的精细分辨能力就会下降。这应当和挨打多了不觉痛，虱子多了不觉咬是一个道理。

通过以上叙述，可以说，了解验光、主动配合、品味快乐、尊重现实是配镜者摆脱被动验光，走向主动参与的重要标志。

6. 常用的验光设备

　　常用的验光设备有哪些呢？配镜者需要不需要认识验光设备呢？应当说，一名配镜者时没有必要详细了解验光设备的，因为我们必定不去使用这些设备或工具。但是，认识这些设备还是必要的。

　　配镜者了解了验光程序，再认识了验光的设备，在接受验光时对验光的状况就可以做出相应的评估。

　　例如验光中应当使用某种仪器、或工具进行检测，倘若在验光中却没用就应当有问题了。是我们眼的屈光状况不太复杂呢？还是其他问题呢？配镜者可以根据行走试戴及调整的视觉感受做出大致的判断：

　　假如经试戴与调整，看东西清楚，戴用比较舒适（或承受）的话，检测的结果就应当没有太大的问题。

　　假如经试戴与调整，看东西不清楚又解释不清原因，而戴用感觉难于承受的话，检测的结果可能就会有问题。

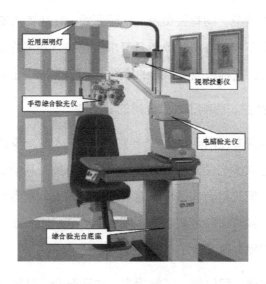

图 2-2　电脑验光仪、综合验光仪及视标投影仪组合

那么，验光最常用设备有哪些呢？当前在我国大、中城市的眼镜店中，验光设备大多是以电脑验光仪、手动综合验光仪、投影视力仪为一器械组。有的还会将裂隙灯、角膜曲率仪的一种加入到这一组合之中。有一些眼镜店还将K型电脑验光仪、全自动综合验光仪、投影视力仪和电子焦度计组合到一起，而实现仪器间检测数据共享。并配备用检影镜、验光镜片箱、视力表、瞳距仪（瞳距尺）等必要的设备。

一、电脑验光仪

电脑验光仪（图2-2）是一种集光、机、电于一体的验光设备。这种设备操作简单、检测迅速，是验光师比较乐于使用的验光设备。其缺陷是，检测完全排除了被测者视知觉地反映，对调节干扰的控制尚不能保证达到理想的状态。因此这种设备检测出来的数据只能作为验光的起点来应用。

二、检影镜

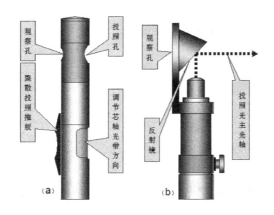

图2-3　国产检影镜头部形态示意图

检影镜有两种，一种是点状检影镜 [图2-3（a）]，另一种是带状检影镜 [图2-3（b）]。使用这种设备进行检测，是验光师在排除被测者对镜度主观知觉反映的条件下检测出来的眼的屈光矫正镜度。验光师们认为，这一数据是最真实的眼的屈光矫正镜度。但这一数据又是未经被测者主观知觉检验的屈光矫正镜度。因此，这一数据可以被认为是使被测者矫正视力达到 1.0、1.2，甚至 1.5 的屈光矫正镜度，但又是无法保证被测者得到舒适视觉感受的屈光矫正镜度。因此检影检测的结果还须通过被测者主观视觉的验证，并在验证中进行必要的调整，才能确定最终的验光结果。

三、综合验光仪、投影仪

（1）综合验光仪

是近年来验光检测中被广泛使用的一种验光仪器，图 2-4 就是一款最为常见的手动综合验光仪。这种设备在检测中最明显的优势有两个：

① 可以在双眼同视状态下进行双眼同步镜度调整；

② 为双眼视功能的检测建立了比较良好的条件。

这种设备也有自身的局限性，这些局限性主要表现在两个方面：

① 镜片的间距相对较大，可能会出现检测误差；

② 仪器本身无法直接用于行走试戴。

（2）视力表投影仪

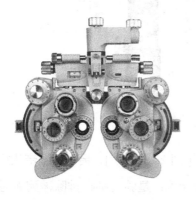
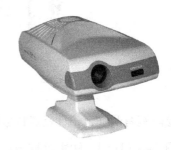

图 2-4　手动综合验光仪　　　　　图 2-5　视力表投影仪

就目前我国的眼镜店的状况来说，电脑验光仪、综合验光仪和视力表投影仪是正规眼镜店的标准配置（图2-5）。目前业界认为：这样的配置是验好光、验准光最基本的硬件设备配置。

四、验光镜片箱和视力表

（1）验光镜片箱

检测镜片放置在托盘上。检测用片共有以下七类（图2-6）。

① 正球面镜片：用于检测远视屈光矫正镜度。

② 负球面镜片：用于检测近视屈光矫正镜度。

③ 正圆柱面镜片：用于远视散光的检测。

④ 负圆柱面镜片：用于近视散光的检测。

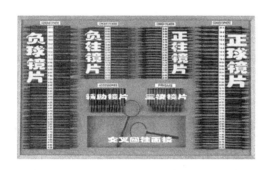

图2-6　验光镜片箱（266片型）

当我们的眼为复性散光时，验光师将会通过球面与圆柱面验光镜片的联合使用来进行检测。

⑤ 三棱镜片是用于斜视与隐斜视的检测，也可以作为进行双眼屈光平衡的辅助镜片。

⑥ 辅助检测用片：遮盖片，磨砂片、针孔片，裂隙片，红、绿镜片、十字镜片。这些都是用于辅助屈光矫正检测用的镜片。

⑦交叉圆柱面镜：用于精确测定散光轴位和散光矫正镜度。

（2）视力表

视力表是验光检测中必备的一个设备。总体上讲，目前验光用的视力表有：魔术箱视力表、投影视力表、液晶屏视力表、灯箱视力表四种（图2-7）。目前，行业中公认：魔术箱视力表、投影视力表更适宜视功能的全面检测。

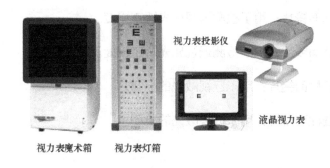

图2-7　验光常用的视力表

（3）试戴眼镜架

通常在验光镜片箱中还会有一副（或两副）用于检测、试戴的验光镜架。验光镜镜架，大多为可调节型（图2-8）。不管在什么地方进行验光，使用这一设备进行模拟客观环境的行走试戴（或阅读试戴），都是验光确定屈光矫正镜度不可缺少的一个步骤。

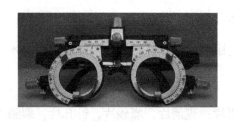

图2-8　可调式验光试戴眼镜架

五、瞳距仪与瞳距尺

瞳距测量，是在验光中的一项不可缺少的一项最为基本的检测，缺少这一数据就不可能精确磨制、加工和配装屈光矫正眼镜。进行瞳距测量工具有两种。

一种是瞳距尺（图2-9），这是瞳距检测中使用最为普遍的一种测量工具，这种测量工具最大的优势就是测量方法最为简单便利。但是这种简单工具的使用并不简单（关于瞳距尺的使用，我们将在本书《第五章 配镜不能忽视的问题》中进行说明）。

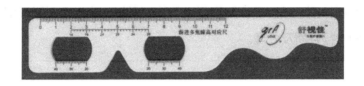

图2-9 瞳距尺

还有一种就是瞳距测量仪（图2-10）。这是一种以被通过双眼注视和检测者单眼观察为基本原理的最符合视线距离的检测仪器。因此，这是验光师最乐于应用的一种瞳距检测仪器。这种检测仪器，简便易学，操作简单，测量准确。这两种检测工具设备，各自有各自的优势，在实际检测又相互补充的作用。

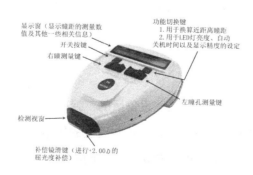

图2-10 瞳距测量仪

六、裂隙灯与角膜曲率仪

当配眼镜者准备配用隐形眼镜之时，则必须接受对角膜弯曲程度和眼的前部结构的检测。对角膜弯曲度的检测仪器叫做角膜曲率仪（图2-11），对眼的前部结构的检测仪器就叫做裂隙灯显微镜（简称裂隙灯，图2-12）。但在这里必须说明：目前验光所使用的电脑验光仪也有具有角膜曲率检测功能的。一般来说，有角膜曲率检测功能的电脑验光仪仪器型号都是比较新的设备。

根据国家有关部门的规定，没有这两项检测条件的眼镜店，就不具备开展隐形眼镜的验配镜工作条件。之所以要做出这样的规定的原因是：不进行这两项检测就不能保证隐形眼镜的验配质量，也难于对隐形眼镜发生戴用问题进行判断及处理。

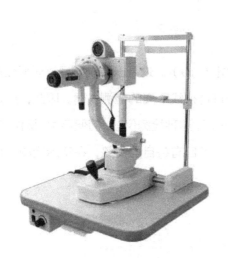
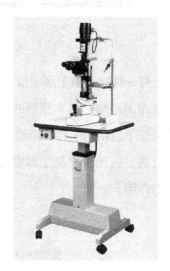

图 2-11　角膜曲率仪　　　　　　图 2-12　裂隙灯显微镜

在这里，之所以要介绍这些设备目的，就是要告诉读者：在验光的过程中，应该使用哪些设备与工具，这些设备的使用的目的是什么。例如，配隐形眼镜的人，在验光时没有接受角膜曲率仪和裂隙灯的检测，这就是不应当发生的事情。

7. 电脑验光与常规验光的 PK

说到验光，人们的脑海中就会立刻浮现出眼镜店的那些验光设备。那么，这些设备的使用状况如何呢？总的看，有效的应用是在不断调高的。但也还存在一定的问题，其中最大问题就是简化验光程序。在这里我们就电脑验光与常规验光的相互关系来说明这一问题。

使用电脑验光仪进行的验光行为，就被称之为电脑验光。而使用综合验光仪进行的验光行为，业界就被称之为综合验光仪验光，简称综合仪验光。而不使用这两种仪器进行的验光方法就叫做传统常规验光。

那么，电脑验光与常规验光在验光中应当怎样合理使用呢？这就得了解两种验光的特点，表 2-6 就是这两种验光方法的三种方式比较与联系。

表 2-6　电脑验光与传统常规验光的比较与联系

比较项目	基础电脑验光	单纯电脑验光	传统常规验光
检测起点	裸视	裸视	基础电脑验光结果 检影验光结果
检测速度	快		相对较慢
操作过程	仪器调整、言语引导、进行检测		雾视（可能有） 球面镜检测 柱面镜检测 双眼平衡检测
检测结果的价值	参考起点	微调起点	行走试戴镜度
镜度调整	/	测试镜片加减	镜度微调
检测结果与配镜	常规检测的起点	加减后的镜度 用于配镜	经行走试戴检验 的镜度用于配镜

通过上表就可以了解，电脑验光只能作为验光过程的前奏，其检测结

果只能是常规检测的一个起点。常规检测可以不可以不以电脑验光检测结果作为起点呢？应当说，这是完全可以的，它还可以以检影验光的结果作为起点。之所以要使用电脑验光仪进行检测，根本原因就是可以加快检测速度，减少眼的调节干扰作用。

而对经电脑验光仪检测后，仅通过验光镜片的简单加减就确定屈光矫正镜度的做法，只能叫做简单电脑验光。电脑验光仪检测的结果，必须经过综合验光仪进一步的精细检测，才能获得付之于行走试戴的屈光矫正镜度。

8. 客观验光法

验光的方法有两类，一类是客观验光方法，一类就是主观验光方法。我们首先来说明为什么要把验光方法分为客观、主观两种。

从严格意义上讲，验光是离不开人的意识的，即便是客观验光方法，也离不开人的操作；对检测结果的判断，也还是要由我们的意识活动来完成的。可以说，彻底离开主观意志的验光方法是没有的。那么，验光为什么还要分为客观验光和主观验光呢？根本的原因，就是针对被测者视知觉是否参与的两种情况下，对其屈光状况进行了解、检测、比较。

当被测者只管睁开眼，不报告视知觉像的状况的检测，就叫做客观屈光检测。说得简单点，就是不需要被测者报告看的结果和状态的验光方法就叫做客观验光方法。应用最为普遍的客观验光方法有两种，一种是检影验光法，另一种是电脑验光法。两种客观验光，都是现实验光中经常用到的方法，并不存在哪一种方法取代另一种的可能性，应当说是，各有所长、各有所短。

两种方法相关信息的比较，请参见表2-7。

表2-7　检影验光法与电脑验光法对照表

比较项目	检影验光法	电脑验光法
设备	点状检影镜 带状检影镜	普通电脑验光仪 K-型电脑验光仪[1]
方法性质	客观	客观
两种方法检测速度比较	相对较慢[2]	堪称神速
对操作人员的技能要求	较高	较低
国家职业资格要求	均为必须掌握的操作技能	
检测方法	根据影动方向 确定镜度增减	对准、对焦、测量

比较项目	检影验光法	电脑验光法
验光师参与过程	在视知觉直接参与下	仪器完全代理
验光师对结果的判断	数据准确	只能作为参考
结果价值	完全矫正镜度	参考
结果应用	为主观验光提供检测的起点	

① K- 型电脑验光仪为含有角膜曲率检测项目的电脑验光仪。
② 相对较慢，是与电脑验光仪比较而言。一般情况下，检影验光法大多可以在 4~5 分钟内完成。

　　不管是采用哪一种客观验光方法，应当说并无确切的规定。一般而言，老资格验光师在实际操作中，比较倾向于使用检影验光法，尤其是在遇到一些疑难案例时更是如此。这里应该特别说明的是：不管哪一种客观验光检测的结果，都是未经"被测眼"实践检验的镜度，都不适宜直接用于配镜。

9. 主观验光法

客观验光方法是不需要被测者说话的验光方法。那么主观验光就是需要被测者说话的验光方法。验、配镜者对这种方法需要了解两个方面的问题。一是这种验光方法有些种类；二是在验光中要说什么话。

主观验光方法有几种呢？应当说最常用的有以下两种主要形式。

（1）主观插片验光法

主观插片法是一种传统的验光方法，也是使用最为普遍的一种方法。这种方法就是让被测者戴用验光镜架，通过验光镜片（图2-6）的增减达到调整镜度的方法，并根据被测者陈述的视觉变化来调整、确定屈光矫正镜度的方法。

（2）综合仪验光法

使用综合验光仪进行的验光也是一种主观验光方法。这种方法使用的设备就是综合验光仪，这种设备有两种，一种是手动综合验光仪（图2-4），还有一种为自动验光仪。不论使用这两种设备中的那一种综合验光仪进行检测，都需要被测者说话。因此，这两种设备的检测并无本质上的区别。

在使用中，主观插片验光法与综合仪验光法的区别请参见表2-8。

表2-8　主观插片验光法与综合仪验光法对照表

比较项目	主观插片验光法	综合仪验光法
检测归类	均属于主观验光方法	
使用设备	试戴镜架、验光镜片	综合验光仪
设备检测	验光镜片属于强制检测项目	尚未列入国家检测项目
国家规定	必须具有的设备	未做具体规定

比较项目	主观插片验光法	综合仪验光法
检测优点	简便易行 检测镜度转化行走试戴便捷	可以进行双眼的同步调整 镜度调整是连续的 辅助镜片更加多样化 双眼平衡的检测，更为便捷
检测不足	双眼同步调整极难实现 镜度不能连续变化 辅助镜片的原位检测难于实现	镜片间距较大 有引起近反射的可能 检测镜度无法直接转化为试戴
检测要求	都需严格依照验光程序进行检测	
结果处置	检测的屈光矫正镜度都必须经过行走试戴的检验	

通过这个表中的内容，读者应当清楚三点：

① 主观插片验光法与综合仪验光法都是主观验光方法，两种方法并无本质区别；

② 综合仪验光法在双眼视功能检测方面具有明显的优势；

③ 两种方法检测的结果，都必须经过行走试戴，即必须经过被测者视知觉实践的检验。

那么，被测者在主观验光中应当说什么呢？又怎样说呢？验光检测的是被测者精细视觉分辨目标所需要使用的屈光矫正镜度。因此，被测者陈述的只能是自己对视标的分辨状况。对分辨状况的陈述形式来说，只有以下两种可能：

（1）视标是否清晰。视标清晰，说明无需再对镜度进行调整；反之，就需要进行镜度的调整；

（2）在增减镜度后，视标清晰度的变化。检测中，验光师调整完镜度后，经常会说两句话：① 是加上好些呢？还是不加好些呢？② 加上后看的要好些吧？

以上两种信息，就是被测者必须予以回答的，在陈述时也要注意以下几点。

（1）辨别必须清晰。在屈光检测中所看到的视标必须都达到图 2–13（a）所示才叫看清楚。至少也应当达到图 2–13（b）的分辨程度。看见的情况如图 2–13（c），这就不能叫做清晰。

这里要特别说明的是：图 2–13（b）尽管开口朝向、划的间隙看得还可以，但这样的分辨程度是不能算作精细分辨的，不过矫正到这种程度视力也算够用。

（2）陈述必须准确。在陈述言语的质量上是不能含糊其辞的，清晰就是清晰，不清晰就是不清晰。类似于"差不多"、"变化不大"、"多少好一点"这类模糊词汇是不宜使用的。

（3）陈述必须及时。陈述视知觉的清晰程度时，一定要及时。过长时间的高强度注视常常会诱发调节的干扰。当看到视标到报告出所看到的像质，应当在 3 秒之内完成。真正看到图 2–13（a）质量的像质的时间用不了 1 秒，只须零点零几秒。因此，分辨时间被控制在 3 秒之内，应当是非常富裕的时间了。

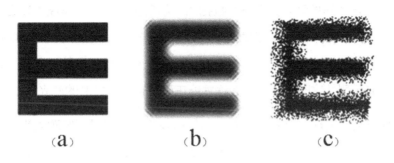

(a)　　　　　　(b)　　　　　　(c)

图 2-13　视觉分辨清晰度对比

10. 客观验光与主观验光的关系

前面已经分别介绍了客观验光与主观验光的问题，那么两者间到底有什么关系呢？这是在此我们要讨论的问题。只要了解了两者的关系，验光应当怎样进行也就是非常清楚的事情了。

从前述客观验光的讲述中，我们可以得出结论：客观验光检测出来的屈光矫正镜度，是排除了被检者主观视觉感受和视觉心理反映的数据，也可以说，这个数据应当是被测眼所具有的实实在在的屈光矫正镜度。而主观验光则是在被测者陈述视觉分辨状况下进行的，检测出来的屈光矫正镜度必然会包含有视觉心理反应的影响。但这个数据是被测眼在静态条件下通过视觉实践检验的屈光矫正镜度。

两种验光方法检测出来的屈光矫正镜度，哪一种更符合被测者实际生活与工作学习的视觉需要呢？应当说，只有主观验光法检测出来的屈光矫正镜度才是符合这种实际需要的屈光数据。

那么，进行客观验光还有什么必要吗？这是读者必然会产生的一个疑问。这就需要从主观验光过程的起点来分析，主观验光开始之时总是需要一个基础的屈光矫正数据，这个数据从哪里来呢？应当说，获得数据的方法不止一个，如原来的验光处方、被测者所戴的眼镜、被测者主动介绍，通过这些方法都是可以获得一个数据的。但是这些方法只能提供过去的数据，这些数据并不能完全正确地反映验光这一时刻眼的屈光状态。如何获得验光之时的即时屈光状况的信息呢？只有一个途径，这就是在验光之时进行即时检测，这时检测到的数据才能正确反映验光之时的屈光状态。

这时又会出现一个新的问题，为什么我们一定要进行客观验光呢？难道直接进行主观验光就不可以吗？不进行客观验光，只通过主观验光获得最终的屈光矫正镜度并非绝对不可以，在没有现在使用的仪器前就是这样做的。但是，在眼－视光学已经获得极大发展的今天，这种做法还是欠妥的，这是因为这样做会有两个问题。

（1）仅进行主观验光，检测的时间肯定要延长，被测者对视标的注视时间也会延长。眼在较长时间的高强度注视作业中就可能发生两种生理改变：① 诱发调节；② 视觉分辨力的疲劳。前一种生理变化可能导致屈光矫正镜度出现偏差，后一种生理变化将导致分辨能力的下降。两种生理变化，都将对获得准确的屈光矫正数据发生影响。这是从接受验光者的生理变化来考虑问题。

（2）从验光师的角度来看问题，没有即时的客观屈光矫正数据，直接进入主观验光检测，就好像进入一个方向不明的领域。一些老验光师在讲到这个问题时说的非常实在：这样做的话，心里没底啊。检测之初方向都确定不了，能有底吗？

从以上叙述，大家一定清楚了这样一个道理：不管是从验光师的角度考虑，还是从被测者的角度考虑，客观验光法和主观验光法都是不能被偏废的验光方法。两者的关系应当是：

客观验光法是屈光检测的基础，它在验光中的作用就是：为主观验光检测开辟出一条通路，提供主观验光检测的起点。

主观验光法是客观验光法的进一步延伸，它在验光中的作用就是：为客观验光检测找到最终的归宿，为屈光矫正的需要找到可以用于配镜的屈光矫正数据。

11. 综合验光仪与投影仪的应用价值

当前，在相当多的眼镜店，已经在应用综合验光仪和投影视力仪进行验光，这两种仪器的联合应用到底有什么特殊意义呢？仅仅是眼镜店为装点门面招徕顾客吗？这是配镜者应当清楚的一个问题。

综合验光仪，应当是常用验光设备中价格比较昂贵的一种设备。眼镜店引进这种设备，不能排除有招徕顾客的意义。但是，这种设备确实有验光镜片箱和试戴眼镜架解决不了的检测用途。应当说，眼镜店引进这种设备的主要目的还是要提高验光质量，通过验光质量的提高进一步做好经营服务工作。搞好经营多挣钱这是硬道理，也是无可厚非的。想通过提高验光质量达到这一目的，也是正路。

眼镜店挣不挣钱，与我们关系不大。关键是眼镜店引进这一设备到底可以发挥什么样的作用，这个问题配镜者还是有必要了解的。

综合验光仪一般都是和投影视力仪联合应用的，这种联合应用可以发挥什么特殊作用呢？两者的联合应用主要的长处是在检测双眼视觉功能方面，大致上讲有四个特殊的检测功能。

一、两眼视像的融合功能

我们的两只眼各有一个视网膜，只要我们注视目标，目标就会在两只眼的视网膜上形成视像。在注视目标时，两只眼与注视目标的夹角与方向是有一定差异的，左眼对物体左侧的反映就会偏多一些，右眼对物体右侧的反映也会偏多一些。这样的话，两眼的视像就不完全一致，我们如何能看到单一的视像呢？这就要依靠视神经中枢的作用，将两眼的视像混合后编辑成单一的视像，这种功能就叫做双眼的融合。当这种功能受到破坏时，就会出现视觉疲劳，这种视觉疲劳在双眼睁开时就会发生。

那么验光师怎么能够知道被测者就存在融合功能异常呢？首先被测者

得有视觉疲劳的症状，经屈光矫正后改善不明显，此时验光师就会像被测者出示图2-14的视图，也一定会在我们的左、右眼分别放上绿颜色镜片和红颜色镜片。此时，我们的右眼只能看到一个菱形和一个圆形，左眼将看到两个十字和一个圆形，右眼看到的颜色必然是红色的，左眼看到的必然是绿色的。

具有正常双眼融合的人，双眼将会看到四个排列正常的图形。假如看到的图形为5个，就说明双眼融合异常。倘若看到的图形是2个，或3个，则说明有一只眼没为我们工作，这种现象在眼–视光学中就被称为单眼抑制。看到2个图形的人说明右眼存在抑制现象，而看到3个图形的则说明被测者左眼抑制。

应当说，通过传统验光策略眼的这种融合功能是比较难于实现的。

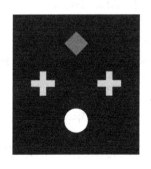

图2-14　四点试验视图

二、对双眼隐斜功能的检测

传统常规验光中也可以对被测者进行隐斜视的检测。而综合验光仪和投影视力仪则以其独特的方式提供了更为直观的视图。

如在双眼使用红、绿镜片联合双环十字视图（图2-15）进行检测，眼位正常者将看到红色的十字恰好位于绿色双环的中心。假如被测者存在隐斜视，红色的十字就会偏离双环的中心。水平偏移者一定是水平隐斜视，垂直偏斜者就一定是垂直隐斜视。

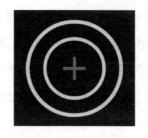

图 2-15 双环十字视图

三、两眼视像差异的检测

综合验光仪与投影视力仪的联合，还可以对被测者进行两眼视像大小差异的检测。这是传统常规验光尚未包括的检测内容。

进行这项检测，被测双眼必须在使用方向互相垂直的偏振镜片的条件下，注视方框对合试验视图（图 2-16）。

倘若被测者双眼所获得的视像是等大的，方框对位就会非常准确。假如出现线框对合错位就说明两只眼所看到的视像存在大小差异。如果错位出现在图 2-16（a）说明被测者存在垂直性像差异，如果错位出现在图 2-16（b）说明被测者存在水平性像差异。

使用综合验光仪和投影视力仪还可以很方便的检测旋转性隐斜、斜视而使用传统的主管插片法则会相对比较困难一些。

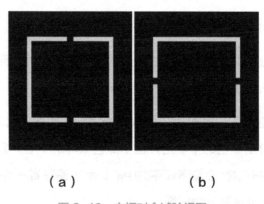

（a）　　　　　　　　（b）

图 2-16　方框对合试验视图

四、立体视觉的检测

综合验光仪和投影视力仪联合应用还可以对被测者进行立体视觉的检测，进行立体视觉的检测时，我们的双眼前也必须在使用方向互相垂直的偏振镜片的条件下进行，验光师也会给我们显示图 2-17 中两幅图中的一幅。具有正常立体视觉功能者将看到的图中图形的远、近状况如表 2-9 所示。倘若被测者分不清楚图中图形的远近区别的话，就说明立体视觉功能不正常。

立体视觉功能的检测，是在验光中所检测的最高等级的视觉功能。一般情况下，在实际的验光中对这项视觉功能是不进行检测的。只有在双眼屈光矫正镜度的差异达到或超过 2.50D，或怀疑被测者存在立体视觉异常时，验光时才会进行立体视觉的检测。

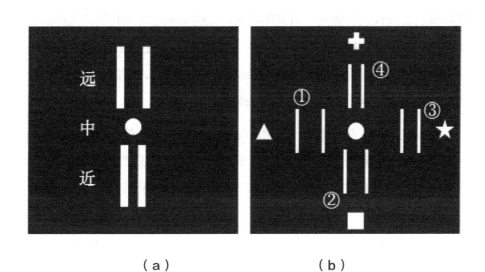

（a）　　　　　　　（b）

图 2-17　立体检查视图

说明：图中文字与数字为作者所加。两种表述均表示距离知觉距离。图中的近、中、远和①、②、③、④均为常规设置偏振镜时，知觉到的由近及远的排列顺序。

表 2-9　立体视觉正常检测所见

知觉距离	图 2-17（a）		图 2-17（b）	
	图形远近	深度量	图形远近	深度量
最远	下方两竖	2.1 '	+、○、□、△、☆	0 '
次远			上方两竖	1 '
中	○		右侧两竖	2 '
次近			下方两竖	5 '
最近	上方两竖	1.1 '	左侧两竖	10 '

　　以上所介绍的就是使用综合验光仪所能检测的四种双眼视觉功能。倘若使用常规验光方法，这几种双眼视觉功能是很难检测的。这也可以说明使用综合验光仪进行验光，对双眼视觉功能的检测还是具有明显优势的。因此，对双眼视功能异常者来说，在接受验光时，以接受综合验光仪的检测更为妥当。但是，配眼镜的人在未经验光时是很难的，只有在下述情况下，被测者才可以对双眼视功能异常进行猜测。

　　对未经综合验光仪检测，戴用新配置的眼镜非常不舒适而且半个月尚不能适应者，就应当到用综合验光仪的眼镜店进行双视觉功能的检测。如存在双眼视觉功能异常，则需及时进行眼镜的及时调整和调整眼镜的镜度。

12. 视觉是检验验光的最终标准

我们已经了解了验光的基本程序，也对主动参与的验光之中有了一定的认识。是否就可以说我们已经达到可以主动以下了呢？应当说，还差一个问题。这个问题就是验光质量的最终评定。

笔者在一家眼镜店曾经遇到过这样一件事。一名被测者经验光检测的屈光矫正镜度为：

右眼：－ 3.00DS － 1.00DC×180°，矫正视力 1.0；

左眼：－ 2.50DS － 1.00DC×180°，矫正视力 1.0。

检测完以后，被测者拿出一张验光单，验光单上的屈光矫正镜度为：

右眼：－ 3.00DS；

左眼：－ 2.00DS － 0.50DC×180°。

验光师将这一镜度设置验光镜架上，其两眼的矫正视力分别为0.8、0.6。

这名被测者最后决定配镜的度数是后者，而不是前者。应当说这是一件很怪的事情，怪就怪在要差不要好。为什么会这样呢？

明明 0.8、0.6 的视力不如 1.0 的清楚，就愣要这差的。经了解这一数据是来自于一个有名的单位一个有名的验光师。配镜者对有名人士的这种信赖程度，真可以说是无与伦比的，但这件事也真是值得可悲的。

这件事情也向我们提出了一个命题，这就是，检验验光质量的标准是什么？上述例子中给了我们一个极其不正确的答案：检验验光质量的标准在名人名店。

那么，检验验光质量的标准是什么呢？这得从验光的主要目的说起。验光的主要目的只有一个，这个目的就是：对屈光不正眼进行矫正——使其获得最佳的视力和舒适的视觉感受。能够达到这一目标，就是符合视觉需求的，否则就是有疑问的。这就好比人饿了需要通过吃饭才能解决问题，喝水只能落一个水饱是一个道理。前面所讲的那个实例中，明明可以矫正到 1.0，却偏要了一个只能使双眼分别矫正到 0.8、0.6 的屈光矫正镜度的情况，也只能算是获得了一个水饱吧。从视效率考察被测者的选择，这名被测者选择是自己的双眼的视效率降低了 5%。

通过屈光矫正使我们的眼获得良好的矫正视力和舒适的视觉，这是我们进行验光、配镜的根本目的。不管是验光，还是配镜，最终的结果是让眼镜为我们的眼服好务。因此，检验验光质量、屈光矫正效果和眼镜质量的根本途径只有一个，这就是用自己的眼去看五彩的世界。眼的视觉实践是检验验光、屈光矫正和眼镜质量的最高标准。

13. "我"能不能不进行散瞳验光

散瞳验光，在验光以及科普读物中，是出现频率比较高的一个词组。在戴眼镜的人群中，对这个词组应当是再熟悉不过的了，有好多人也曾经接受过验光，有的人甚至不止一次。那么，作为被测者的"我"，到底应当不应当散瞳验光，可能就是一本不太清楚的账。要想明白"我"，应当不应当散瞳验光，就需要了解3个问题：什么是散瞳验光？散瞳的作用是什么？散瞳对屈光与视觉的影响是什么？

一、什么是散瞳验光？

要清楚什么是散瞳验光，就需要首先了解散瞳是怎么一回事。散瞳，就是将瞳孔扩大到同整个黑眼珠一般大。要想达到这一目的，就得使用散瞳药，而使用最普遍的药物种类就是睫状肌麻痹剂，使用最多的药物就是阿托品、后马托品和托品酰胺。三种药物中以阿托品的药物作用最为强大、彻底，但其作用时间也相对较长。托品酰胺的作用比较短暂，但其麻痹睫状肌的作用也存在不够彻底的局限性。

二、散瞳的作用是什么？

客观地讲，散瞳的作用有两个。一个是作用于睫状肌使之麻痹，另一作用就是使瞳孔扩大。这两个作用对眼的屈光发生了什么影响呢？这就是我们在这里要介绍的内容。

在药物的作用下，睫状肌就会处于麻痹状态。什么叫做麻痹呢？麻痹就是失去知觉能力、丧失运动机能的状态，这种状态应当属于一种非正常的机能障碍状态。当然，这是人为建立的一种可逆性的机能障碍状态。通过这种状态，就是我们彻底（或在相当大的程度上）克服了调节作用对眼屈光的影响。但也要清楚，克服的调节作用不仅仅是过度的调节，而是所有的调节。

在药物的作用下，产生的第二个生理效应就是瞳孔的过分开大（图 2-18）。瞳孔的过度开大，使瞳孔完全失去了视觉成像的小孔作用，这又导致了眼屈光系统的球面像差和色像差的增大，也是入眼的光量极度增多。

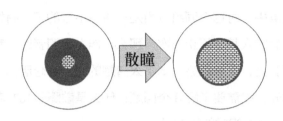

图 2-18　散瞳外观视觉效果示意图

说明：为清晰显示瞳孔，特将瞳孔绘制为砖墙形态

从眼的屈光与视觉成像的角度进行考察的话，可以肯定地说，散瞳后所产生的上述两种生理效应对眼的屈光成像的发挥的作用是不完全相同的。对睫状肌的麻痹作用，从总体上看，还是有益于屈光检测的。而瞳孔的过分开大对屈光检测所产生的作用应当是纯负面的作用。因此，散瞳并非是一种理想的控制调节干扰的方法。那么，这种方法为什么还得用呢？这是因为最好的方法还没找到。对这种有利又有很大不足的办法也只能将就着用。

三、散瞳对屈光与视觉的影响是什么？

我们先来说散瞳对视觉的影响。瞳孔散大以后，被测者最大的视觉感受就是：这个世界有点过于"光明"了。哪怕是在比较黑的屋子中，也会感觉到非常光亮。但是，光亮归光亮，就是看不清楚东西。被测者的这种感觉和瞳孔的过度开大直接有关。

在屈光上的改变也是很明显的，所有的近视眼的屈光矫正镜度都会减少，而所有的远视眼的屈光矫正镜度都会增加。这种改变，对所有的人来说都是毫无例外的事情。即便是像非常正的 0.00DS 的正视眼也会出现一定远视性屈光矫正镜度。当您散瞳后检测完毕，有人告诉您屈光矫正镜度减少、或增多时，一定要意识到：这是一种正常现象。应当说，这种现象也不过是我们眼的生命活力被人为控制的一种特殊表现形式而已。

四、"我"能不能不进行散瞳验光？

前面我们已经介绍了有关散瞳的常识性知识。那么，我们最终要接的问题就是："我"能不能不进行散瞳验光？这就得看"我"眼的状况。前面我们曾说道：克服的调节既有过度的调节，也有必要调节。必要的调节是我们视觉生理所需要的，而过度的调节则是需要解除的。这就是说，有过度调节时就应当接受散瞳。那么，什么时候要进行调节呢？当然是看近的时候。过度调节又会发生在什么时候呢？只能是过度看近的时候。仅仅是看近还是比较好理解的。不好理解的则是过度看近。

什么情况叫做过度看近呢？这里面有以下几种情况。

（1）应当是看能看清楚的最近一点就叫过度看近。

（2）假如，我们看得清楚的最近一点就是 0.25m，我们持续看这一点就叫做过度看近。倘若看得清楚的最近一点是 0.25m，我们却持续看 0.40m 距离的目标，就不存在过度看近的问题。

（3）假如看无限远非常清楚，但能看清楚的最近一点的距离是 1.0m，当我们持续地看这一点时，尽管 1m 的距离远大于 0.33m，我们也处在过度看近的屈光状态中。

（4）还有一种情况：倘若能看清楚目标的最远距离为 0.5m，能看清楚的最近距离为 0.2m。看 0.2m 的距离就叫作过度看近，当看 0.3m 时就不能叫作过度看近。

存在上述几种看东西过近的状况，都有发生极限调节和过度调节的可能，都是有必要进行散瞳的。

从屈光不正的角度考虑的话，有以下两种情况应当考虑实施散瞳验光。

（1）根据屈光调节状况来看，哪一种性质的屈光不正的调节保有量越大，就越有接受散瞳验光的必要。在不同的屈光状态中，远视眼的调节保有量最大，其次是正视眼，而近视眼的调节保有量最低。这就是说远视眼最应当散瞳验光。

（2）以年龄大小来衡量的话，年龄越小调节储备就会越大；相反，调节储备就会越小。因此，年龄越小，越应当接受散瞳验光。年龄越大，这种必要性也就越小。

（3）看东西越近，尤其是过度看近的人，发生过度调节的可能性就会相对较大。因此，凡是过度看近而有存在视觉疲劳症状的人都有接受散瞳验光的必要。

（4）中、低度散光眼，在视觉工作中会处于频繁的视网膜选择性调节中，也会发生更多的调节。调节多就会容易疲劳，验光中也可以考虑进行散瞳眼光。

（5）从来没戴过眼镜，年龄又小，又不了解自己眼的调节状况者，在第一次验光时，应当接受散瞳验光。

有人说，我是一个 − 3.00DS 的近视眼，有存在过度调节的可能性吗？ − 3.00DS 的近视眼所能看清楚目标的最远距离只有 0.33m。当这个人在裸眼条件下使用视距 0.33m 看书时，应当是很舒服的。因为他是用正视眼看无限远的力量在看书，是根本不会使用调节的，哪来的过度调节呢？假如这个人年龄又是在 14 岁以上，应当说通过散瞳来控制调节的干扰就没有太大的意义。

我们还有必要明确一点，这就是：什么样的情况应当进行散瞳验光。眼 −视光学界普遍认为在以下几种情况应该进行散瞳验光：

（1）14 岁以下少年儿童第一次接受屈光矫正之前；

（2）14 岁以下轻度近视眼（＜ − 2.00DS）和远视眼少年儿童，在准备配用新眼镜时；

（3）14~24岁青年远视眼第一次配用屈光矫正眼镜时；

（4）有明显调节紧张者。

除以上四种情况之外，基本上均属于可以不进行散瞳的范畴。"我"到底能不能不接受散瞳验光呢？只要"我"不在上述4条范围之内，"我"就可以不用散瞳。

眼睛文化·小贴士 5

眼镜镜梁图案的美好寄托

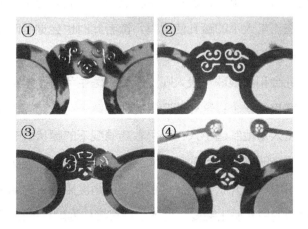

玳瑁眼镜架镂空梁示意图

① 财福图案玳瑁镂空梁；② 如意云头玳瑁镂空梁；

③ 福寿图案玳瑁镂空梁；④ 财福图案玳瑁镂空梁。

14. 散瞳时检测到的数据不能进行配镜

在瞳孔散大的情况下检测到的屈光矫正镜度，能不能直接用于配置眼镜呢？答案应当只有一个：不能！

对这个问题来说，恐怕只给出这答案是不够的。还必须说明为什么不行？否则的话，人们可能就不太相信这个答案。这里我们不用搬什么大、小道理。只讲一个常识，再分析一下散瞳前后屈光矫正镜度的变化就可说明这个答案的正确了。

一、一个常识

在正常的生活与工作中，我们的眼是怎样看东西的呢？是在瞳孔正常大小的情况下看东西的，这是谁也否认不了的事实。散瞳情况下，我们又是怎样看东西的呢？当然是在瞳孔几乎和黑眼珠一般大的情况下看东西的，这也一定是事实。那么，瞳孔几乎和黑眼珠一般大的情况下检测的屈光矫正镜度能在正常大小的瞳孔使用吗？读者此时也会觉得两者确实有点不太一样了。那我们就在深入地问这样一个问题：假如没有药物作用，在什么情况下瞳孔会和黑眼珠一般大呢？所有的医生和有医学常识的人，只要说实话，答案也是一个：这种情况只有在生命无可救药的情况下才会出现。而散瞳就是人为地制造了人在无可救药情况下的睫状肌的暂时性无可救药的状态。这个时候检测到的眼的屈光数据，应当说是无法完全正确反映瞳孔正常大小时的屈光状况的。这种从常识角度来分析的结论应当是：瞳孔散大时检测的屈光矫正镜度，是不应当直接作为配镜的使用数据的。

这就好比一个人在久病之后的饭量并不代表其痊愈后的饭量是一个道理。我们不可能用几乎和黑眼珠一般大的瞳孔来度过未来的岁月，在未来的岁月中我们一定是要用正常大小的瞳孔去看外部的世界。这应当就是散瞳后，还要进行复检的根本原因。而复检中所获得的屈光矫正镜度才是配制屈光矫正眼镜的依据。

二、散瞳前、后的屈光矫正镜度的变化

散瞳前后，眼的屈光矫正镜度到底会发生什么样的变化呢？表2-10就是远视眼、正视眼和近视眼在散瞳前后屈光度变化的基本规律。从表中可以清楚地了解两种趋势：① 散瞳后屈光矫正镜度会增加 + 1.00DS（或者减少 - 1.00DS）；② 复瞳后屈光矫正镜度又会回退 + 1.00DS（或者增加 - 1.00DS）。

表 2-10 散瞳前后眼的屈光矫正镜度的变化

屈光性质	散瞳前	散瞳后	复瞳后
远视眼	> 0.00DS	增加 + 1.00	一般均会恢复到散瞳前（调节超前者，除外）
正视眼	0.00DS		
近视眼①	- 1.00DS ↓	转为低度正镜度	
	- 1.00DS	转为 0.00DS	
	- 1.00DS ↑	减少 - 1.00DS	

① 近视眼散瞳后，屈光矫正镜度减少 - 1.00DS，就相当于增加了正镜度 1.00DS。

这里需要对表2-10中的数据进行两个必要的解释：① 不同的人，散瞳前后屈光矫正镜度的变化是有差异性的，变化的范围一般在0.50 ~ 1.25DS。② 表2-10中屈光数据的变化之所以选择 1.00DS，主要是便于计算和说明比较方便。

倘若散瞳前后，被测眼屈光矫正镜度变化的幅度低于 1.50DS 的话，就说明被测眼不存在调节紧张的情况。散瞳前后，屈光矫正镜度变化的幅度 1.50 ~ 2.00DS 之间的话，就说明被测眼有调节紧张的可能。倘若被测眼屈光矫正镜度变化的幅度高于 2.00DS 的话，就可以基本确认被测眼存在调节紧张的情况。

正是年龄较低的少年儿童调节储备较大，而青年远视眼调节功能又比较强大，因此调节紧张发生的可能性也会相对较大，应当说，这正是通过散瞳甄别调节是否存在紧张状态的适应症。

15. 验光数据准确的决定因素是什么?

经常有人说:散瞳验光准。可以说,这是一个不正确的命题。我们在上一问题中已经探讨了,瞳孔散大时检测的屈光矫正镜度,是不能用于配镜的。那么,既然不能用于配镜,就说明这是检测的屈光矫正数据就是不符合实际的,这也就充分说明:散瞳状态下验光检测的数据是不准的。

既然散瞳状态下检测的数据不准,那为什么还要散瞳?这要从两个方面来理解这个问题。

第一,站在验光配镜的门里看,"散瞳状态下检测的数据"是验光配镜的参考。这个不能用于配眼镜的数据,充其量只能作为验光时初始设置屈光矫正度的一个起点。倘若将这个数据作为验光的起点的话,电脑验光仪的检测就属于多余了。

第二,站在验光配镜的门外看,这应当是一种营销工作的策略。在发达国家,并不提倡散瞳验光,为什么在中国却要讲散瞳验光呢?原因中有一个:体制决定运作模式。发达国家的医院、验光、配镜都是独立运作,而我国是医院、眼镜店共同运作验光、配镜两项工作。

那么,决定验光准不准的关键到底在哪里?既然配镜要依据最后主观验光法检测的数据,因此验光准不准只能在这个过程中去寻找。我们仅从配镜者能看到的、感觉到的角度来说明这个问题。

(1)视觉的变化:在验光过程中,我们的视觉在总体上是由模糊向清晰变化的,这说明验光的方向是大致正确的。

(2)自我的感觉:自我感觉是放松的,这应当是能验光准的重要保证。

(3)看到的颜色:验光中看到红、绿两种颜色图案,说明验光球镜度检测不会有太大的偏差。

(4)看到放射线:倘若个人有散光,在验光时就应当看到有放射状线条的图案，看到这种图案，说明散光的检测不会有太大的偏差。

（5）应答的速度：在主观验光时，验光师会对我们观察的清晰、模糊程度进行询问，我们应答的速度越快，验的光就越容易准；越是反复地看，验的光就越容易发生偏差。

（6）验光的时间：一般说来，下午4点之前验光不太容易出现偏差。倘若，验光的时间安排在下午4点以后（特别是晚上），则相对比较容易出现偏差。

当然验光准不准还取决于验光师操作节奏把握。但是，验光的节奏外行人是不太容易看出门道的。但是，配镜者根据以上6条要求考量验光，对于验光准不准的判断就可以做到不会出现明显的误判。

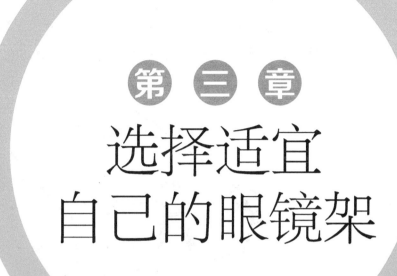

第三章

选择适宜自己的眼镜架

　　我们已经了解了眼－视光学的一些基本知识，也明白了验光的操作程序，对如何主动参与到对自己的验光检测也有了一定正确认识。是不是就可以掌握验光、配镜的主动权了呢？到此只能说，在验光中要想给我们瞎验，我们还是可以识别一、二的。但要说就能掌握主动权了，还为时过早。这是因为，我们只了解了"验"，还有"配"的问题。我们要想做到"明明白白配眼镜"，还需要了解的第二个方面的知识，这就是眼镜架和眼镜片方面的基本知识。

　　关于眼镜片的基本知识与选择，我们将在第四章中进行介绍，这一章我们讨论的问题就是有关眼镜架基本知识和怎样为自己挑选适宜眼镜架的要点。

　　戴用适宜的眼镜架，可以提升仪表的"美"感；倘若选用了不适宜的眼镜架，则会起到"丑"化作用。因此如何挑选适宜自己的眼镜架就成为配镜的一个很值得关注的问题。在这一章中，我们将对眼镜架的形态、种类、材质及选择的实用知识进行通俗简单的介绍。特别是对如何选择一款适合自己屈光矫正需要的眼镜、应当注意的问题、具体挑选方法（特别是针对屈光矫正需要）进行介绍。

1. 眼镜架的结构

在介绍这部内容之前，我们得先了解一下眼镜架的基本结构（图3-1）。一般情况下，眼镜架可以分成两个部分：镜身与镜腿。

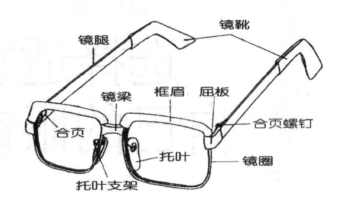

图 3-1　眼镜架的结构

一、镜身

镜身是指眼镜在眼睛前边的结构总和。镜身一般包括以下四个部分。

（1）镜圈：这是装配镜片的框架，倘若是无框眼镜架，则无此部分。

（2）镜梁：连接左右镜圈的梁式结构。

（3）鼻托：是支撑在戴镜者鼻部，保持眼镜与双眼稳定空间状态的重要结构。当前，这一结构大多采用可调整、托叶可活动设计方案。化学塑料类眼镜架一般均采用固定式鼻托。固定式鼻托大多较低，一般不适用于鼻梁较低的人使用。除非请有经验的取、配镜师傅进行更换粘贴。

（4）屈板与框突（俗称"箅头"）：这是用于连接镜腿的一个结构。金属镜框一般采用屈板的形式，而化学塑料类眼镜架则采用在框外侧凸出的形式。

有的眼镜架还会有某些辅助性装置。如秀郎眼镜架则会有框眉的设置；有一些高档眼镜架还镶嵌有宝石、或粘贴翠鸟羽毛等，当然这类眼镜架一般都比较昂贵。

二、镜腿

镜腿是指眼镜在两侧的结构。

（1）镜腿：通过这一部件在耳朵与枕部的挂、抱，使眼镜保持在稳定的戴用状态。

（2）镜靴（靴头）：这是套在镜腿末端的一个塑料装置。其作用是防止眼镜戴用时发生打滑。

三、镜身与镜腿连接部

在眼镜结构上，这一部分一般不作为一个独立的部分，而是分别归属于镜身和镜腿。但是这一部分也是极为重要的一部分。人们习惯上讲这一部分称为：铰链，俗称合页。一般眼镜架这一部分只由螺钉与合页构成，比较高档的眼镜架在合页中则还有 T 型垫片衬垫其中（图 3-2）。衬有垫片的眼镜铰链紧固性较好，不易松动。对于这样的眼镜，个人不要轻易拆卸。

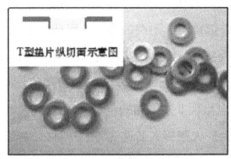

眼镜：金属 T 型垫片

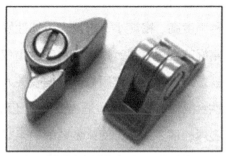

眼镜：铰链（俗称合页）

图 3-2　眼镜：T 型垫片与铰链

2. 眼镜架的种类

眼镜架的分类种类很多，最为常用的分类方法有两种，一种是根据眼镜架所使用的材料进行分类，另一种分类方法则是根据眼镜架的款式进行分类。

一、根据镜架材料进行分类

通常情况下，是把眼镜架分为两种。使用金属材料制作的眼镜架就叫做金属眼镜架。而使用其他材料制作成的眼镜架就叫做非金属眼镜架。

（1）金属眼镜架

金属材料所制作的眼镜架，在命名上也有一个规律：使用普通金属作材料的眼镜架，多以笼统的金属眼镜的方式命名，这类眼镜架的材料以铜合金、镍合金为主。倘若制作材料中有贵金属成分的一律以贵金属命名。如制作材料中有"金"的眼镜架，则以开金、镀金、包金进行命名，如 K 金眼镜架。倘若制造材料为钛金属，就会叫做钛金（或钛材）眼镜架。

这里要特别说一说有关钛和用钛材料制作的眼镜架的问题。钛在地壳中是一种蕴藏量比较丰富的元素，排在第四位。这种材料最早应用于航天，直到 20 世纪的 80 年代这种材料才用于眼镜架的制作。钛呈银白色，是一种强度高、密度小、重量轻、韧性好、熔点高、耐腐蚀性强、可塑性也非常好的金属材料。这种材料的比重仅为镍的 51.7%。这种材料的另一优势就是对人的致敏作用极低，据有关人士讲，至今尚未发现钛过敏的案例。钛金属材料 表面经过适当处理，还可以呈现非常绚丽的色彩。正是这些钛金属的诸多优势，使钛金属眼镜架成为广大戴镜人普遍认可的一种眼镜架的金属材料，是选购眼镜架时确定首选眼镜架的一个重要条件。

那么，选购钛金属眼镜架需要注意哪些问题呢？就材料而言，有两个问题应当注意。

第一个需要注意是：看清标识。使用钛金属材料的眼镜架一般都会在一侧眼镜腿的内侧錾刻（或印制）上相应的英文标识，这些标识及意义如表3-1所示。

选购钛金属眼镜架，需要注意是：

① 使用钛材料的种类：是纯钛，还是钛合金？

② 钛材料使用的部位：是全框呢？还是镜腿、或者仅是镜身呢？

根据表3-1中所列的内容，选择自己中意的钛金属眼镜架应当是没有问题的。但是，镜腿较细的眼镜架，这种标识就会标记在眼镜架镜圈的塑料撑片上，但这种标记的方法总不如铭刻在镜腿内侧的方式那样放心。

第二个需要注意是：记忆性钛金属眼镜架。眼镜架所使用的具有形状记忆功能的材料有三种（表3-2）。

钛基记忆合金的主要材料为钛、镍（Ti-Ni），而铜基记忆合金的主要材料为铜锌铝，最具应用前景的则是铁基记忆合金，其主要材料为铁、锰、硅（Fe-Mn-Si）。

在实际使用的记忆合金眼镜架中以钛基记忆合金相对较多，铜基记忆合金与铁基记忆合金近年也有逐渐增多的趋势。配镜者在购置时，一定要问清、看清、发票上要写清。

表 3-1　钛金属眼镜架的标识及意义

材料	应用部位	英文标记全称	英文缩写	其　他
纯钛	全框	Titan-P	Ti-P	PURE TITANIUM，亦称为全纯钛
	镜身	Front-Titan-P	F-Ti-P	
	镜腿	Temple-Titan-P	T-Ti-P	

材料	应用部位	英文标记全称	英文缩写	其 他
钛合金	全框	Titan-C	Ti-C	
	镜身	Front-Titan-C	F-Ti-C	
	镜腿	Temple-Titan-C	T-Ti-C	
贝塔—钛		Titanium-100	Ti-100	含 ASTM①认可的钛90% 以上②
		β Titanium③-100	β-Ti-100	含 ASTM 认可的β-钛70%④
钛基形状记忆合金				简称记忆钛，记忆形变量8%

① ASTM(American Society for Testing and Materials)，即美国材料与试验协会。
② 眼镜架的镜圈、镜腿、镜梁等主要部件必须用钛制作，而且不能含有镍成分。
③ β-Ti 是一种比 α-Ti 强度更高，更具有良好冷加工性能钛合金材料。
④ 还有1% ~ 25%的钛，1% ~ 10%铝或其他钛合金，钛的重量必须占眼镜架总重量的70%（不包括镜靴、合页螺丝、垫圈及托叶），镜圈、镜腿、镜梁等主要部件必须用钛制作，而且不能含有镍成分。

表 3-2 钛基、铜基、铁基记忆合金性能对比

性能与单位 ╲ 合金类型	钛基记忆合金	铜基记忆合金	铁基记忆合金
屈服强度 $\sigma_{0.2}$/MPa	800	300	1100
抗拉强度 σ_b/MPa	1100	1200	1600
伸长率 δ/%	50	15	30
形状记忆效应 /%	8	6	3
恢复应力 /MPa	400	200	300
可加工性能	困难	困难	容易
耐腐蚀性能	良好	中等	较差
价格	高	中	底

改编自雷霆等著：《金属眼镜型材和加工工艺》。

（2）非金属眼镜架

使用非金属材料制作的眼镜架又可分成两种。使用塑料材料制作的眼镜架就叫做塑料眼镜架。使用天然材料制作的眼镜架，通常不会叫天然眼镜架，而是根据所使用的天然材料来命名，如使用玳瑁甲制作的眼镜架就叫做玳瑁眼镜架。

制作塑料眼镜架的材料又可分成两种。

一种是由热固性塑料材料所制成。如有机玻璃，通常又叫做亚克力，这种材料质轻、透明度好、着色稳定、尺寸稳定性好、耐冲击、不易老化，不易燃烧。还有一种叫做环氧树脂的材料，这种材料较轻、强度大、光泽性好、着色性强、尺寸稳定性好、耐热性极好。因此这种材料多用于高档眼镜架和名牌眼镜架的制作。

热固性材料制成的眼镜架，尽管鲜艳美观，但其最大的弱点就是软化点较高，收缩性能相对较差。加工中略有疏忽，戴用中就容易发生镜片掉落现象。

再有一种就是由热塑料材料所制成。属于热塑性材料的有醋酸纤维（即赛璐珞）、丙烯酸纤维、聚酰胺（即尼龙）。这四种热塑性材料的性能并不一致。

醋酸纤维：可塑性好、硬度高、易着色、易加工，但易燃、易老化、易退色、不耐酸性物质侵蚀。因此，这种眼镜架用的时间长了就发酥，贴近皮肤的部位会发青泛白。

丙烯酸纤维：透明性好、稳定性好、易着色、易成形、耐冲击，燃点高，其缺点是易受酮、酸、碱的侵蚀。

聚酰胺：耐热、耐冲击、耐磨性优良，强度高不易破裂，具有良好的可塑性。

碳素纤维材质眼镜架：其主要特点是耐高温（100 ~ 130℃）；强度大；耐热性、耐腐蚀性、弹性特优。

聚酰胺和碳素纤维这两种材料弹性好，所制造的眼镜架更适合于儿童和喜好运动的人士选用。

倘若，将金属材料与非金属材料混合使用，这样制作出来的眼镜架就叫做混合眼镜架。这里说的混合使用是专指在镜身上的使用。

二、根据眼镜架的款式进行分类

眼镜架的分类中，第二种使用最为普遍的分类就是根据眼镜架的款式进行分类。这种分类法通常将眼镜架分为五种，使用最多的为前四种。

（1）全框眼镜架（图3-3）：这种眼镜架最大的特点就是眼镜的强度较大。这是一种适合于各种脸形戴眼镜者所使用的眼镜架，也是眼镜戴用者比较偏爱的一种眼镜架。

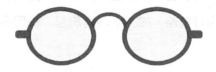

图 3-3　全框眼镜架

（2）半框眼镜架（图3-4）：　这种眼镜比全框眼镜的强度略小、重量稍轻。这也是一款眼镜戴用者比较偏爱的眼镜架。但是，脸形较长的人不宜选用这种款型的眼镜，否则的话，脸形将会被过分夸张。

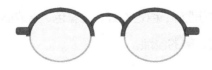

图 3-4　半框眼镜架

（3）无框眼镜架（图3-5）：这是一款重量最轻的眼镜，也是近年来呈现走俏的眼镜架。但这款眼镜架的强度相对较低，因此，① 活泼好动的少年儿童不宜选用这种眼镜架；② 螺丁比较容易松动，不太适合有高度散光的人戴用。这种眼镜架最大的优势，就是弱化了眼镜架对脸部形态的影响作用，显得戴用者相对文静典雅。这款眼镜架之所以被广大文职人员所偏爱的原因就在这里。

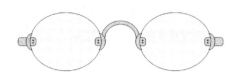

图 3-5　无框眼镜架

（4）混合眼镜架：这种眼镜架的镜身是由金属和非金属两种材料构成。图 3-6 就是最典型的一种被叫做秀郎眼镜架的混合眼镜架。这种秀郎眼镜架，最大的特征就是在镜圈的上方有一个"n"形的塑料框眉，上框加宽，略显厚重。这款眼镜最适合于眉形不好的眼镜戴用者，可以起到一定的修饰作用。

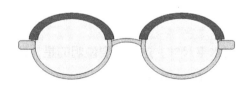

图 3-6　混合眼镜架

（5）折叠眼镜架：这种眼镜架，是五种眼镜款式中使用频率最小的一种眼镜架。折叠眼镜架之所以可折叠，是因为镜梁分成左右两个部分，镜中间由一铆钉（或合页）连接；而眼镜腿则是可以伸缩（或折叠）的。因为眼镜架自身结构的稳定性相对较差，屈光不正矫正者一般不会选择这种眼镜架配镜。但这种眼镜可折叠、好放易带，因此又成为不少老花眼者偏爱的眼镜。这种眼镜架最常见于成品老花镜。

3. 瞳距决定眼镜架的尺寸

瞳距是定制、装配眼镜极为重要的数据，要想使所配眼镜在屈光矫正中发挥最大的、最理想的效能，就需要根据瞳距的状况选择规格适宜的眼镜架。要想选择一款适宜自己的眼镜架。我们就得先了解眼镜架的规格尺寸。眼镜架的规格尺寸最常用的标记方式如图 3-7 所示。

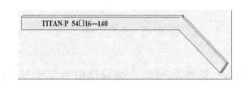

图 3-7　眼镜架规格尺寸铭刻标记示意图

图中标记字符的依次意义如下。

TITAN-P：说明眼镜架所使用的材料是纯钛。有的眼镜架也可能将这一标识铭记在另一条眼镜腿上。倘若眼镜材料不是贵金属和钛金属时，大多不予标记。

54：代表镜圈的水平尺寸。这里需要说明的是，这一尺寸所计量的是镜框水平中线的镜片内缘与外缘的尺寸，计量单位为 mm。

□：这一符号表示眼镜架的规格尺寸的测量方法使用的是方框法。这种方法是我国制定的 GB/T 14214—1993《眼镜架》中规定使用的。标记的方法，还有基准线法、欧洲法两种，但在我国经销的眼镜架中，后两种方法已经基本绝迹。

16：代表镜梁的规格尺寸。在实际测量时，这一尺寸量取的是左、右两镜片的间距，计量单位为 mm。

—：这条横线所起的作用就是分割作用，即将镜梁尺寸与镜腿尺寸数据分开的作用。

140：这组数据代表的是镜腿的全部长度。计量单位也为 mm。

GB/T 14214—1993《眼镜架》规定的眼镜架产品的规格尺寸如表 3-3 所示。

表 3-3　眼镜架的规格尺寸

部位	单数序列	双数序列
镜圈	33~59	34~60
镜梁	13~21	14~22
镜腿	125~155	126~156

我们对眼镜架的规格尺寸到这里已经了的很清楚了。那么，眼镜架的规格尺寸跟我们的瞳孔距离到底用什么联系呢？让我们先来想一想，戴上眼镜以后，我们的眼在眼镜架的什么位置最顺眼呢？

请看图 3-8，图中共有 9 种眼与眼镜得戴用配合情况。这 9 种情况中，除中间这幅图眼镜与眼睛配合看起来顺眼以外，其他八种情况就再没有一个让人觉得顺眼的。为什么不顺眼呢？就是因为这 8 种情况给人的感觉是：非斜即偏。

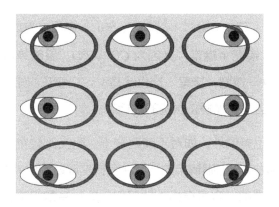

图 3-8　眼与眼镜配合状况示意图

那么，中间的这种眼与眼镜架配合为什么就会顺眼呢？原因只有一个，这就是眼的瞳孔中心恰好位于镜圈的垂直中线上。从这种情况我们就可以得出下面的一个重要结论：

当眼镜在不进行光学中心移动的情况下，装配好的眼镜的光学中心正对戴用者的瞳孔中心，这是眼镜与眼睛在视觉外观上最佳的配合。这就是说，此时眼镜两只镜片的光学中心距，与戴用者双眼的瞳孔距离就是一致的，即 $CD = PD$（图 3-9）。

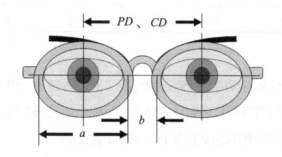

图 3-9　瞳距、光学中心距与眼镜架的尺寸示意图

图中，PD 为瞳距，CD 为光学中心距，a 为镜圈尺寸，b 为精炼尺寸。

我们再来考察眼镜架与 PD、CD 的关系。眼镜架镜身的横向规格尺寸应为：镜圈（右）+ 镜梁 + 镜圈（左）。镜片的光学中心的距离为：

$$CD = \frac{1}{2}镜圈（右）+ 镜梁 + \frac{1}{2}镜圈（左）= 镜圈 + 镜梁$$

既然，$CD = 镜圈 + 镜梁$，又因为 $CD = PD$。采取等量代换的方法，就可以得出：$PD = 镜圈 + 镜梁$。这也就是说，只要我们知道自己的瞳距就可以选择适合于自己屈光矫正状况的眼镜架。

特殊情况下也有例外，如对于瞳距较小，脸又比较宽的人，按镜圈 + 镜梁 = PD 的办法来选择眼镜架的话，在眼镜实际戴用时就会如图 3-10 所示，就会使戴用者的五官显得格外的局促，这也是戴眼镜者很不愿接受的外观形象。

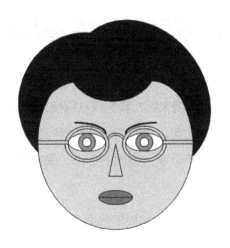

图 3-10　宽脸不适宜的选择

　　这样的配镜者，也可以选择镜圈尺寸较大、镜梁尺寸相对较小的眼镜架。这样的话就可以使这种脸型的人戴眼镜后的外观形象获得明显的改观。配镜者在进行这样的选择时，一定要注意两个问题：

　　（1）一定要挑选镜梁尺寸比较小的眼镜架。倘若选用了镜梁尺寸过大眼镜架就会导致内斜视的假象。这是不拒绝外观形象美的配镜者，务必需要注意的一个问题。

　　（2）选择了镜圈+镜梁 > PD 的眼镜架，眼镜的定配镜单上一定要注明光学中心内移的量（mm），这是保证配制的眼镜光学中心距能与瞳距保持一致的重要条件。此时，标注的光学中的量一定是：

$$\mathrm{mm} = \frac{镜圈+镜梁-瞳距}{2}$$

具体标注的文字一定是：各内移 x mm。x 一定是我们通过上式所计算出来的数值。

4. 脸型决定眼镜架的镜圈款式

到底应当怎样选择眼镜架呢？我们仅从眼镜架的镜身来分析这一问题。眼镜架的镜身在什么地方可以供我们进行选择呢？从其外在视觉形态比较明显的方面来看，应当不外乎：镜圈的形态、眼镜架的颜色、眼镜架的档次和眼镜架的时尚。

我们首先来看镜圈的形态。镜圈的形态主要有趋于圆和趋于方两大类。两种形态与脸型有什么样的关系呢？

让我们首先来看图 3–11 中所示意的方脸，分别使用趋于圆眼镜架和趋于方眼镜架的戴用关系。显然，使用趋于方的眼镜架，更符合我们的审美观念。而在使用同样大小水平径、垂直径的趋于圆的眼镜架，给人的感觉就比较小气，而脸的颧部视觉上也略显得有些过大。这种情况常会被人误认为过于优柔。

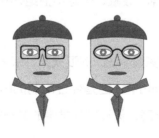

图 3–11　方脸与镜圈形态

那么，我们再来看图 3–12 中圆脸型被测者，在分别使用趋于圆眼镜架和趋于方眼镜架的戴用状况。这时就会发现，与前一种状况完全不同：使用趋于圆的眼镜架，更容易被我们的审美观念所接受。而使用趋于方的眼镜架，就显得有些匪夷所思，整个感觉就是眼镜架过于显眼了。具体点讲，眼镜架对戴用者的两侧的脸产生了一种压抑感，这种脸部的压抑对这名被测者似乎显得过于沉重了。这可能让人产生一种难于承受重负的感受。

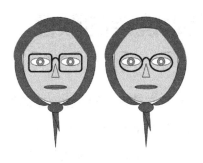

图 3-12　圆脸与镜圈形态

　　脸垂直向的长度与镜圈垂直径的长度也有着比较密切的关系。镜圈的垂直径长，通常被叫做立线。图 3-13 就是在装束完全一样的条件下，脸的长度不同在使用同一规格尺寸眼镜架时的外观视觉效果。图中脸较短的戴眼镜者，就显得脸几乎就没有了，让人感觉到两边脸异常沉重。而脸较长的那个戴眼镜者，在使用同样尺寸的眼镜架时，则显得脸过于有点长，似乎让人觉得缺点什么。只有中间的这位戴眼镜者，看上去最为适宜。倘若我们将脸较短的戴眼镜者的眼镜的立线缩短的话，就会把丢失的脸给找回来。同样的道理，我们将一副立线较长的眼镜换掉脸较长的戴眼镜者的眼镜，也将会弥补上面所缺的那一部分内容。

　　通过前面的叙述，应当说我们已经对根据脸型来选择眼镜架的方法已经很清楚了。为了进一步巩固这一知识，让我们再对根据脸型选择眼镜款式的基本要领，进行一个概括性的总结：圆者宜圆，方者宜方；长者宜长，短者宜短。与脸型的特征相适应。这就是选择眼镜架款式的根本方法。

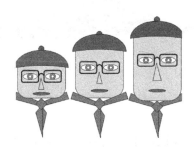

图 3-13　脸长与镜圈的立线高度

5. 肤色决定眼镜架的颜色

眼镜架第二个可以在视觉感官上的产生深刻印象的，就是眼镜架的颜色。不管是金属眼镜架，还是非金属眼镜架，眼镜架的颜色是多种多样，不胜枚举的。应当说，要想说清楚每一种颜色到底适用什么样的人，这是一件极难办到的事情。

以我们的皮肤的颜色作为参照色，这是在挑选眼镜架时，进行颜色选择的最可靠的可以对照的目标。因为眼镜架必定是要戴在脸的前面，这就要求眼镜架在色泽上应当与面部的颜色保持高度的和谐。否则的话，就会让人觉得不太对劲。例如图 3-14 就是同一被测者在使用款式相同，而颜色和镜圈宽度不同的眼镜架时，不同视觉外观对比图，其中图 3-14（a）使用黑、宽镜圈，就显得有些生猛，用北京话来说就是有点"愣"，这个"愣"应当是最为贴切的。而图 3-14（b）使用白、细镜圈，恰好与白皙的皮肤形成一种美的和谐。这就是皮肤与镜圈颜色、粗细之间的视觉上的感受。

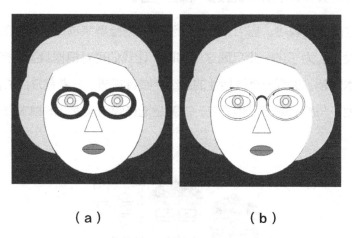

（a）　　　　　　　　　　（b）

图 3-14　肤色与眼镜架颜色对比示意图

因为篇幅的关系，在这里不可能将各种情况都用图的形式予以显示出来。故只能就基本规律介绍如下。

眼镜架的传统颜色相对比较单一，金属眼镜架最常见的传统颜色有：金色、银色、枪灰色，塑料眼镜架最常见的传统颜色有：无色、紫红色以及两种颜色的拼色、淡黄色等。随着材料加工与表面处理工艺的进步，不管是塑料眼镜架，还是金属眼镜架，应当说赤、橙、黄、绿、蓝、青、紫各种颜色都已经被装饰在眼镜架上。说眼镜架色彩斑斓、绚丽多彩是不为过的，这也为戴镜者提供了相当大的选择空间。在眼镜架颜色的选择上有以下几个规律。

（1）在镜架颜色的选择上，皮肤白皙者选择的范围相对较大。这种人选择各种颜色都不至于导致过于难看的现象。我们仍旧以图 3-14（a）的头型与面色为例，只要将镜圈型材换成较细的，这名戴镜者的视觉外观状况就会有非常明显的改观（图 3-15）。这也可以说明皮肤白皙者，只要选择较细的镜圈就可以了。

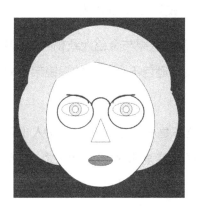

图 3-15　浅肤色与细黑镜架

对于肤色较重的人，在选择眼镜架时需要注意的是：

① 不宜选择颜色过浅的眼镜架；

② 不宜选择颜色过于鲜艳的眼镜；

③ 不宜选择镜圈过细的眼镜架。

（2）在选择不同颜色的眼镜架时，还应当注意颜色在心理学方面的意义。不同的国家，颜色的心理学意义并不完全相同。这就要求配镜者在两个方面予以注意。

① 因为职业身份的原因，个人需要与外籍人士打交道，或需要赴国外工作的人，就需要注意赴所在国的颜色偏好问题。例如，红色在我国是象征吉祥、喜庆的，但在西方则经常以贬义的形式出现，经常与"火"、"血"联系在一起；再如，白色在我国是一个非常禁忌的颜色，而在西方则是象征纯真无邪。

② 一般情况下，眼镜架颜色的意义如下。

金色：这是眼镜架中被选用比较多的颜色。金色眼镜架会显得斯文、优雅、秀气，女同志使用会显得雍容华贵与贤淑秀雅，男同志使用会张显绅士气度与学者风范。但是，也有人认为金色过滥难脱"庸俗"之感，使用金色眼镜架，会使人看起来比较年轻。但肤色重浊者不宜使用金色眼镜架，这样的选择常常让人觉得轻浮，华而不实。

银色：这种颜色的视觉效果与金色大致相同，使用者会显得更为清秀，但在华丽典雅方面要显得逊色不少。这种眼镜架也有其长处：颜色的保持时间比金色要长。

枪灰色：这种颜色多是一些年长者、成功人士乐于选用的颜色。枪灰色呈现一种成熟、稳重，甚至略显沧桑的感觉。这种颜色适合成年人，特别是肤色相对不太靓丽者使用。倘若年轻人使用话还会有一定的年龄夸大作用。

眼镜架的彩色更是有：本色、中间色、透明色，难以枚举，这些颜色大多比较鲜艳、华丽。因此，这些彩色眼镜架的使用对象大多是青春烂漫的年轻人。彩色眼镜架的选择一般是从三个方面来考虑的。

第一，个人爱好。到底选择什么样颜色的眼镜架，很大程度取决于个人对颜色的偏好。应当说，这在相当大的程度上与个人的对颜色意义的心理认同取向有关。不同颜色的一般意义和心理认同趋向如表3-4所示。

表 3-4　颜色代表的一般与意义

颜色	一般意义	心理的认同取向
红色	激情、喜悦、庆典	活力、健康、希望
橙色	温暖、陶醉	含蓄、亲和
黄色	温和、富有、土地	高贵、光明、快乐
绿色	生命、生机、新鲜	青春、和平、庄重
蓝色	宁静、天空、清爽	秀丽、清新、智慧
黑色	夜晚、恐怖、静寂	含蓄、神秘、庄重
紫色	典雅、恬淡、爱情	活泼、神秘、浪漫
白色	纯洁、简单、合法	神圣、诚实、廉洁
灰色	深沉、阴冷、晦暗	消极、冷静、忧郁

当然，在人与人的交往之中，我们还经常会根据对方所喜欢的颜色来做出相应的判断。

对喜欢红色的人，一般会认为这个人在工作及恋爱上都会比较投入，做事坚韧，而其占有欲望也会很强。

而喜欢黄颜色的人，又会被认为脑筋灵活，分析能力强，而且富有幽默感。

喜欢蓝色的人，一般都比较沉稳冷静，做事计划周详，一般不轻易向他人表达自己的真性情。

喜欢黑色的人，大多性格内敛，含蓄，做事庄重。

而喜欢橙色的人，大多富有激情，爱憎分明，积极向上，社交能力强。

第二，维美搭配。在眼镜架的颜色选择上，还会有一些人是从着衣搭配的角度来考虑的。这就在眼镜架颜色选择方面达到了一个更高的境界。这就需要配镜者具备三个条件：① 个人社会交往的需要；② 较为优越的经济与生活条件；③ 一定的色彩学和服饰色彩美学知识。但是，在眼镜购置中，要求维美搭配的人还是相对较少的。想了解这方面的知识，可以参考服装服饰搭配和服装色彩设计类书籍。

第三，追求个性。在选择眼镜颜色时，有不少人也将追求个性化特征，自觉不自觉地列入眼镜架的颜色选择条件。大致上讲，追求个性化有两种情况。一种为少男少女的个性化追求，大多以鲜艳、另类、独特为基本特征。另一种则是以有一定阅历的成年人的个性化追求，其追求大多以大众化作基础的细节的装饰美为特征。

当然，眼镜颜色的选择也不是孤立的。眼镜颜色的选择是以眼镜架的档次、时尚紧密相连的。而且与自己的生活、工作条件息息相关。例如，一名被约去面试的人，倘若戴着一副极富特性的甚至有点匪夷所思的眼镜，可能就会使这次面试只能流于形式。应当说，眼镜既是一种屈光矫正的用具，也是一种我们形象的一种装饰品。使用眼镜这一矫正用具的目的是：获得科学、合理的屈光矫正。使用眼镜这一装饰品的目的是：获得掩瑕倡美的装饰作用。这两个目的都是我们配用眼镜应当达到的目的。

6. 经济状况决定眼镜架的档次

眼镜架由于所使用的材料不同，品牌品质的差异，也会因所使用装饰材料价值的不同，眼镜架的价格就会有相当大的差异。眼镜架所谓的档次高低，取决于制造眼镜架所使用的原材料和装饰材料，也与眼镜架的品牌和时尚型有着很大的关系。例如，有的眼镜架将红宝石、蓝宝石，甚至是钻石镶嵌其上作为装饰，这样的眼镜架当然就属于高档眼镜架中贵族了，这类眼镜肯定是要被绝大部分配镜者拒之于千里之外的。

在眼镜架档次的选择上，可以说是一个仁者见仁、智者见智事情。确切地讲，眼镜架的选择就是：有钱者，用较多的钱换取科学、合理的屈光矫正，并赢得心理上的优越感受和高消费的体验。缺钱者，只能用较少的钱得到科学、合理的屈光矫正，也将会赢得相应的心理感受和体验：但感受与体验的内容会有很大的区别。就眼镜架的档次而言，不同档次的眼镜在质量上的确是有差异的。但是，是否像价格所反映出来那样大的差异，只能另当别论。

这就是说，在选择眼镜架时，其档次所产生的作用，更多还是一种消费尺度的品位和实现。因此，只要经济条件容许，选择档次较高的眼镜架，也是一种自我实现的美妙品味与实现。而经济条件相对较差的，选择中、低档眼镜架，也享受到了科学、合理的屈光矫正，这也是一种自我实现的表现，也是自有其情趣和快乐的。有人说，这就是穷欢乐，但所有穷欢乐的人都会享有更多的自由和安全，都会摈弃掉那些引起不快乐的烦恼。

7. 年龄与爱好决定眼镜架的时尚

时尚，也是选择眼镜架的不可忽视的一个方面。那么眼镜架的时尚表现在哪些方面呢？概括起来讲，眼镜架的时尚体现在以下几个方面：

（1）镜腿的工艺与造型：眼镜架的时尚性，在镜腿上体现的是最为鲜明的，经常会采用镜腿的宽窄的变化、线条图案美化、金属装置的装饰、镂空与浮雕形式的设计来增强眼镜架的时尚性特征。应当说，通过镜腿的变化是眼镜架提高时尚品位的主要方法之一。

（2）颜色的流行与搭配：眼镜架增强时尚性特征的另一种途径就是在眼镜的颜色上做文章。通过颜色体现时尚的途径基本上讲是通过颜色的鲜艳程度、中间色的使用、颜色的对比性搭配来完成的。通过这些方法是眼镜架色彩更加鲜明、亮丽和与众不同。

（3）镜圈的形态与造型：眼镜架在创造时尚方面，镜圈的作用是不能低估的，这是戴眼镜的人在交往中首先被注意的方面。那么，镜圈的变化是怎样体现时尚的呢？应当说，不外乎镜圈的大小和形态两个方面。这两个方面在一定程度上是通过镜圈型材走行线路来完成的。应当说，镜圈拐角的弯度变化、线条的倾斜角度及流线型变化则是最主要的手段。通过这些变化就会产生出：活泼浪漫、潇洒休闲、高雅靓丽、青春妩媚等美感。

增强眼镜架的时尚性，除了上述3种主要方法外，还可以通过增加装饰和调整纹理来实现。那么，怎样选择时尚型的眼镜呢？既然时尚，就没有固定的规律可以参照，这正像一句老俗话所言：萝卜、白菜，各有所爱。时尚眼镜选择最高准则只有一个，这就是：自己的钟爱就是美。但是，也应当注意，我们戴用的眼镜并不是在家里关上门自我欣赏的物件，而是要戴出来受到大家观瞻欣赏的东西。因此，选择时尚眼镜也应当注意一点大家的审美观念为妥。

时尚型眼镜选择不当，也会导致戴用的视觉缺陷。在此，我们以戴用时尚眼镜中最多见的视觉缺陷为基础,告诉大家: 为了防止明显的视觉缺陷,在选择时尚型眼镜时应当注意的3个要点。

第一,眉毛不宜放在镜圈内。

图3-16所显示的就是眉毛被安排在镜圈里面的情况,应当说看起来似乎有点大眼灯的感觉,这种选择显然是不妥当的。这样的选择是不会有良好的视觉感受,假如有的人就非想戴这种眼镜的话,只能通过加深镜片的眼色、或使用渐变色镜片(图3-17)。但这样处理后所产生的视觉感受只能是将"大眼灯"这个词中去掉中间这个字,仍难免有大灯的感觉。假如选择的镜片颜色过深的话,也会给人不太顺眼的感觉,倘若用老百姓的言语来表述的话,只能就是两个黑窟窿。

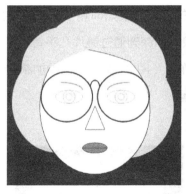 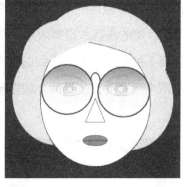

图3-16　立线的选择过大图　　　图3-17　立线过大的掩饰

第二,眼睛不易偏离镜圈的中心。

选择时尚眼镜的时候,第二个要注意的问题就是眼睛最好位于镜圈的中心。造成这种现象的原因是:眼镜架镜圈的尺寸选择过大。在镜圈尺寸选择上,最起码也不能让人在视觉上看出来:眼睛不在镜圈的中心。当眼睛不在镜圈的中心时,只能让人看起来有内斜视的感觉(图3-18)。让人产生这样的视觉感受应当说对戴镜人就是一种伤害。

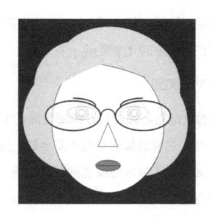

图 3-18　镜圈的选择过大

　　那么，我们使用渐变色镜片（图3-19）还有作用吗？明眼人一看就知道，没有效果，眼睛还是照斜不误。

　　倘若采用加深镜片的颜色来解决的话，效果如何呢？这就要看镜片加深的程度了，加的浅基本没有效果，只有加深到通过镜片几乎看不见眼（或根本不让看）的程度才会产生纠偏的作用（图3-20）。这种加深的结果，只能不是两个黑窟窿，就是两个灰窟窿。

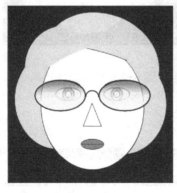

图 3-19　镜圈过大掩饰（1）

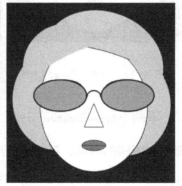

图 3-20　镜圈过大掩饰（2）

　　当镜圈选择尺寸过大时，还有一种弥补掩饰的方法，这就是将镜片的渐变色进行方向调整：将垂直渐变形式调整为水平渐变形式。渐变方式一定要设计为：由外向内变浅的方式（图3-21）。这样的话，也有一定的纠正视觉斜视错觉的作用。但是，这样的渐变色形式的眼镜，可能在今天还没有商品成品，需要单独向生产厂家专门定做。是否所有的厂家都能开展这样的业务，还不得而知。

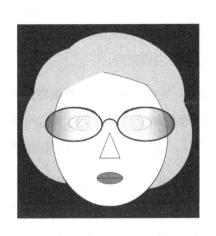

图3-21　镜圈过大掩饰（3）

第三，切忌喧宾夺主。

在选择时尚眼镜时应当注意的第三点就是，不能喧宾夺主。从客观上讲，不管眼镜到底有多少种作用，但它终究要对人的面部起到一定装饰与修饰作用。通过选择眼镜来修饰我们的面部，达到一定程度上视觉美应当总是正确的。倘若，戴用眼镜后，产生了满大街的人都在注视我们所戴眼镜的奇异效果，这就不是我们购置时尚眼镜的目的了。既然是时尚眼镜，当然应当起到时尚人戴时尚眼镜的效果。假如因为眼镜的时尚产生了令人土得掉渣的视觉效果话，可能就不会有人选择这种时尚了。

追求时尚，是所有人的一种心理需求。但是，时尚总是更加偏爱年轻的人和具有这一爱好的人。但是有一点是非常明确的：应当在大众审美心理的限度之内讲究时尚，溜着这一限度的边都行。但最好不要出这一限度的圈，出圈受到损失与诟病的只能是自己。

8. 眼镜架宽窄、高低的选择

关于如何根据自己的情况对眼镜架的选择，我们已经进行了比较详细的叙述。那么，根据前述选择方法是否就可以彻底解决眼镜架的选择问题了呢？应当还不能这样说。要想彻底解决眼镜选择的问题，还有必要了解关于眼镜架选择的最基本要求有哪些。

在眼镜架的选择上，一定要注意：必须将镜圈安排在面部的合理位置。应当说镜圈与面部的合理位置，涉及两个方面的问题：其一，是与瞳孔中心垂直线的均衡关系问题；其二，是镜圈在面部高度是否相称的问题。

为了说清楚镜圈与面部的关系问题，请大家首先熟悉图3-22这幅图。一般说来人的眼睛大约位于头部的垂直长度的二分之一处。倘若我们将头部分成上、中、下三个部分的话，眼镜所戴用的区域恰好就在中部。这里需要记清楚的是：两条瞳孔中心垂直线和面部的中部区域。

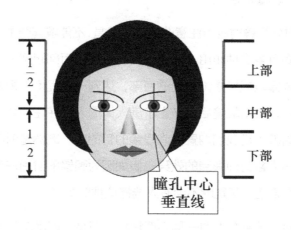

图3-22　眼镜架选择的面部区域

我们在前一个问题中已经探讨了瞳距与眼镜架的选择的问题，在此不再过多赘述。但是要说明一点，这个问题实质上就是镜圈在瞳孔中心垂直线两侧的分布是否均衡的问题。假如两侧的分布均衡，给人的视觉感受就不会让人产生意外的感觉。相反，就会让人感觉到不正常。

倘若，瞳孔中心垂直线外侧的镜圈比瞳孔中心垂直线内侧更宽的话，就会引起视觉上的内斜视错觉（图3–23）。

相反，瞳孔中心垂直线内侧的镜圈宽于瞳孔中心垂直线外侧的镜圈时，又将会引起视觉上的外斜视错觉（图3–24）。而且还显得面部的五官过于紧凑，有点类似包子上的被捏的褶的感觉。

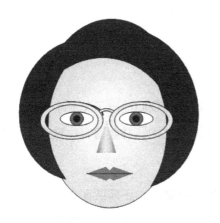 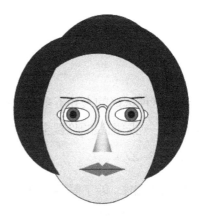

图 3–23　镜圈：外＞内　　　　图 3–24　镜圈：外＜内

这也提醒我们，在选择眼镜架时一定得注意镜圈在瞳孔中心垂直线两侧的均衡问题，以免视错觉的发生。这就是老一辈眼镜验配工作者在带徒弟时，在眼镜架选择上要求记住的第一句话：眼在框中间。

前面说的是眼镜架与面部在垂直方向佩饰的第一个应当注意的问题。第二个应当注意的问题就是镜圈尺寸与眼的横向长度的关系。应当说，镜圈的尺寸应恒大于睑裂的长度。倘若，镜圈的尺寸与睑裂的长度相等的话，就让人看着有些类似古董感觉。例如图 3–25 中的这个人，是不是有点谭嗣同他妹的感觉呢。

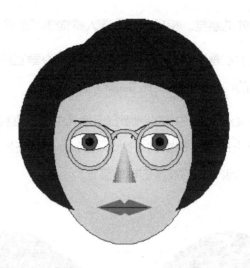

图 3-25　"古董"

　　进行这种选择的人并不多，但是，这也为我们提出了又一个需要注意的问题：一定要把眼的睑裂全部放置在镜圈之内，并要留有一定余地（图 3-26、图 3-27）。

　　选择眼镜时，除了需要在垂直方向注意之外，还需要在水平方向上注意吗？可以肯定地说：必须予以注意。应当怎样把握水平位置的选择要求呢？可供参照的尺度有两个：一个是镜圈的上框部所对应眼部位置，另一个则是镜圈的下框部所对应的眼部位置。

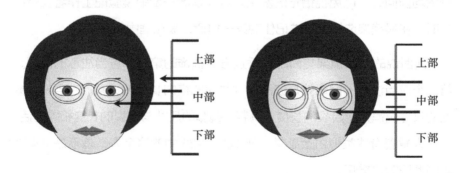

图 3-26　镜圈水平位选择（1）　　　　图 3-27　镜圈水平位选择（2）

　　镜圈的上框部最理想的位置应当是与眉部中点的高度相对应（图

3-26、图 3-27），这也就是老一辈眼镜验配工作者在带徒弟时，在眼镜架选择上要求记住的第二句话：框与眉同高。要求记住的第三句话则是：框翼不相交。第三句话，似乎比较难理解，实际上也是相当通俗的一句话，这句话说的就是，眼镜框的下缘水平相不能和鼻翼相交，需要保持一定的距离。倘若，我们从面部中部来确定这一位置的话就可以理解为：中部的下三分之一的水平中线是眼镜架选择的极限。这也就说，面部中部下三分之一这一范围（图 3-26、图 3-27）应是确认下框的比较理想位置。

当眼镜架的上框、下框位置选择不当时，也将会产生视觉异常感觉。例如，图 3-28 就是当前一些年轻人经常会选择的一种眼镜架，这种选择给人感觉就是这个人很"贼"，似乎有点狐狸似的眼神。当这种选择，又伴随着眼镜的下垂时（图 3-29），是不是有点睡不醒、精神有点不振作的感觉呢？

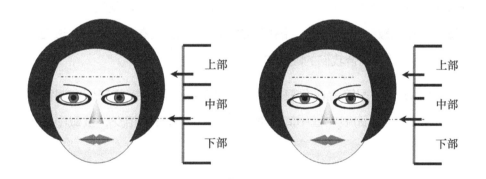

图 3-28　镜圈立线过小　　　　图 3-29　立线过小并下垂

当配镜者选择了图 3-27 中所戴的眼镜，本应是不错的选择。但是，在实际戴用中的效果并不理想，却出现了图 3-30、图 3-31 的视觉外观形象。

图 3-30 看起来眼睛有点累，两个眼睛挂着两个沉重的眼镜。外观上有点八十岁老奶奶的感觉。这大多是由于戴眼镜者鼻梁过低、或眼镜腿过长所致。鼻梁过低者，应调高鼻托；镜腿过长，则应将镜腿调短。

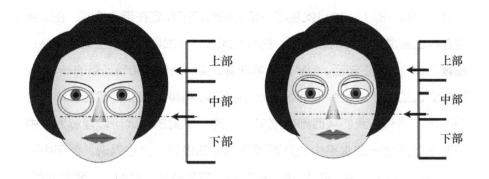

图 3-30　镜圈整体下移　　　图 3-31 镜圈整体上移

图 3-31 看起来眼睛有点上吊的感觉。这种情况大多是由于所选眼镜架的框凸（或屈板）位置过低、鼻梁中部过高所致。鼻梁过高者，应调低鼻托；框凸过低者，可试调鼻托，效果不明显，只能另选。

那么，如何避免上述现象呢？老一辈眼镜验配工作者在带徒弟时，在眼镜架选择上要求记住的第四句话就是保证不出现这种现象的检验方法：试戴中看才道好。这就是说，眼镜架的佩饰状况，只有通过试戴，试戴中看的眼镜架才是适合我们的眼镜架。

综上所述，配镜者在配眼镜之前，也可以记住眼镜前辈们在课徒时所讲的四句话，即眼在框中间，框与眉同高。框翼不相交，试戴中看才道好。

9. 眼镜架戴用舒适度的选择

前面，我们讲的是眼镜架的镜身与面部的合理佩饰问题。眼镜戴用中，镜腿还要同头的颞侧、耳朵、枕部发生关系。从戴眼镜的测试图（图3-32）可以清楚选择眼镜架的四个注意要点。

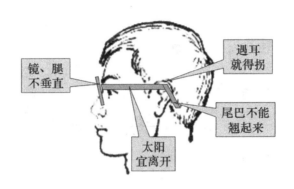

镜、腿
不垂直

遇耳
就得拐

太阳
宜离开

尾巴不能
翘起来

图 3-32　眼镜架侧视四点注意

第一个要注意的要点：眼镜腿与镜身的连接关系。

眼镜架的镜腿与镜身的关系，并不是相互垂直，而是有一个呈锐角的夹角，这个角一般为80°～84°，这一角度的余角就被称为前倾角。眼镜在描述镜腿与镜身的关系时，是以前倾角的大小来描述的。因此，这个前倾角应为6°～10°。用于看远的眼镜架，选择偏小的角度为宜，用于视近的眼镜架则宜选择较大前倾角的眼镜。倘若使用双光眼镜或渐进眼镜这一角度可以考虑用到15°。这就是眼镜前辈们在教徒弟时，所说的"镜、腿不垂直"的含义。

另一个没有说的，但又是一定要注意的问题就是眼镜片与眼球的距离。一般情况下，眼镜片在屈光校正中与眼角膜的距离均应保持在12mm。这是因为镜片在设计时，就是以这一标准距离进行设计的。对于眉骨和颧骨较高而眼窝较深者，可以考虑使用略大一些的距离，一般选择使用的距离为：13.75mm、15.75mm，极个别的人可能要使用到17.75mm。

第二个要注意的要点：眼镜腿与太阳穴的比邻关系。

眼镜架在戴用中，镜腿从镜身向后伸展时，经过的第一个头部的部位就是太阳穴。镜腿在经过这一部位时，是既不能亲密无间，又不能敬而远之。而应当是：一指天涯（图3-33）。

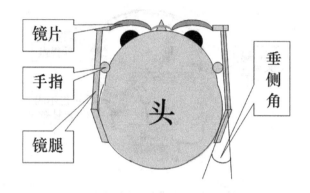

图3-33　"一指天涯"与垂内角

什么叫做一指天涯呢？就是在镜腿与太阳穴之间，要求只能放进一根手指的距离为宜。在此需要说明的是，当瞳距比较大时，这一距离自然会增大，也就无需担心。但是，瞳距较小而头又较大时就会比较麻烦，这必须请眼镜维修调整人员予以调整才能解决问题。

镜腿于太阳穴亲密无间容易出现压出一道沟和被遮盖皮肤颜色过浅的现象。这就是眼镜前辈们在教徒弟时，所说的"太阳要离开"的意思，这里说的"太阳"，不再天上，而是在头上。

第三个要注意的要点：眼镜腿与耳朵的关系。眼镜前辈们在教徒弟时讲"遇耳就得拐"，那么眼镜腿在什么地方会遇到耳朵呢？当然是在耳根的最高点，这一点就叫做耳上点（图3-34）。当镜腿到达这一耳上点时，就应当是眼镜腿应该向下拐弯的位置了，拐下来的角度约为60°。

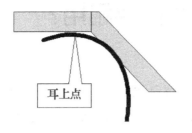

耳上点

图 3-34　镜腿与耳上点

第四个要注意的要点：眼镜腿与枕部的比邻关系。

眼镜腿在耳上点拐弯之后都会有一个内收的角度，这个内收的角度就叫做垂侧角。正是因为有这一角度，才使两条镜腿像两只胳膊一样将我们的后脑勺恰如其分地抱住。之所以说是恰如其分的，是因为抱得过松，眼镜就会向前出溜。倘若抱的劲头过大的话，就会因枕部受压而导致疼痛，甚至皮肤的损伤。这就是眼镜前辈们所讲的"尾巴不能翘起来"原因所在。

在眼镜架的镜身、镜腿与颞侧的合理佩饰方面，我们也有必要记住眼镜老前辈们讲的后四句话，即：镜、腿不垂直，太阳要离开，遇耳就得拐，尾巴不能翘起来。

通过以上比较详细的分析和讲述，只要读者按部就班阅读了这一部分内容，看懂了所讲的知识点，可以说，在眼镜架的选择和戴用方面，读者已经达到比较高的水平：就这个问题与眼镜专业工作者坐以论道。

在这一部分的最后，还需要特别说明，前面所讲的内容，都是在一般情况下的规律性选择方法。在遇到某些特殊情况时，有可能这些基本规律也会出现不适用的现象，那就需要：具体分析具体的情况，再具体地解决具体的问题。

10. 什么样眼镜架耐用?

　　配眼镜的人，都希望自己购买的眼镜架"万年牢"。客观地说，这种想法可以理解，但是这又不太现实。眼镜在人的生活用品中应当属于比较娇贵的一种，眼镜是否耐用只具有相对的意义。在这里，我们从各类眼镜架的比较意义上来讨论这个问题。

一、眼镜架的材质

　　从眼镜架材质讲，有三个方面需要注意。

　　（1）就眼镜架的材料而言。金属眼镜架比非金属眼镜架强度要高，因此金属眼镜架显然比较耐用。

　　（2）就眼镜架的颜色来讲。眼镜架是本色的，不会掉色。凡是染色的，随着时间的推移都将会掉色（或褪色），即便是钛金属眼镜架，染（或镀）的颜色照样会随着时间的推移都将会掉色（或褪色）。不掉色的钛金属眼镜架只有银灰色。

　　（3）从眼镜架质量上看。在同样的材料基础上，越粗壮、质量越大，耐用的程度越高。但这种眼镜架在靓丽程度上则会相对逊色很多。

二、眼镜架的类型

　　（1）眼镜框的类型。强度最高的是全框眼镜架，强度最低的则是无框眼镜架。就无框眼镜架而言，尽管很多人趋之若鹜，但这种眼镜架的抗外力冲击作用不佳，而且固定螺丝比较容易松动（特别不适宜伴有高度散光性屈光不正的人戴用）。

　　（2）眼镜腿的类型。眼镜腿的耐用程度与材质相关。金属眼镜腿强度最高。一旦因戴用变形，也相对易于调整、修复。

　　（3）眼镜腿与眼镜框的结合类型。结合类型为金属的，强度最高。金属与非金属结合类型的则强度相对比较低。

在眼镜架的挑选上，耐用程度只是其中的一个选项。在购买眼镜架时，具体情况还要具体分析。例如、在选择金属眼镜架时，还可以参照表3-5中的内容进行具体的选择

表3-5　金属眼镜架选择的参照项目

材料	铝镍合金	铜合金	钛金属	钴铬合金
重量	重	重	轻	最轻
强度	低	较低	强	强
生物特性	有过敏发生的报告		目前没有相关报告	
耐腐蚀性	差	会长绿锈	优	优
价格	低	中	高	较高

选择眼镜架，是自己根据自身的情况与相关选项的比较后做出的选择。因此，"耐用"尽管是人们期望达到的一个目标，但也不应当过度拘泥于这一点，否则也会造成小小的一个遗憾。

11. 孩子应当选择什么样眼镜架?

孩子到底选择什么样的眼镜框呢? 这要从孩子们活泼、好动的特征来考虑，应当说，为孩子选择眼镜架应当做到以下三个方面。

一、结实

孩子的眼镜时不时就损坏的事情，是家长们比较头疼的一件事。什么样的眼镜不易损坏呢? 应当说这样的眼镜架只有两类: 全金属眼镜架、全非金属眼镜架。眼镜架各部分使用的材料相同，强度一致，这样的眼镜架当然就会相对结实。但是，在选择这两种眼镜架时一定要注意以下三点。

（1）较小的孩子更喜欢动，自控力较差，以选择全非金属眼镜架为宜。这种眼镜架，在磕一下碰一下时也不至于造成太大的伤害。

（2）上中学的孩子尽管好动，但自控力会相对较强一些，就可以考虑选择全金属眼镜架。

（3）不管选择哪一种眼镜架，对于孩子来说，选购眼镜架一定要大小适宜，不宜选用大镜框。具体办法请参照本章第 3 个问题。

二、柔韧性要好

对于孩子使用的眼镜架还要注意，尽量避免使用那种"宁折不弯"的眼镜架，这种眼镜架对"不知道静为何物"的孩子极不适宜。条件允许的话，以选择带有记忆功能（图 3–35 ）的眼镜为最佳，图中箭头所指的是眼镜腿可以弯曲的程度，放开后依旧可以恢复到原来的状态。

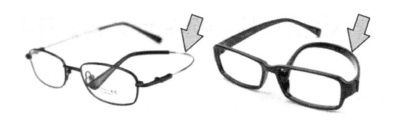

图 3-35　眼镜架柔韧性示意图

三、镜梁要短

给孩子选择眼镜架，一定要注意：镜梁一定要短。国家标准规定的镜梁尺寸为：13~22mm，作为孩子来说，应当控制在 18mm 以下，否则的话眼镜戴用的位置稳定性就会比较差。

根据以上这几个要点，就可以为孩子选择一副适宜的眼镜架，使用这样的眼镜架就会取得相对稳定、良好的戴用效果。

12. 喜欢运动, 应当选择什么样眼镜架?

喜欢运动应当选择什么样的眼镜架呢? 特别是经常参加篮球、足球运动的人, 必备一副运动眼镜则是必须的。一般来说, 这类眼镜架有两种, 一种如图 3-36 ①的样式, 这类眼镜架多用于骑行运动、田径运动, 另一种如图 3-35 ②、③, 这类眼镜多用于球类运动。

运动眼镜有两个特征:

（1）固定结构

用于骑行、田径运动的眼镜一般采用的是眼镜腿的形式予以固定, 用于球类运动的眼镜则采用松紧带式的固定法（图 3-36 ②、③）, 其中图 3-36 ②为美国篮球防护眼镜, 图 3-36 ③是国产的篮球防护眼镜。

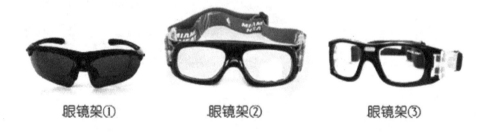

眼镜架①　　　　　眼镜架②　　　　　眼镜架③

图 3-36　运动眼镜

（2）镜片构成

镜片由两组构成。近眼侧的一组镜片是屈光矫正镜片, 外面的一组镜片是防护镜片。在配置这种眼镜时, 至少要做到防护镜片要使用 PC 镜片（学名: 聚碳酸酯镜片; 俗称: 太空镜片）。

（3）防护衬垫

所有的运动眼镜都有专门用于防护的富有弹性的衬垫。这些衬垫用于额部和鼻梁部位。

根据自己喜欢的运动，选用适宜的眼镜，就可以达到既满足自己的爱好，又可预防因之而造成的不必要伤害。

眼睛文化·小贴士6

眼镜是谁发明的？

第一种说法：意大利人，萨尔维诺德．阿麦图．德利．阿尔马蒂。是一名叫做吉奥尔达诺．达．利瓦尔图的牧师，在1305年2月23日布道时说："眼镜发明还没有超过20年。"据此推测眼睛发明时间不会早于1285年。

第二种说法：我国南宋梅山人，史沆。由我国医学家聂崇侯在《中国眼镜史考》认为：在南宋时（即13世纪前半叶）由史沆发明了眼镜。

第三种说法：我国南宋开封人赵希鹄《洞天清录》有"老人不变细节，用靉靆掩目则明"，"靆掩"就是眼镜。

尽管眼镜发明谁为先至今仍是个谜，但我国在明朝中期就出现了眼镜，却是不争的事实。明万历田艺蘅在《留青日札》卷二《靉靆》条云："每看文章，目力昏倦，不辨细节，以此掩目，精神不散，笔画信明。中用绫绢联之，缚于脑后，人皆不识，举以问余。余曰：此靉靆也。"这是靉靆即最初的叫法。

现存最早的眼镜实物，是珍藏在大英博物馆的一副水晶眼镜。

13. 眼镜架戴用须知

眼镜架（特别是非金属眼镜架）戴用，一定要注意四个问题。

一、双手摘戴

有戴眼镜经验的人，经常会有采用单手摘戴眼镜的习惯 [图 3-37（b）]，应当说这事是一种不良的习惯。这种方法，经常会导致眼镜的变形，不但眼镜会被歪戴，这种不正常的戴用经常会导致视觉疲劳，严重者还会导致隐斜视的问题。长期戴眼镜的人一定要注意：双手摘戴眼镜 [图 3-37（a）]，这是保持眼镜不变形的最佳方法。只有不变形的眼镜才能是我们获得最佳的戴用效果。

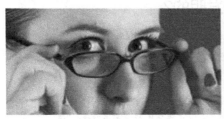 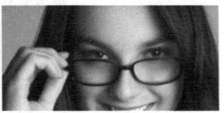

（a）　　　　　　　　　　　　　　　　　　（b）

图 3-37　摘戴眼镜的方法

二、变形要及时进行调整

经常戴用的眼镜，出现一定的变形是司空见惯的事情。眼镜一旦变形，就应当到就近的眼镜店进行调整或修理。

三、有污垢要及时清理

眼镜戴用一段时间，在鼻托处、镜片周围就会出现一些污垢和锈迹：

眼镜架材料中有铜的话就会出现绿色的锈，眼镜架材料中有铝的话则会出现白碱样的锈迹。这些污垢和锈迹应及时清理，否则它们经常会导致与其接触的面部发炎和过敏。

四、老化的眼镜架，需要更换

眼镜架（特别是非金属眼镜架）使用几年后就会发生老化，出现龟裂、脱落等现象，这样的眼镜架，一来影响美观，二来比较容易藏污纳垢，不易清洗，应当去眼镜店及时更换眼镜架。

14. 选择眼镜架应注意：男女有别

从人们的社会意识性倾向看，男女在选择物品时，男性与女性是有差别的。我们在选择眼镜架时，也存在这样的倾向性。当我们选择眼镜架符合这种意识、观念时，戴上的眼镜大家看起来就比较顺眼（图 3-38、图 3-39）。

倘若一名男士戴上一副女士的眼镜架，则会让人们看起来觉得刚强不足，会让人感觉有一种潜在"娘娘气"。倘若女士选择了一副男士用的眼镜架，又会让人觉得这人很厉害，使女士固有的那种温柔、典雅的气质大受影响。

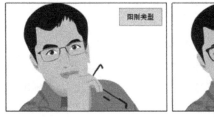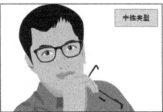

图 3-38　男士眼镜架选择图例

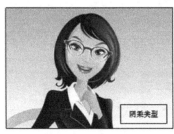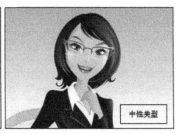

图 3-39　女士眼镜架选择图例

表 3-6 就是不同性别选择相应眼镜架的基本要点，参考这个表中的内容进行眼镜架的选择，选择一款适宜自己性别身份的眼镜架应当是没

问题的。

表 3-6　根据性别选择眼镜架的基本要点

性别	男	女
镜圈	趋于方	趋于圆
拐角	折角清晰	折弯处圆滑
线条	宜粗可细	宜细不宜宽
装饰	宜少	可以多样
颜色	厚重：红、粉不宜用，蓝色只宜深色调蓝	鲜艳：红、粉、浅蓝皆宜

　　当然，这种选择也不是不可以变化的。当前，男性在选择、添加物品时，男性的偏好没有太大的变化。但是女性在选择物品时常会表现一定的男性化倾向。当然，不论男士、女士，在购物选择上采取完全颠覆自己性别的倾向，并不是一个值得倡导的选择办法。我们毕竟生活在实际的现实社会环境中。

　　在选择眼镜架时，除以上根据性别进行选择外，还可以选择性别倾向性不太明显的眼镜架，这类眼镜架也可以称之为中性眼镜架。当然，即便是中性眼镜，也并不是一点没有区别。例如图 3-40 是三款普遍认可的中性眼镜，但大家一眼就看出来左边这张照片看起来显得最"厉害"，显然这张照片上的人在选择眼镜架的形式方面出现了瑕疵。

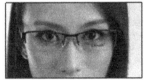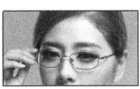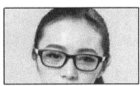

图 3-40　几种中性眼镜实际戴用的效果图

　　在眼镜架的选择上，一定要注意一个问题：眼镜一旦戴上，好赖、美丑都是别人在看，而自己则很少去看。因此，选择眼镜架一定要注意大众的看法。

第四章

眼镜片 的选择方略

　　对于戴眼镜的人来说，配眼镜的全过程应当说是由三个过程构成的。一是验光，二是选架，三是选片。只有这三个过程是戴眼镜的人是参与的。至于磨边与装配，大多数戴眼镜的人是连看都看不到的。前面我们已经了解了验光与选架的有关知识，而选片过程中的问题，就是在这一部分中我们面对的问题。

　　对于戴眼镜者来说，要想做到明明白白配眼镜，应当了解哪些选择眼镜片的知识呢？一般说来，应当了解的内容有以下几个方面：

　　第一，"我"需要什么样的眼镜片？

　　第二，眼镜片的质量方面，"我"能看到什么？

　　第三，"我"应当避免什么样的误解认识？

　　假如戴眼镜的人掌握了这三个方面的相关知识的话，在一定程度上说，配眼镜时也应当明白的八九不离十了。

1. 狭义与广义的球面透镜

要讲眼镜片，就不能不说到透镜。什么是透镜呢？就是用透明材料制成的可以使光线折射并成像的一种光学元件。从狭义上讲，透镜可以分成两类，一类是球面透镜，另一类就是圆柱面透镜。人们习惯上将前者简称为球镜，后者又简称为柱镜。但从广义上讲，平光镜和三棱镜也是应当列入透镜范畴的光学元件。在这里，我们将以狭义概念为主线，以广义的概念为辅的方法来介绍透镜的知识。

我们首先来看球面透镜的基本概念，球面透镜就是指经过光学中心的各条子午线上的屈光力均相等的透镜就叫做球面透镜。

图4-1就是+ 2.00DS 与 – 2.00DS 两枚透镜，以90°、180° 为代表方向的屈光力示意图。

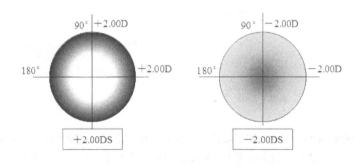

图 4-1 "+"、"–" 球面透镜示意图

图4-2就是各种类型球镜的截面示意图。图中（a）、（b）、（c）为三种凸透镜的形式，分别被命名为双凸透镜、平凸透镜、凹凸透镜。而(e)、（f）、（g）则是三种凹透镜的形式，依次被命名为双凹透镜、平凹透镜、凸凹透镜。其中(d_1)、(d_2)则为两种形式的平光镜，前者为平板型平光镜，后者则为曲面型平光镜。应当说平光镜是介于凸透镜与凹透镜之间的一种特殊形式的球面透镜。

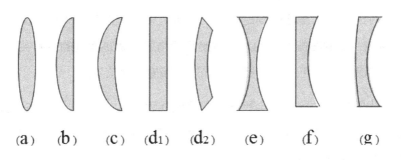

图 4-2　球面透镜的形式

　　当光束通过球面透镜时，就会发生聚散现象。图4-3（a）显示的就是光束通过凸透镜的路径与成焦的示意图，图4-3（b）则是光束通过凹透镜的路径与成焦的示意图。

　　光通过凸透镜后，所成焦点的位置与光的走行方向一致，这样的焦点就被称为实焦点。小孩利用放大镜，将阳光聚焦点燃火柴、烧死蚂蚁都是利用的凸透镜的这种聚焦作用。标注这种透镜的屈光力的值时所使用符号就会使用"＋"号［图4-3（a）］。当光束透过凹透镜时，就会呈发散状态前行，这也就无法在走行的前方形成焦点，只能向相反方向延长发散光，这样形成的焦点就叫做虚焦点。这种焦点通过直视的方法是看不到的，而且其焦点的位置又与光的方向相反，因此标注这种透镜的屈光力的值时就只能使用符号"－"号（图4-3）了。

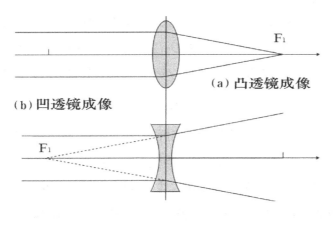

图 4-3　球镜的成像

镜片的屈光力是怎样确定的呢？图 4-4 就是焦距与屈光矫正镜度的对照示意图，图的右侧表示的是凸透镜焦距与屈光矫正镜度的对照关系，而图的左侧表示的是凹透镜焦距与屈光矫正镜度的对照关系。

图中的实线与虚线所会聚的点，分别代表 + 0.50D 与 - 0.50D 两枚透镜的焦点。从上面图中的数据进行对比考察的话，就会发现透镜的焦点距离与屈光镜度存在着这样的一种关系：

$$屈光镜度（D）= \frac{1}{焦点距离（m）}$$

这就是说，透镜的屈光镜度与其焦点距离互为倒数。

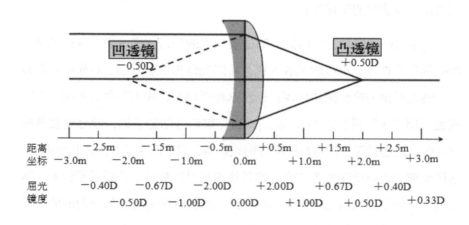

图 4-4　凸透镜与凹透镜焦点距离与屈光镜度对比示意图

我们在这里再来分析一下三棱镜的问题。假如我们将凸透镜进行简单化，就可以得出图 4-5 中的 ◇ ABCD，将这一图形掰两半，我们就可以得到两个三角形：△ ABD 和 △ CDB。这两个三角形也就各自成为一个三棱镜。

我们以 △ ABD 为例，光线通过时就失去了汇聚作用，只能以灰箭头所指示的方向产生单一方向的偏折，偏折的方向朝向较厚的底，这就是三棱镜对光的作用：光向底的方向偏折。当我们在 X 处通过三棱镜进行观察时，F_1 点的 ★ 就会顺灰箭头的反方向传入我们的眼，被我们的视觉感觉到。但是，我们在现实中，是用光线不会拐弯这样的视觉经验来判断物体方向的。

因此，我们就会判定★的位置在☆，这种像位移动的方向指向三棱镜顶，这就是三棱镜对视觉的影响，即像向顶角方向移动。

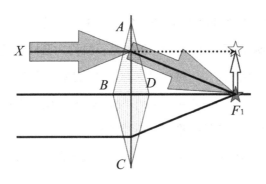

图 4-5　球镜掰一半就是三棱镜

2. 圆柱面透镜和散光的矫正的理念

　　圆柱面透镜是指经过光学中心的各条子午线上的屈光力不相等的透镜，这种透镜的形态因与圆柱体有一定的关系，故称为圆柱面透镜，简称柱镜。柱镜的典型形态有两种，一种形式像从圆木上劈下来的一部分，这种形式的柱镜因呈外凸形式 [图 4-6（a）]，故称为凸圆柱面镜，简称凸柱镜。另一种形式属于圆柱的外拓形式，就像是凸柱镜的一个模子，这种柱镜的形态呈凹陷外观，因此就称为凹圆柱面镜，简称凹柱镜。

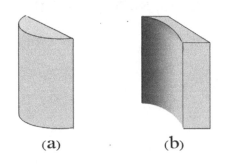

图 4-6　凸、凹圆柱面镜示意图

　　上述两种柱镜的表示法均采用"符号＋柱镜度＋分割符号＋柱镜轴位"的办法，如，＋2.00×90°。我们以图 4-7 为例来解释这个式子的意义，这个式子中：

　　"＋"：表示为凸透镜形式，即凸圆柱面镜。

　　"2.00"：这个数据代表透镜的屈光力，"＋"与"2.00"联合表述的意义是：正 200 度的屈光力。有时，这一数据后面还会加上"DC"，对柱镜度进行特别强调。

　　"×"：这是一个只起前后分割作用的符号。

　　"90°"：这个数值代表柱镜的方向。表示柱镜方向的名次叫做轴，

图 4-7 中的 *YY′* 就是方向为 90° 的轴。

在图 4-7 中 *YY′* 即柱镜的轴，*CD* 即为柱镜屈光力的方向。轴与屈光力的方向互相垂直。

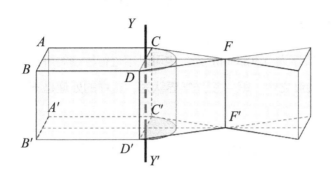

图 4-7　凸圆柱面焦线示意图

柱镜的光学成像如图 4-7 所示。在 *ABCD* 这一平面上，光 *A* 经 *C* 折向 *F*，光 *B* 经 *D* 也会折向 *F*，*F* 为 *ABCD* 水平面的焦点。同理，在 *A′B′C′D′* 这一水平面上，光 *A′*、光 *B′* 的入射光将折向焦点 *F′*。倘若，考察光束 *AB A′B′* 通过柱镜 *CD C′D′* 的情况，就会发现图中的柱镜在垂直方向上，没有发生光的屈折现象，这就是光学上说的"轴上没度"的概念。在这个方向上光束通过透镜后，只能形成一条焦线（*FF′*）。

通过对柱镜的上述介绍，我们也就可以想象出：人在有散光的情况下，看的东西是什么样了。散光的程度越深，看东西时所产生的变形也就会越严重。当我们所获得的视知觉时变形的视像时，是一件很不美妙的事情。这可以引起视觉的疲劳、严重者还可能会出现弱视。

从人认识世界、获取知识的角度去思考的话，视知觉的变形视像到底会产生什么样的影响，这种影响到底有多大，还没有人去明确的探讨这个问题。但是，将正方形看成矩形视像、将正圆形看成椭圆形这种现象，对获取知识、建立对事物的判断的心理模型来说，是一定会发生某种程度的影响的。对于这种因视像可能发生的影响，不管大小、不管可以觉察到还是觉察不到，都应当不是理想的视像。对于现实中的散光眼，基本的处置理念如下：

① 原则上，只要有散光，就需要接受全部的柱镜度矫正。

② 对柱镜度为 0.25D 的散光，可以不进行矫正。因为这样的柱镜度对视像质量的影响，尚不足以导致视知觉像的明显异常。

③ 对柱镜度为 0.50D 的散光，也可以不进行柱镜的矫正，但须将其折半加入到球镜度之中。眼－视光学界认为，这样的处理是不会影响知觉像质量的。

如：—1.00DS—0.50DC×180° 这一屈光矫正镜度，可以转换成—1.25DS。

④ 对于散光程度较高，接受全部的柱镜度矫正有困难时，可以进行适当降度矫正。但这种降度矫正只能是暂时的。待适应后，一定要重新验光配镜，最终达到使用全部柱镜度得到完全矫正的目标，或达到上述②、③条中的情况。

3. 透镜在屈光矫正中的应用原理

眼－视光学界认为：迄今为止，对于屈光不正，最传统、最简单、最安全的矫正方法就是进行光学矫正。

什么是光学矫正呢？简单地说就是：利用透镜对光线的聚散与曲折的作用，对眼的屈光缺陷进行修正，使视网膜获得清晰视像的方法。

那么，进行屈光矫正的基本方法是什么呢？简单点说，就是，将一对屈光力相反的透镜对合在一起，使两个透镜的屈光力相互抵消。图4-8中所显示的就是屈光矫正的最为基本的原理。将一只一定镜度的凹透镜和一只力量相同而性质相反的凸透镜对合，就组合成了一个平光镜。这就是屈光矫正最基本的原理。

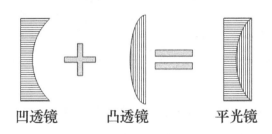

凹透镜　　　　凸透镜　　　　平光镜

图4-8　屈光学矫正的最基本原理

大家都清楚，近视之眼球是前后变长的眼。如何矫正近视眼呢？这也是大家比较熟悉的，是使用凹透镜。为什么要使用凹透镜呢？通俗的说，就是因为要把眼球变长的部分从镜片中央挖出来。挖出来部分的屈光效能，恰好抵消掉眼球变长所产生的屈光改变。这种凹、凸透镜在镜度上的相互抵消作用就叫做透镜的中和。

那么，远视眼是比正视眼要短的眼，对这种变短的眼进行屈光矫正，就得采取与矫正近视眼相反的办法。既然远视眼的眼变短了，就需要使用中央凸出来的镜片来弥补眼球变短的影响，这种镜片只能是凸透镜。

对于正视眼来说，眼球不长不短，长度恰到好处，这自然就不用进行屈光矫正。如果正视眼的人，想通过戴用眼镜挡点阳光、或靓丽一把的话，那只能使用没有屈光度数的平光镜。

让我们对屈光矫正的基本原理在向前推进一步，请参见表4-1。

表4-1　屈光矫正情况与处理对策

眼的屈光状态	屈光矫正		处理
	戴镜与否	矫正情况	
近视眼	无	/	进行矫正
	戴镜	足度矫正	无需矫正处理
		矫正不足	重新配镜
		过度矫正	
远视眼	无	/	进行矫正
	戴镜	足度矫正	无需矫正处理
		矫正不足	重新配镜
		过度矫正	
正视眼		/	无需矫正处理

表中无需矫正处理，是指无需调整屈光矫正数据，无需处理的情况有三种：近视眼被足度矫正，远视眼被足度矫正和正视眼。正视眼不用矫正，是因为眼好。那么，两种被足度矫正的屈不正眼也不用矫正的道理是什么呢？这就得说，眼已被足度矫正到"矫正眼好"。眼好，是正视眼。那"矫正眼好"，是不是也可以叫做"矫正性正视眼"呢？应当说，这是完全可以的。矫正是怎么实现的呢？应当说是我们通过"人工"的办法建立起来的，这就又引出了眼－视光学矫正的相当著名的一个原理：通过透镜建立的"镜－眼状态"就是"人工正视状态"。这是屈光矫正的理想目标。

前面，我们是以球面屈光不正为对象，对透镜在屈光矫正的应用的原理，进行了通俗的不能再通俗的介绍。那散光眼的矫正又是怎样的一种情景呢？请参阅图4-9，这是一幅立体的散光矫正原理示意图：在屈光度互为相反数的情况下，一个凹圆柱面透镜，一个凸圆柱面透镜，两者对合后必然产生出一个没有屈光度的平光镜。这就是散光眼屈光矫正的基本原理。

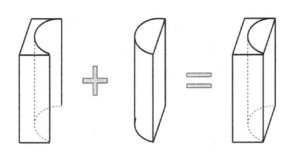

图 4-9 散光屈光矫正的基本原理

在眼－视光学的专业书籍上，这种对散光矫正的原理大多采取图 4-10 的透镜形式予以说明和解释，与这种方式相对应的屈光度算式形式如下：

（＋2.00DC×90°）＋（－2.00DC×90°）＝0.00D

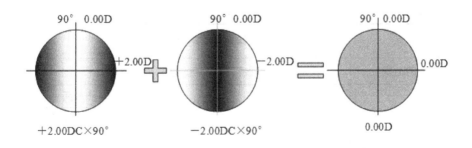

图 4-10 散光屈光矫正的透镜形式示意图

在讲述完透镜对屈光不正的矫正应用原理后，需要说明的是，我们只是对原理进行了最基本的讲述，实际屈光矫正要比我们在这里讲的要复杂得多。这是因为：① 在屈光矫正中，我们所使用的镜片是一种两面都是曲面的镜片；② 镜片与眼是基本保持 12mm 的状态；③ 眼球处于运动之中。但是，在屈光矫正中，最终的目的都将是实现图 4-8、图 4-9 两幅图中等号后面的结果。

4.眼镜片的种类

眼镜片的分类方法，是很多的。对于配镜者来说，这些有关眼镜片的分类方法方面得知识，是没有必要去详细了解的。在此，将最常听到的、最常用的，也是在配眼镜时经常要涉及的眼镜片分类方法列成表4-2，供各位读者参考。

这些分类方法及名称，有很多是大家所熟知的。例如、根据眼的性质所划分的：近视镜、远视镜、散光镜、老花镜；根据透镜形式所划分的单光镜等，都应当是相当普及的日常知识了。因此，这里不再对这些内容进行解释与说明。这里要向大家介绍的是：大家听说过，可能还不熟悉的一些镜片知识。这些知识包括：复光镜片、渐进镜片和非球面镜片。还包括有：染色镜片和被戴上"薄"这一高帽的镜片。

表 4-2　眼镜片的常用分类

依据	镜片（下略为：~）名称		
眼的性质	近视镜、远视镜、散光镜、老花镜		
透镜形式	单光 ~	球面 ~	凸球面 ~
			凹球面 ~
		柱面 ~	凸柱面 ~
			凹柱面 ~
		球柱面联合 ~	
	复光 ~	双光镜，三光镜	
	渐进 ~	长通道、段通道；软、硬等	
	三棱镜		
曲面形式	球面 ~、非球面 ~		
折射率	玻璃 ~	普通 ~，高折（超薄）~	
	树脂 ~	普树 ~，高折 ~ 超薄 ~、超超薄 ~、特薄 ~	
镀膜	减反射 ~、抗紫外线 ~ 等		

续表

依据	镜片（下略为：~）名称
材料	铅玻璃、PC~、CR–39~、聚甲基丙烯酸甲酯~
染色	全染色~、渐变色~

在验光配镜中所使用的镜片就那些种，凡是镜片名称中加入的修饰语（如负离子、智能、护眼、高清等）都属于宣传广告用语。

眼睛文化·小贴士 7

眼镜镜梁上方的铭刻

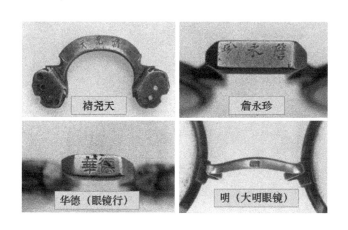

过去，眼镜的制造者都会在眼镜一定的錾刻上制造者（或店铺）名称，通过这种方式来表达自己的信誉和对产品质量负责精神。上图是四款具有代表性的錾刻。这种做法已经成为眼镜架制造厂家所规范做法。目前这类标识和规格尺寸统一錾刻（或印制）在眼镜腿的内侧。

5. 什么样的镜片是单光镜片？

目前，网络上流传这样两种说法：① 没有度数的平光镜片；② 散光度为 0 的镜片。这两种说法都是错误的。所谓单光镜片，是指整个镜片只有统一屈光矫正镜度数的镜片。这类镜片包括：近视镜片、单纯近视散光镜片；远视镜片、单纯远视散光镜片；球柱面联合镜片（包含：复性近视散光镜片、复性远视散光镜片及混合散光镜片）；平光镜实际上也属于单光镜片系列。在我们日常配镜中配制的镜片绝大部分是单光镜片。

6. 什么样的镜片是复光镜片?

什么叫做复光镜片呢? 复就是多于一个的意思。复光镜片就是在一只镜片上含有两种、或三种屈光矫正度的镜片。有两种屈光矫正度的镜片,就叫做双光镜。有三种屈光矫正度的镜片,就叫做三光镜。

在屈光矫正中,使用双光镜的人相对较多,而使用三光镜者极少。这种镜片的上部是用于看远的区域,下部是用于看近的区域 [图 4-11 (a)]。倘若是三光镜的话,在上下两个区域中间还会有一个中间距离的注视区域 [图 4-11 (b)]。从镜片的屈光矫正镜度看,上部的远距离使用区所使用的屈光矫正镜度为远用屈光矫正镜度;下部的近距离使用区的镜度,是在远用屈光矫正镜度的基础上增加了一定正镜度的镜度。

正视眼、远视眼所使用的双光镜,其近距离使用区的镜度的一定大于远距离使用区的镜度。而中高度近视眼所使用的双光镜,其近距离使用区的镜度的一定要小于远距离使用区的镜度。而三光镜的中距离使用区的镜度,则介于看远与看近两个镜度之间,一般说来,这一镜度会比远用区的镜度增大 + 0.75DS。

这种镜片的用途,大致上说有三种。

① 矫正老视眼。

② 中年人近距工作者。

③ 再有一种用途则属于探索性的应用,这就是对近视眼的预防与控制。

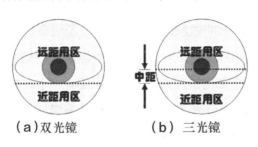

图 4-11　双光镜与三光镜戴用的示意图

7. 渐进镜片

渐进镜片是一种以看远、看近兼顾看中距离目标的新型眼用镜片，图4-12为一幅能激发人们想象力的渐进镜片宣传图片。这种镜片进入我国，是在 20 世纪 80 年代末。20 多年来，随着验、配镜人员知识与技能的不断提高及经验的积累，新型渐进镜片的不断推出，戴用者对这种眼镜的满意程度已经得到了极大的提高。

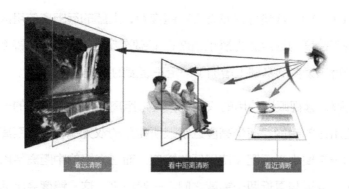

图 4-12　渐进眼镜：看远 - 中 - 近距离使用的区域示意图

开展渐进眼镜验、配、戴工作 20 多年来，尽管使用渐进眼镜的人呈现不断递增的趋势，但广大的眼镜戴用者对这种镜片知识的了解并不多。最初配用这种眼镜，大多是被动的，是由于验配镜工作人员和经销人员推荐后，抱着进行尝试的心态选择这种眼镜的。在本书中，通过对渐进镜片最基本知识的介绍，帮助读者了解这种镜片的最一般的知识。

渐进镜片，通常被叫做渐进多焦点镜片、渐进多焦镜片，有的人又把这种镜片叫做变光镜片（杨建人）、渐进焦点镜片（林胜计）。这种镜片，从镜片的远用区的下部到镜片的近用区的上部有一个向鼻侧略倾斜的狭长区域，在这个区域中的正镜度自上而下呈现逐渐增加状态。因此将这种镜片称为渐进镜片更为简洁和合理。

渐进镜片是一种主要用于老视眼远用及近用屈光矫正的镜片。这种镜片与双光镜既有相同的作用，也有其特有的优势和不足。表4-3就是这两种镜片性能的比较对照表。

表4-3 双光镜片与渐进镜片性能、外观比较

比较项目		双光镜片	渐进镜片
远用	视物	清晰	清晰
	可用范围	大	大[①]
中距	视物	/	清楚
	可用范围	/	狭窄[②]
近用	视物	清晰	清晰
	可用范围	大	小
周边区	视物	清晰	有点模糊[③]
	可用范围	正常使用	不宜使用
初戴	适应过程	自我可适应	需要接受指导
	适应时间	2~3 天	一般为 1~7 天[④]
价格		比较低廉	较贵 ~ 昂贵[⑤]
戴用镜片视觉外观		分区境界明显	没有分区境界

① 在远用区与周边区交界处，像质略差；
② 这一区域的宽度，与镜片品牌和设计类型有关，总体上说是非常窄的，不太适于长时间的注视；
③ 这一区域有人习惯上称之为盲区，这是不对的。此曲又非常明确的是知觉，但像质较差，不适合精确分辨作业；
④ 个别人可能要达到 2 周时间才能适应。超过两周适应者，或多或少有这样或那样的问题；
⑤ 因镜片的类型不同，价格在 600.00~10000.00 元不等。

渐进镜片在眼 – 视光学效应方面可以分为五个区。这五个区分别是：远用区、中区（过渡区）、近用区和左右周边区（图4-13）。在这五个区中，远用区与近用区在镜片的位置同双光眼镜基本一致。

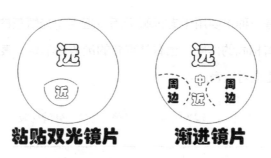

图 4-13　粘贴双光镜片和渐进镜片的视觉分区

图中镜片中字的大小表示的是可以获得的视觉效果。

　　渐进镜片在分区上，比双光镜片多了一个中区和两个周边区。中区在镜度上，是远用区镜度向近用区镜度的一个过渡区域。因此，在渐进眼镜的戴用中更适合由远到近、或由近及远的注视转移中使用。在渐进镜片的设计中，为了保证远用区宽阔的视野、近用区足以够用的视野范围，特别是为了保障中区比较满意的视觉感受，特将镜度不规则变化和幅度较大的变化均安排在了周边区。因此，通过周边区观察目标就不会特别清楚，也会有一定程度的畸变。图 4-14 就是一只渐进镜片戴用者在实际戴用中看到实际图像，周边区（图中白色曲线圈出的部分）的畸变还是比较大的，这左、右两侧的周边区像质也会较差。周边区这一特征，是导致戴用者适应时期相对较长的最主要的原因。

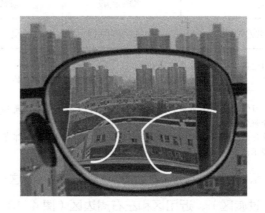

图 4-14　普通相机：渐进镜片视像畸变示意图

使用普通相机（近距）距镜片 0.5m 拍摄

对于一名准备戴用渐进眼镜的人来说，最关心的问题有两个。一个问题是："我"是不是能用；另一个问题就是："我"怎么戴用才能尽快适应。关于"我"能不能戴这个问题，在配眼镜的过程中，是一个应当说明，但这个配镜者想听到，但验光师说的往往是不太容易让人能明白的道理。而"我"怎么尽快适应这一问题，又是一个常常会被配、戴镜者误认为被忽悠了。这是戴镜者不熟悉渐进镜片性能所造成的。显然，这两个问题的直接原因是双方的告知、交流不充分所致。这两个问题，我们将作为一种"刀"之光、"剑"之影，在"第七章屈光矫正中的刀光剑影"中再进行讨论。

8. 非球面镜片

非球面镜片，又是一种经常被提到的、被称为新型镜片的眼镜片。应当说，这种镜片的历史已经有上百年了。最早是被应用在光学仪器上，以提高成像的质量。

近年来，这种镜片在眼镜上的应用，在一定程度上得到了倡导与推广。尤其是经销者在用生产厂家提供的球面镜片与非球面镜片的道具，来显示两种镜片在非戴用视距条件下的视像的对比。那么，这种镜片到底是怎么一回事，配镜者并不完全清楚。在这里就是要向读者讲明三个方面的问题：价格、原理、视知觉效能。

首先是价格。从价格上来说，球面镜片的价格相对比较低廉，而非球面镜片的价格则比较贵，后者约为前者的 1.4 倍及以上。这就是说，选用非球面镜片的话，就需要多付出一部分钱。

其次是原理。所谓非球面，就是说镜片的曲面不是球面。这种不是球面的曲面应当是什么样的呢？图 4–15 中两个图中的两条曲线 XX' 都是非曲面，左图中的曲线表现为 $r_1 > r_2 > r_3$，右图中的曲线表现为 $r_1 < r_2 < r_3$，两者恰好相反。在眼镜片上被应用的非曲面为后者。

任何物质都会有其长处，也一定会有其不足，万物皆是如此。眼镜片也一样，它在对光发挥聚散作用时，也并不是尽善尽美的。最典型的不够完美的方面就是：镜片的中心与镜片的周边对光的屈光力是不相同的，而且对不同颜色光的色散程度也是不同的。在此，仅通过镜片的中心与镜片的周边对光的屈光力的比较来说明这一问题。

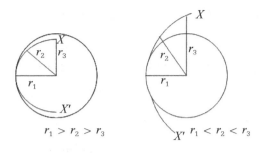

$r_1 > r_2 > r_3$　　　　$r_1 < r_2 < r_3$

图 4-15　非球面的两种形式

当光通过透镜时，光线的聚散程度与镜片光学中心的距离密切相关。光线与镜片的交点距光学中心越近，其聚散程度就较低（图 4-16 中的实线），光通过镜片后所形成焦点的位置也会较远些；而光线与镜片的交点距光学中心越远，其聚散程度就会越大（图 4-16 中的虚线），光通过镜片后所形成焦点的位置也就会略近一些。镜片的这种现象就叫做球面像差。非球面镜片就是将周边部的曲率降低（图 4-16 中的 XX'），以达到减少周边部屈光力的作用，从而保证镜片距光学中心距离不等的点都有一个共同的焦点。这就是非球面镜片提高像质的原理。

这里有必要说明一点，图 4-16 中的平行光，高质量的像只能在 F_1 这一点实现，离开这一点就不会有高质量清晰的像。这也说明，戴用非球面镜片不一定能获得高质量的像。验光是否准确，磨边装配的精度状况，戴用调整是否到位，都会对非球面镜片的戴用效果发生影响。

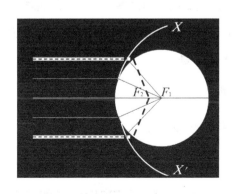

图 4-16　非球面透镜成像原理

再次是道具。当我们通过球面与非球面镜片的视像对比的道具进行观察时，就会看到图4-17的视觉对比效果：通过球面透镜观察所看到的图像呈外凸形，如图4-17（a）的桶状改变。而通过非球面透镜所观察到的图像则没有明显改变 [图4-17（b）]。那么，在眼镜的实际戴用中，我们真的可以有这样美妙、神奇的体验吗？可以肯定说，不会。怎样来验证这一问题呢？验证这一问题，对戴屈光矫正眼镜的人来说是有优势的。只要我们将自己的眼镜摘下来，将道具中的球面镜片放在我们通常戴眼镜的位置，凹面朝向自己，就会发现图4-17（b）的形态就消失了。这也就是说，从道具中看到的畸变图像在我们正常戴用眼镜时并不会那么明显，道具不过是利用光学原理造成的在视觉上的错觉夸张而已。在我们实际的戴用眼镜时，是看不到这种夸张的畸变视像的。

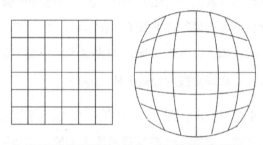

（a） 非球面镜片视觉效果 （b） 球面镜片视觉效果

图4-17　球面与非球面镜片视觉效果对比道具所见示意图

这样的话，就会有人觉得不可理解：不一样的视像，可是亲眼看到的，怎么就能不一样呢？从戴用角度看，原因只有一个，这就是：非正常使用。我们戴用眼镜的正常状态是：

① 镜片凸面向外；

② 镜片与眼的距离为12mm；

③ 保持前倾角8°～12°。

屈光不正者只有在上述条件下戴用眼镜，才能获得最佳的视知觉像。

离开这些条件戴用眼镜，就只能获得畸变的视像。我们在看道具时，就是在全部条件都未满足的情况下使用镜片，只能得到畸变的像。当我们改变眼与非球面镜片的物距时，我们的视知觉像也会发生一定的畸变。这里需要说明的是，在第一次戴用眼镜时，不管使用球面镜片，还是使用非球面镜片，只要在正常戴用状态下，都是可以获得比较理想的屈光矫正效果的。

9. 染色镜片

在眼镜的经销中，染色镜片应当说是一个热点。当配镜者选择这种镜片时，众多的颜色、众多的品牌，应当是琳琅满目的。面对这样一种情况，广大戴眼镜的人都面对的一个共同的问题："我"怎么选择？假如"我"是一个从事非眼 – 视光学工作的人，"我"应当了解以下几个方面的问题。

（1）屈光度与颜色

当前，之所以会有那么多人选择染色镜片，是因为染色镜片的颜色是均匀一致的：不管戴用的眼镜的屈光矫正镜度有多大，颜色只存在于镜片的表层。这在外观形象上远比普通色片要美观得多 [图 4–18 (a)]。倘若使用普通的颜色镜片，所产生的外观形象就差多了。使用普通色片的近视眼，镜片中央的颜色就会比周边的要浅 [图 4–18 (b)]。假如要是远视眼的话，镜片中央的颜色就会比周边的要深 [图 4–18 (c)]。这样的话，戴普通色片的近视眼，在外观上看起来像熊猫；而戴普通色片的远视眼，在外观上看起来就像没了眼珠一样。

那么，屈光不正者能不能在使用普通色片时，避免产生熊猫或没眼珠的现象呢？绝对避免是不现实的。但是，在屈光度相对比较小的情况下，不引起熊猫和没眼珠的视觉现象还是可以的，这就要求被测者的屈光矫正镜度不得大于 ±2.00D。

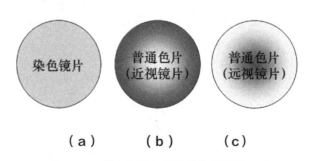

(a) (b) (c)

图 4–18　染色镜片与普通镜片的视觉区别

（2）颜色深浅

染色镜片颜色有深、也有浅。深色的镜片可以看不到眼睛，而浅的颜色，也仅表现为稍有那么一点颜色意味而已。对于戴眼镜者来说，使用深颜色的好呢？还是使用浅颜色的好呢？这要根据个人偏好、具体环境而定。

倘若，我们工作在烈日炎炎的条件下，就适宜选择颜色较深的镜片，如、交通警察、地质工作者等。

假如，您在室内办公时也想使用染色镜片的话，只能使用有点颜色意味的染色镜片。

年轻、皮肤又比较白皙的人，还可以选用渐变色镜片。使用这种镜片将会平添一身的靓丽。

但是，不论选择多深的颜色，不能影响视觉分辨力的需求，这应当是选择染色镜片的根本原则。

（3）颜色与眼镜架

选用染色镜片时，还应当注意镜片颜色与眼镜架颜色、款式搭配的问题。

从颜色上讲，眼镜颜色搭配得一般规律是：

① 眼镜架的颜色应略深于眼镜片，或与眼镜片深浅基本一致，也可以选择略有差异的配置；

② 深色眼镜片，眼镜架所使用的型材宜宽不宜窄；

③ 使用非彩妆金属眼镜架，宜选用金色。

以上三条仅是一个基本规律。

（4）眼镜的使用

使用染色镜片的人，都必须注意这个染色眼镜的使用问题。既然镜片上有了颜色，其光的透过率就会有不同程度的减少，这是所有使用有颜色镜片者都存在的一个现实问题。从客观上说，清晰的视觉是在获得足够光的条件下才能实现。而使用有颜色镜片减少了进入眼的光，就会在一定程度上影响视觉的分辨力。因此，有颜色的眼镜是不应该作为全天候的眼镜来使用的，只能在可以用或需要用的时候才适宜戴。驾驶汽车需要良好、清晰的视觉，因此开车就不宜戴用颜色过深的染色镜片。这就是说，使用有颜色眼镜的人，还应配一副透明度较高的眼镜，在更多的时间范围使用，这样才是最为合理的办法。

（5）注意视力的变化

戴用有颜色镜片，特别是颜色较深镜片的眼镜时，光进入眼睛的量就会下降，这对成年人应当不会发生太大的影响，充其量也只是在摘去有色眼镜时会觉得有些刺眼罢了。但是，对青、少年儿童，尤其是处于生长发育期的少年儿童来说，可能就会产生较大的不良影响。这是因为，眼的正常发育是要在正常的光刺激条件下完成的。因此，青、少年儿童（尤其是少年儿童）是不宜戴用有色（特别是深色）镜片的。倘若，青、少年儿童已经养成了戴用深色眼镜的习惯，而其自我约束力又不强者，则应当对其视力的变化状况予以注意，短期内确有视力变化者，应通过教育尽早终止戴用深色眼镜的行为，及时进行验光及检查。否则的话，就会影响青、少年儿童视觉的正常发育。

10. 超薄镜片

在镜片名称上，不但有被称为超薄的，还有被称为超超薄的，最近几年又冒出一个特薄的说法。那么这个"薄"到底是什么意思呢？另一方面来说，是真能薄吗？要回答清楚这两个问题，就得首先从这"薄"字的镜片使用来历说明。在1980年前，将镜片称为超薄者还不是很多，更多的是将这种镜片称为：高折镜片，当时认为，高折镜片的名称才更具有高层次光学的味道，才更具专业水准。

20世纪80～90年代，随树脂镜片在国内的推广和普及，市场上树脂镜片的折射率也在逐渐攀升。从营销角度考虑，这些不同折射率的镜片总得有一个可以用口头言语区分的方法。眼镜行业，最终选择了用镜片厚度变化来进行命名的方法。"薄"是命名的主项，对薄的修饰语"超""特"则是为了强化"薄"。对已经强化的镜片，进行口头强调的话就得说"超薄"。假如需要对已经强化的薄再强化一点的话，就将"超"字来一次重复，就成了"超超薄"。这时，要在强调一下这个镜片比"超超薄"还要薄，能叫"超超超薄"吗？不能，整个是一个结巴颏子、不成熟的印象。眼镜同仁们用一个"特"代替了三个超，将镜片成为"特薄"。这些在"超""特""薄"三个字上做文章的镜片的折射率如表4-4所示。

表4-4　"薄"的命名与折射率的关系

玻璃镜片		树脂镜片	
屈光指数	薄的命名	屈光指数	薄的命名
1.523	皇冠	1.5	普树
1.7	超薄	1.6	超薄
1.8		1.67；1.70	超超薄
1.9		1.74；1.76	特薄

上述镜片的"薄"，为什么变薄了呢？简单地说，就是镜片材料这锅"粥"熬得比较稠，密度大了，光通过"粥"的步子迈得小了，走得慢了，就落在队尾了，走的路程也就短了。应当说，这是屈光指数较大的镜片材料，折光力较大的一种最通俗的说法。这也就是说，对一个既定的屈光矫正镜度来说，当使用高折射力的镜片时，就会比普通折射率的镜片要薄一些。而使用镜片的材料折射力越大，镜片也就会越薄。镜片折射率与边缘厚度如图 4-19 所示。

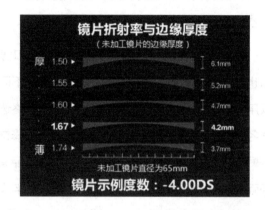

图 4-19　不同折射率的 −4.00DS 镜片边缘厚度对照图

镜片薄了，重量就会轻(仅指树脂材料)。薄了，近视镜周边就会比较薄，就会在一定程度上减轻"瓶子底"的外观形象；而远视镜，也自然会因减轻了镜片的中心厚度，在一定程度上就减弱"年糕坨"的视觉印象。镜片轻了，就会减轻鼻梁承载的重量。有人说，比较轻的眼镜，鼻梁上压不出坑来。应当说，长期戴眼镜这个坑还是会有的，但轻的眼镜戴起来，鼻梁负担小感觉就会比较舒适，这才是最实在的感受。

眼镜片薄了，也轻了，有没有新的问题发生呢？回答应当是肯定的。戴用被冠以"薄"的镜片，对于视觉相对敏感的人来说一定会出现新问题。而且是镜片材料的屈光指数越大，屈光镜度越高这个问题也就会越突出。这个一定要出现的问题就是色散。什么是色散呢？怎么来衡量色散程度的大小呢？

对于色散的解释,一般习惯上是使用三棱镜来说明、解释的。本书则利用简化的透镜形式,这就又照顾到传统的说明形式,又更加直观便于理解。图 4–20 就是这样的图。

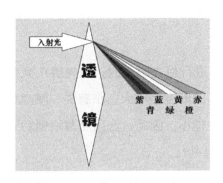

图 4–20　透镜色散示意图

入射光在通过透镜后,因不同颜色的光通过镜片的速度不同就会出现颜色分离现象,这种现象就叫做球面色散。分离的颜色按红、橙、黄、绿、蓝、青、紫的顺序排列,红的颜色永远处于色散光带的远镜端,紫色则永远处于色散光带的近镜端。色散光带越宽,色散的程度也就越大。在眼 – 视光学中衡量色散程度的方法是使用色散系数这一概念,镜片的色散系数越小,色散程度越大,对像质的影响也就越大;而镜片的色散系数越大,色散程度越小,对像质的影响也就越小。表 4–5 就是常用眼镜片的折射率与色散系数的关系。

表 4–5　常用眼镜片的折射率与色散系数的对照表

玻璃镜片		树脂镜片	
折射率(n)	色散系数(V_d)	折射率(n)	色散系数(V_d)
1.5	59	1.5	58
1.6	42	1.56	57
1.7	42	1.59	31
1.8	35	1.6	36
1.9	31	1.67	32
		1.74	33

上表中的折射率与色散系数的对应关系能够表达有关色散的 2 个规律。

① 折射率越大，色散系数越小，色散程度越大；折射率越小，色散系数越大，色散程度越小。

② 除 $n = 1.5$ 的镜片外，同样的折射率，树脂镜片比玻璃镜片的色散程度要大。

在使用超薄镜片进行屈光矫正时，屈光矫正镜度越大，色散程度也会比较大。这与镜片的厚度差的大、小有关。厚度差越大，色散程度也会越大；反之，也会越小。因此，选用超薄眼镜后的屈光矫正效果，可以从以下两个方面来评价。

① 减薄是否明显？屈光矫正镜度越高，减薄的效果就会越明显。这实际上就是越厚的底折射率镜片，使用超薄眼镜所造成的减薄视觉冲击效果越大（图 4-21）。不论使用什么材料的镜片，低于 ±4.00D 的镜片，使用超薄镜片在镜片厚度上所产生的视觉冲击效果都将是极其有限的。因此，只有 2.00D 的屈光矫正镜度的人，选用超薄眼镜的减薄效果的意义并不大，应当说这里更多的还是心理与情绪上的意义。

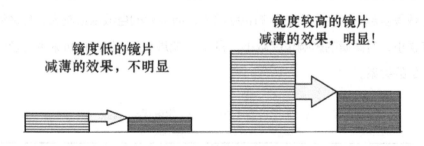

图 4-21　减薄视觉效果比较

② 色散的感觉怎样？不管屈光矫正镜度是高，还是低，戴用高折射率镜片的眼镜之初，视像的清晰程度都将会有所下降。这种视像质量的降低以镜片的周边部最为明显，镜片的近光学中心区域的色散现象一般不容易被察觉到。

在屈光矫正中，屈光矫正镜度越高、折射力增加的幅度越大，色散的感觉也就会越明显。在现实的配眼镜中，高度屈光不正者，原矫正眼镜为低折射率玻璃镜片者，最好不要换用折射率≥1.6的树脂镜片。一旦换用的话，所产生的色散感觉的消除（或适应）可能需要至少一周的时间。特别是使用1.5折射率镜片的人，突然换用1.74折射率镜片时，尤其应当注意这一问题。表4-6为屈光度、折射率和镜片称谓。

表4-6　屈光度、折射率和镜片称谓

屈光度	折射率	镜片（树脂镜片）称谓	
		镜片称谓	俗称
3.00DS 及以下	1.50	普通折射率镜片	普树
2.00~5.00DS	1.56	中折射率镜片	中折镜片
3.00~6.00DS	1.56 非球面	中折射率非球面镜片	中折非球面
4.00~7.00DS	1.60	高折射率镜片	高折镜片
5.00~8.00DS	1.60 非球面	高折射率非球面镜片	高折非球面
6.00~10.00DS	1.67 非球面	超薄非球面镜片	超薄片
10.00DS 以上	1.74 非球面	超超薄非球面镜片	超超薄、特薄

11. 光学质量与肉眼识别

眼镜片的光学质量是配镜的人最关心的一项内容。作为消费者，能不能用自己肉眼，通过直视对眼镜片进行检查与识别呢？怎样进行必要的鉴别呢？

第一个问题：通过直视，能不能检查、识别镜片？

我们首先来回答这第一个问题。配镜者可以通过自己的肉眼对眼镜片某些现实性光学质量进行识别。但是，我们也必须得承认，肉眼是不可能解决光学质量所有的问题的。例如，眼镜镜片是否耐磨、是否容易变黄、硬度如何、镜片的透光率等问题，这些问题都是我们没有办法用容颜看出来的。对于这类问题，我们只能相信销售人员。那么，我们的肉眼可以解决什么问题呢？应当说，可以解决与戴眼镜的视觉效果有关的四个问题。但是，达到这一目标就得知道怎样做。

第二个问题：怎样进行必要的鉴别？

在此，我们以眼镜片最可能发生的四个方面为对象，来介绍具体的识别方法。

一、眼镜片的镜面：平不平？

眼镜片平不平，指的是眼镜片的镜片表面状况。眼镜片不会出现明显的凹凸不平的现象，只可能会出现极细微的不太规则的情况。存在这种情况的镜片，用手指是摸不出来的，用正对镜面的观察方法也是不可能发现的。只能用图 4-22 的方法才能观察到镜片发生的细微不平整。

观察的具体方法是：将眼镜片置于眼前略低于眼高的位置，使入射光经镜片的中心区反射到我们的眼。观察时应当注意：一面观察、一面前后轻摇镜片。倘若，观察到的视像线条规则，移动速度均匀，就说明镜片表面是平的。倘若视像线条右摆动，移动速度欠均匀，就说明眼镜片不平。

通过这样的方法判断出不平的镜片，是不能用于人眼的屈光矫正的。

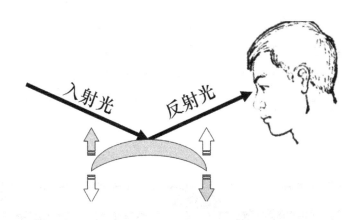

图 4-22　镜片平整状况观察示意图

二、眼镜片的膜层：伤未伤？

配眼镜时，选择镀膜镜片已经成为配眼镜者的共同要求。那么，有以下两个现实的问题需要弄清楚。

（1）镜片有膜、没膜，应当清楚

对有膜、没膜的判断，是对眼镜片进行镀膜状态识别的第一步，读者可以试用以下三种方法进行鉴别。

① 看颜色：一般经过镀膜的眼镜片都会有一点极淡的颜色，这可以通过直接透视、或将镜片放在一张白纸上进行观察，有淡淡颜色的就应当是镀膜镜片，否则就不太可能是镀膜镜片。

② 看泛彩：也可以采用图 4-22 中的办法进行观察，用这种方法检查时应注意：眼与镜片的迟滞高度不宜过大，当看到镜片表面有类似肥皂泡表面的五颜六色的颜色时，就可以肯定这只镜片是镀膜镜片。而没有这种泛彩颜色的镜片，就是没有镀膜的镜片。

③ 看虚实：眼镜片上最常被镀的膜层是：增透膜和加硬膜。加硬膜，

应当可以使用钢丝球来试验，但这种试验应该是行不通的，我们也就不用想了。那么，增透膜该怎样识别呢？我们也应当适用图4-22的办法来检查，但是，在检查增透膜时，入射光最好采用日光灯管，使用日光灯管作光源会更易分辨。当反射的灯管的边缘清晰无比［图4-23（a）］时，这个镜片就不可能会有增透膜。只有我们看到的灯管的边缘不太清晰的时候［图4-23（b）］，才说明镜片是镀了增透膜的，重视视像的感觉应当是：灯在薄雾中。

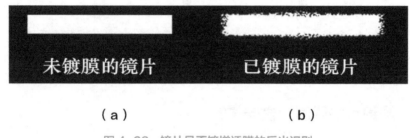

（a）   （b）

图4-23　镜片是否镀增透膜的反光识别

（2）在戴用中，镜片膜层的状况如何，应当清楚

在戴用中，会因戴用不慎，保养不慎等原因，使镜片的膜层受到损伤。当膜层受到比较严重的损伤时，就应当及时更换新的镜片。问题是：戴用者怎么能知道子所戴的眼镜片的膜层受到损伤了呢？在此，介绍两种造成膜层损伤的常见原因及相应损伤的识别办法，供戴用镀膜镜片眼镜的人进行参考。

① 因保养不善造成的膜层损伤。这种损伤大多是眼镜放置习惯不良（图4-24），擦拭不当，导致眼镜片膜层不均匀及过度磨损所致。属于前者所造成的膜层损伤只局限在镜片中央区域，损伤呈境界不清的圆形。而因后一原因引起的膜层损伤范围要大于前者。两者的区别是，前一种损伤有比较明显的划道，而且方向不一致。

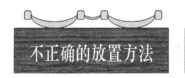

图 4-24　眼镜的正确、错误放置方法比较

② 因戴用不当造成的膜层损伤。这里仅介绍一种当前发生比较频繁的使用不当所引起的膜层损伤。当前，有相当不少的人养成了洗桑拿的习惯。视力非常不好、又离不开眼镜的人，在进入桑拿室的时候更愿意戴着眼镜，否则就会看不清楚。在这种情况下，镜片的温度就会急剧上升，这种情况并不能造成膜层的明显改变。但是，在从桑拿室出来的时候，镜片的温度又会急剧下降，这时，镜片材质、各膜层的材料因热膨胀系数不同而使收缩的速度不同，这就造成了有的收缩快一些，有的又会相对慢一些。这种收缩的不同步，最终导致镜片表面会出现类似水波纹似的改变（图 4-25）。这种改变通过图 4-22 的观察方法就可看到微有涟漪情况。倘若确有必要在进入桑拿室时戴用眼镜，就应当另配一副金属镜框、眼镜片不镀膜的眼镜。树脂镜片中，PMMA 镜片耐热性为 118°，PC 镜片为 153°，CR-39 镜片 > 210°，这些镜片在桑拿室中，只要不使劲擦洗、按压应是不会变形的，也就不会影响镜片的屈光度。

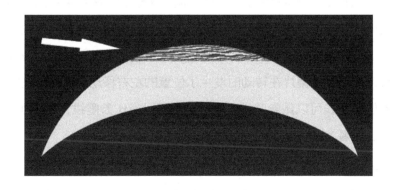

图 4-25　水波纹样变

说明：图中箭头指示的方向为观察方向

三、圆柱面镜度：有没有？

眼镜片有没有圆柱面镜度，应当与验光所确定的屈光矫正镜度来确定。镜片的屈光度应当与验光处方上的屈光矫正镜度数据一致。验光处方上有散光，所用的眼镜片就应当有所散光；否则就应当没有。

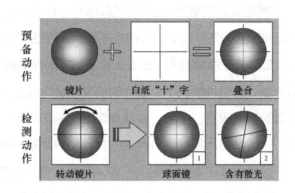

图 4-26　镜片十字参照检测法

具体检测方法有两种，第一种检测方法如图 4-26 所示，检测中，镜片中看到的十字保持方向不变，就是球面镜片。倘若在转动镜片时，十字线发生偏转，就说明镜片含有散光成分。

第二种检测方法：我们可以将屋内、外任何一条线作为观察的参照线，图 4-27 中作为参照线的是墙角，图中镜片转动时，镜片中所见到的墙角线不出现扭动现象，镜片就是球面透镜。假如墙角线出现扭动现象，就说明镜片含有散光成分。倘若，墙角线仅表现为摆动现象，也说明镜片时球面透镜，只不过是镜片在转动时发生了位置的左右移动而已。这里需要说明，不但垂直线可以做参照线，水平线也可以当作参照线，如图 4-27 中的条案、条幅、墙根等。

这种直视检测方法是非常准确的，眼镜行业中的老师傅在长期的职业实践积累中，在判定球面及柱面屈光矫正镜度时，甚至可以精确到一度不差的程度。而对于戴眼镜的人来说，可以判断眼镜片有无散光已经足够用了。

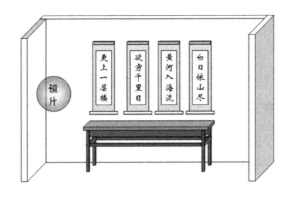

图 4-27　镜片单线检测法

四、左右眼镜片的光学中心：是否一致

对戴用的眼镜还应当确认两只眼镜片的光学中心的位置是否相称。这就要对眼镜的左右两只眼镜片进行光学中心的定位，在定位的基础上进行比较、核对。

我们先来对眼镜片的光学中心进行定位。这一操作有以下三步。

1.先准备一张有十字的白纸，将白纸放在桌面上。

2.将眼镜的一只镜片对准十字，并使镜片中的十字像与眼镜架外的十字线呈自然延续的直线 [图 4-28（a）]。此时，镜片中十字的交叉点就是光学中心所在的位置。

3.将眼镜平移，使另一只镜片对准十字，再确认另一只眼镜片光学中心所在的位置 [图 4-28（b）]。

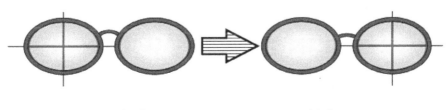

（a）　　　　　　　　　　　　（b）

图 4-28　光学中心定位

两只眼镜片的光学中心一经确定，就要从以下三个方面来确认光学中心的状况。

第一个方面，两只镜片的光学中心的高度是不是一样高。一样高的就是适宜的，不一样高就是有问题的。

第二个方面，两个眼镜片的光学中心是否对称。对称者就是适宜的，而一边宽、另一边窄的就是有问题的。

第三个方面，两个眼镜片光学中心的距离是否和我们的瞳距相等。相等者就是适宜的，否则就是有问题的。

只有在这三个方面都适宜的眼镜，才是光学中心位置上达到合格的眼镜。

在这里我们还应当对图 4-28 中的线条进行说明。图中镜片中的线条比眼镜架外的线条要粗，这就说明图中的镜片为远视镜片（凸透镜）。倘若是近视镜片（凹透镜），镜片中所看到的线条就会比眼镜架外的线条细。

以上就是配镜者可以通过自己的双眼，对眼镜片的镜面、眼镜片的膜层、圆柱面镜度、镜片的光学中心四个方面的问题，进行直视检测的基本方法。这些方法尽管还不可能达到全方位评定眼镜在眼 – 视光学上的全部内容。但是，这些方法对所配眼镜，是否能满足我们眼的屈光矫正需要则是至关重要的。之所以说是重要的，就是因为这些直视确认的良好状态，是保证不发生根本性屈光矫正错误最基本的条件。

12. 挑选眼镜片应当知道哪些信息

配眼镜的人，在选择眼镜片时，对眼镜片两个要求就是：好，便宜。应当说，这两个要求都达到还是比较难的，能达到好而不贵也算可以，是不错的结果了。镜片的贵、贱还与个人的消费水平有关，很难有一个通用的价格标准，在此，让我们跨过这个问题来说：什么样的眼镜叫做好这个问题。必定对眼镜片的两个要求中，"好"才是第一位的。好字之所以要加上引号，是要表示：至少不应当坏，不达到大好，也得达到小好吧！眼镜是买来的，眼睛却还是自己的嘛。倘若我们买来的东西对我们眼睛有害，这不就成了冤大头了吗？什么眼镜片算"好"？可以从两个方面进行评价。

一、屈光学的质量

关于眼镜片的这一方面，我们在上一问题中已经进行了大量介绍，在此只补充一点：就是镜片的屈光矫正镜度。屈光矫正精度必须准确，才能起到良好的屈光矫正作用。在这方面，应当是比较令人放心的。国家质量检测部门对眼镜片的严格检测、监督作用，屈光矫正镜度偏差已经被严格地控制在与国家标准一致的状态下。这就是说，只要经营者合法经营，他所提供的眼镜片在屈光学质量上就一定应当是"好"的。

二、镜片的材质性能

眼镜片"好"的第二个方面，就是眼镜片的材质。这个方面是一个仁者见仁，智者见智的问题，不同的人，可以在同样的心理诉求基础上，根据自己的情况做出相应的调整。这就是说，配镜者在根据计划进行选择时，会因为种种原因，使计划在选择的变化中成了"计划"的选择、决定、购买。不管是计划购买，还是"计划"购买，终究是要购买。那么，购买中配镜者应当了解眼镜片的哪些材质信息呢？概括起来讲，可以了解一下 5 种信息。

（1）透光率

透光率是眼镜片的一个非常主要的指标，这一指标是指可见光通过镜片的部分所占的百分比。透光率越高，获得视知觉像的清晰程度也会越高。在选择镜片时，应尽可能选择透光率较高一些的镜片。所有有颜色的眼镜片的透光率都会下降，颜色越深下降幅度越大。特别是处在视觉发育期的青少年儿童，不宜使用透过率偏低的眼镜片，以免影响视觉功能的正常发育。

（2）折射率

折射率是反映光通过镜面时所发生的线性偏折程度。这一偏折程度为空气与镜片材料的折射力之比。折射率与镜片以下两个视觉现象有关。

① 和镜片的外观形象有关。折射率越强，镜片的厚度差越小；反之，就会越大。镜片的厚度差越小，镜片也会越薄，这样的镜片在外观形象上相对比较良好，戴用者心理上更感舒适一些。这可能和减少了"书呆子"的感觉有着一定的关系。

② 色散程度加大。折射力越高，镜片的色散程度就越大；反之，色散程度也就会越小。色散程度越大，镜片周边部的视像的失真程度就越明显。对于以色散造成的失真的对策只能是尽可能不使用眼镜片的周边区。

从获取准确的信息这个方面考虑的话，对于处于知识学习与经验积累的少年儿童来说，应当尽可能不选择使用为佳。潜在的、不能被发现、将来也无法验证的影响，以期可能性都不让它存在才是最佳方案。

（3）抗紫外线功能

抗紫外线功能是眼镜片的又一项被看重的性能指标。对这一问题应当有一个正确的认识。

首先，要与不戴眼镜的人进行比较。戴眼镜的人必须使用抗紫外线的眼镜片的话，那终生不戴眼镜人的眼，是不是就一定会"坏"呢？应当说，不戴眼镜人的眼还应当是不赖的。从这一认识看，不戴眼镜的人，他的眼没有被紫外线照坏的话，戴眼镜的人在不使用抗紫外线眼镜片的情况下，也是照不坏的。倘若，不使用非抗紫外线眼镜片的情况下被紫外线照坏的话，这个眼镜片根本就不能戴。

其次，使用不使用抗紫外线的眼镜片，这要根据工作性质、生活环境来确定。

例如、交通民警，他在夏天强烈的日光下一站就是几个钟头，接受的紫外线是远远多于一般人的，应当说他们就应当戴用抗紫外线的眼镜片，除非有的民警想让白内障来的快一点。应当说，交通民警之所以接受了比别人更多的紫外线这是职业的需要，也必须说：这也是他们为我们做出的奉献啊！从职业保护方面来说，交通民警戴用抗紫外线的眼镜片就应当是相关部门的一项制度。

又例如，生活在高原地区的人，离太阳就会近一些，紫外线的强度也会较大。因此，在这些地区生活的人，在从事室外作业时，还是有必要使用抗紫外线眼镜片的。

（4）安全性

眼镜片的安全性主要指的是镜片是否容易破碎。不宜碎的镜片，安全性就高。应当说，树脂镜片在这个方面上要明显优于玻璃镜片。在镜片安全性方面经常提到的一个指标是耐冲击性，这种耐冲击性说的就是镜片抗击打能力的程度。这方面表现最突出的是 PC（聚碳酸酯），其耐冲击性可以达到 9.2kg /cm^2，是 CR–39（丙烯基二甘醇碳酸酯）的 38.3 倍。对于年龄较小，不知深浅、经常带伤的少年儿童，选择这种镜片应当是比较好的一种选择。假如孩子比较稳重、书生气十足，就没有太大必要一定要选择 PC 镜片，因为这种镜片的密度较小，色散程度较大（色散系数仅有29.9）。

（5）耐磨性

眼镜片在耐磨性方面，所有的树脂镜片都要比玻璃镜片要低。而不同材质的树脂镜片，其耐磨性能也是不同的。表4-7就是CR-39、PMMA（聚甲基丙烯酸甲酯）和PC镜片的耐磨系数。

表4-7 CR-39、PMMA、PC镜片的耐磨系数

树脂镜片材料	CR-39	PMMA	PC
耐磨性	4H	2H	B

不耐磨的镜片最大的缺陷就是容易被划伤。防止划伤的办法，一是注意保养擦拭的方法，二是镀加硬膜提高耐磨性能。

以上5个方面是选择眼镜片时，可以通过相关宣传材料了解到这些方面的数据，也可以向销售人员进行咨询。镜片的性能方面还有一些性能指标，如比重、化学稳定性等。但现在普遍使用树脂镜片，应当重量是比较轻的，化学性能不稳定的话，国家有关部门也不会给生产厂家颁发生产许可证。这两个方面是可以放心的。

在选择眼镜片时，到底最终要选择什么样的镜片，每一个人只能根据自己的情况，在物尽其用的前提下进行选择，尽管某种镜片在某一性能方面异常优异，但是我们却不用的话，就可以不选。只有这样，我们所使用的镜片才是"好"而不贵的，可以物尽其用的眼镜片。

第 五 章

配镜不能
忽视的问题

　　验光配镜，还有一个不能忽视的问题：瞳距如何落实到我们佩戴的眼镜上。这里有三个方面的事情，非常值得想明明白白配眼镜的人予以关注。这三个问题是：

　　第一，多少年来，教科书上讲的测量方法是错误的。

　　第二，瞳距应当怎样量？

　　第三，怎样让眼镜与我们的瞳距相符？

　　不清楚这三个方面的问题，就无法知道给我们量的瞳距准不准，也没有办法判断定制的眼镜是否与我们的瞳距相符。倘若眼镜的光学中心的位置与我们的瞳距不符，戴用时就会存在三棱镜效应，戴用这样的眼镜，就会引起视觉疲劳。

1. 您的眼镜符合您自己的瞳距吗？

很少有人会怀疑医生、验光师会用错误的测量方法在测量我们的瞳距，错误的方法是肯定测量不出正确的瞳距数值的。就目前为止，在验光配镜中经常会发现原戴眼镜的处方上的瞳距与实际测量不符，常见的误差一般均在3±1mm。

什么样的眼镜符合我们自己的瞳距呢？这要根据配制眼镜的用途来确定。

倘若是远用眼镜，镜片的光学中心一定要正对瞳孔。

倘若是近用眼镜，镜片的光学中心距，一定要在我们看东西的视线上。

配眼镜的人，经常会说：我这瞳距兼顾看远、看近的。应当说，这种说法不可信。如双眼看远时的视线一定是平行线（图5-1）；如果是看近，双眼视线一定集合于眼前的一点（一般将这一点定在眼前的0.3m，或0.4m）；而图中"？"则就是所谓的远近兼用瞳距。很显然，"？"这一点与"远"、"近"都没有关系，这应当是中距离的瞳距。应当说，这样的"瞳距"既不适合于长时间看远，也不适合长时间看近。

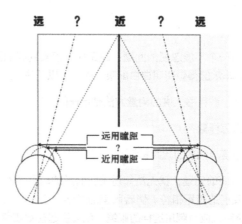

图5-1 远用瞳距、近用瞳距和"兼用瞳距"

应当说，"兼用瞳距"这个概念是一个很不严谨的概念。一般人配的眼镜大多是远用眼镜，这样的眼镜更适宜长时间看远，近用只是兼用但不宜长时间用于看近，否则也会导致视觉疲劳发生（特别是精度较高的情况下则会更明显）。

眼睛文化·小贴士8

内应力≠高效

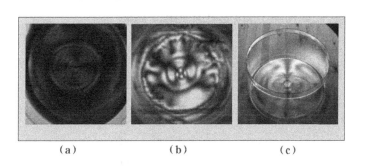

（a）　　　　　　（b）　　　　　　（c）

　　在镜片推介中，经常会看到在偏振光作用下镜片会呈现上图中这样（或类似）的图形。这是注塑镜片加工中固有的特征，是因镜片厚度差异在冷却时速度有快有慢造成的，这种图形是注塑镜片存在一定内应力的光学表现。图（a）箭头指出系材料注入（或流出）模具的位置。图（b）是存在比较严重不均匀的内应力，图（c）是注塑加工工艺制作的普通器皿的表现。凡是注塑镜片都会有这种内应力的现象，这种现象与"全息"、"品质高"没关系。内应力过大的镜片并不适宜做眼用镜片。

2. 瞳距测量检测的到底是什么？

瞳距，是验光一定要测量的数据，也是定制、配装眼镜必须使用的数据。什么是瞳距呢？这应当是非常清楚的，瞳距就是两眼瞳孔中心的距离。

书上会告诉我们，瞳距一定这样测量：从一只眼瞳孔的外缘量到另一只眼的内缘。这是因为对瞳孔中心的定位相对比较难于把握。书上还会告诉我们，当两只眼瞳孔大小不一致时，则要首先量取一只眼瞳孔的外缘到另一只眼的内缘的距离，再量取一只眼瞳孔的内缘到另一只眼的外缘的距离，然后加两个数值相加后除以2。这是医学书籍普遍介绍的瞳距测量方法。

但是，这里有一个问题，这个问题就是：配制眼镜时是否需要这样的数据？让我们先来看图5-2。图中显示的是被测者在注视无限远时双眼视线的方向和屈光矫正镜片所在的位置。通过这幅图，我们可以清楚地看到，被测者双眼的视线是平行的。在这种情况下，瞳孔的距离（*PD*）与两只镜片的光学中心距离（*CD*）相等。这就是说，当量取远用瞳距时，测量的数据与定制装配眼镜所要求的光学中心距是一致的。

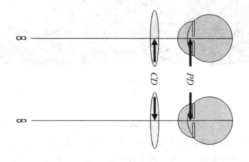

图 5-2　视远时的 *PD* 与 *CD*

但是，在我们注视近距离目标时，我们的双眼就会向内转，双眼的视线也就不可能平行了，而是要会聚成一个角，这个角在眼－视光学中被称为集合角。这是双眼视线的会聚作用，但就出现了一个问题：不同距离时集合角两边的距离就会不同，距离这个角的顶点的距离越小，角边的距离就会越小；反之将会越大。视线一定通过瞳孔中心，这是视觉生理所决定的。在屈光矫正中，镜片的光学中心也必须在视线上。图 5-3 就是双眼在注视近距离目标时，双眼、双眼瞳孔中心和屈光矫正镜片的理想位置。显然，$NCD < NPD$。倘若，将 NPD 作为磨制装配眼镜依据的话，镜片的光学中心就不会在视线上，这显然是不正确的。

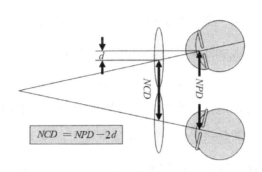

$$NCD = NPD - 2d$$

图 5-3　视近时的 NPD 与 NCD

那么，怎样才能使视远的视线（或视近的视线），在视远的眼镜（或在视近的眼镜）上通过光学中心呢？应当说，只有量取视线应当通过两侧镜片光学中心的距离才能够实现，而这个距离就是眼镜镜片的光学中心距。倘若从视线的角度进行考察的话，这个距离就应当叫做视线距，而视远时的视线距自然就应当称为远用视线距，视近时的视线距自然也就应当称为近用视线距。远用视线距可以用远用瞳距代替，而近用视线距是不可以用近用瞳距代替的。从客观上讲，近用瞳距也不可能能够代替近用视线距。这也是著名屈光学者、我国当代眼 – 视光学的先行者徐广第先生反复强调的一个问题。

通过以上叙述，应当明确的是：叫瞳距也好，叫视线距也罢，或者是叫做光学中心距，但磨制、装配眼镜时所使用的这个数据一定是两眼视线通过左、右两侧镜片时的视线距离，这一距离就是左、右两只镜片的光学中心距。

3. 单眼交替观察：是测量远用瞳距的基本要求

上面我们"瞳距"的基本概念进行了必要的说明。那么，这一数据应当怎样测量呢？这应当不算是一个复杂的问题。但是，越简单的问题才越容易出毛病。"瞳距"测量在验光配镜中是最容易出问题的一项检测。

在进行"瞳距"检测时，有一些验光师经常会提示我们，请注视我的鼻梁，还有一些验光师会将一个手指竖在他自己的鼻子前，并提示我们注视他的这个手指。这种方法能量到磨制、装配眼镜时所需要的数据吗？为了说清楚这个问题，请看图5-4。

被检测者注视检测者鼻梁的视线为A，而检测者睁开双眼的视觉方向，既不以左眼为准也不以右眼为准，而是以两眼中间的一个假想眼——中央眼为准的。因此，检测者注视被检测者右眼与左眼的视线应为B。双方的视线根本就不重合，怎么能量出精确的距离呢？即便量出来一个数值，这个数值到底是什么的距离也应当是一模糊的概念。这是第一个说不清楚。

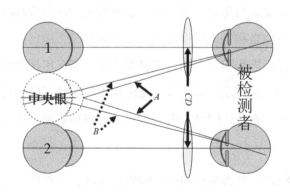

图5-4 瞳距检测示意图

说明：A 为被测者注视检测者鼻梁的双眼视线；
  B 为检测者注视被测者右眼、左眼的视线。

第二个说不清楚就是，既然量的是远用"瞳距"，被测者没看远哪来的远用"瞳距"呢？量的不是远用"瞳距"，那量的到底是什么呢？很显然，这样量只能是被测者看"一臂"远距离时的"瞳距"。这样的"瞳距"偏要作为远用瞳距使用是没有一点道理的。

那么，"瞳距"到底应当怎样测量呢？我们通过对照图 5-4 来说明，检查者正确测量"瞳距"方法应是：

（1）自己与被检测者正面相对，并将自己的眼保持在于被检测者的眼同等高度；

（2）请被检测者用双眼注视自己的眼①；

（3）闭上自己的眼②，用眼①注视被测右眼瞳孔的外缘（或内缘）确定"瞳距"测量的零点；

（4）请被检测者用双眼注视自己的眼②；

（5）闭上自己的眼①，用眼②注视被测右眼瞳孔的内缘（或外缘），确定"瞳距"测量的终点。此时的测量的读数就是被测者的远用"瞳距"。

只有这样量出来的瞳距，才是远用瞳距。

4. 单眼观察，是"近用瞳距"测量的基本要求

在这里，之所以要使用加引号的"近用瞳距"，这是因为：我们戴用眼镜的镜片必定是在我们眼前 12mm 之前（图 5-5），配近用眼镜实际使用的是 NCD（近用光学中心距），并非是 NPD（近用瞳距）。当前大家习惯上将配制眼镜的 NCD 称为 NPD。尽管这种称谓已经约定成俗，按约定成俗的办法去说是不会有问题，但实际测量还是要尊重客观实际，讲究科学的。

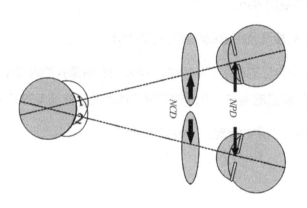

图 5-5　近用"同居"测量示意图

为我们测量"近用瞳距"的最基本的基础就是：我们的两只眼看近看的是一个点，而不是两个点（更不会一片）。检测者必须从我们看的点的位置分别看我们右眼、左眼，检测者的视线才会与被我们的视线重合。检测中，检测者只睁开观察的眼，先观察我们的右眼瞳孔的外缘（或内缘）确定"瞳距"测量的零点，再观察被测者的左眼瞳孔的内缘（或外缘）确定"瞳距"测量的终点。只有这样量出来的"近用瞳距"，才是我们配制近用眼镜的"近用瞳距"。

5. 远用瞳距和近用瞳距的关系

配镜中的远用瞳距和"近用瞳距"有什么关系呢？从图5-6中可以知道：$\triangle ABC \backsim \triangle EFC$，则 $CB:CF = AB:EF$，故 $EF = (AB \times CF) \div CB$。将相关数值代入后则有：

$$EF = (AB \times 0.027) \div 0.327。$$

例如，远用瞳距假定为60mm，AB 则为30mm。代入上式，经计算，可知：$EF \approx 0.002477m$，即单侧近用瞳距比单侧远用瞳距小2.5mm，这也就是说60mm的远用瞳距减去5mm才可作为"近用瞳距"。传统观念中用远用瞳距减2~3mm作为近用瞳距的做法则是不正确的。

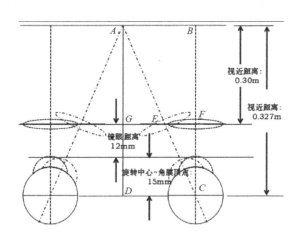

图5-6　远用瞳距与近用瞳距关系示意图

用公式计算尽管准确，但不方便。直接求出"近用瞳距"的公式则为：

$$近用光学中心距（NCD）= \frac{远用瞳距（PD）\times 3.00}{3.27} = PD \times 0.9174 \approx PD \times 0.92$$

这也就是说，远用瞳距与"近用瞳距"的关系就是 1 ： 0.92。据此可以说，只要知道远用瞳距，根据这个简单公式就可以快速计算出"近用瞳距"即近用光学中心距的数值。

6. 怎样看出测量瞳距一定是不对的?

对于配镜来说,怎样看出大夫或验光师给自己量的瞳距就是不对的呢?在这方面有必要注意以下几点。

(1)坚持使用手工测量的,出错的机会相对较多。出错的概率,与经验多少无关,往往是:越是老资格,越容易出现错误。

(2)只要大夫或验光师把手指(或一支笔)放在他鼻子前,让你看他的手指(或一支笔)的,不会量出正确的配镜的瞳距。

(3)量瞳距时,大夫或验光师始终睁着两只眼的,这样测量出的瞳距不会是正确的。

(4)"近用瞳距"(mm)>远用瞳距 – 5:一定是不正确的。

7. 瞳距仪测量瞳距的数据准吗？

使用瞳距仪测量瞳距准不准，这是配镜的人时常感到困惑的一个问题。因为有个别的验光师经常会对验配镜的人说，他要用手工（直尺）测量法来核对一下瞳距的数据。

瞳距仪的工作原理，是由光源照亮的视标经光学系统成像在患者眼前某一特定的工作距离处，工作距离的控制是由仪器内部的一个凸透镜与被测眼的距离来控制的（图5-7）。当患者注视视标时，其左右眼的视轴相交于这一特定的工作距离处。此时光线在患者左右眼角膜表面上各形成一个反光点。验光师通过目镜可以同时看到对准游丝（或裂像系统）和这两个反光点，移动左右读数游丝分别对准患者左右眼的反光点（或裂像合成）后，即可在数据显示视窗中读取到被测者的相应的瞳距、单侧瞳距。

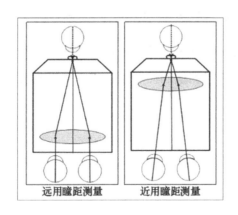

图5-7　瞳距仪："远瞳距"、"近瞳距"测量时内部凸透镜的位置

瞳距仪，可以检测∞~0.3m视距的"瞳距"（眼镜的光学中心距），一般会将55mm、65mm、75mm三个视距标定在视距显示中。瞳距仪的最小读数精确到0.5mm。

瞳距仪操作简单，在测量瞳距的过程中减少了人工测量带来的误差及在计算时造成的人为误差。应当说，在验光配镜过程中，瞳距仪的应用比瞳距尺的更具有重要的意义。

瞳距测量实际上也就包含了对患者视远时的瞳距测量和视近时的瞳距测量。通常情况下，我们把 5m 或 5m 以外的距离作为人眼的远用距离，而把 0.3~1m 作为人眼近用工作的标准距离，所以不同用途的眼镜需要的瞳距不一样。

使用瞳距仪检测瞳距，应属于一种在人为的客观条件的检测，这种检测得到的检测结果远比传统直尺检测要精确得多，应当说瞳距仪检测的结果是非常准确的。直尺检测不具有核定瞳距仪检测数据的客观依据，与此相关的说法只能作为营销策略来理解。使用瞳距仪保证了检测是在以下 3 种情况下进行的。

（1）检测者的双眼与被测者的双眼：同一水平面。

（2）在 0.3~1.0m 模拟视距条件下，为精确检测"近用瞳距"提供了可能。

（3）保证在正确镜眼距离（12mm）测量瞳距。

所以说用瞳距仪替换瞳距尺是很有必要的，它不仅精确了我们两眼的瞳距，而且还带来了测量的便利性，减少了因为瞳距问题对眼睛造成的伤害。

第 六 章

话说隐形眼镜
的 C、D

　　屈光不正的矫正，在当前，普通框架眼镜仍旧是屈光矫正中的主流。但是，我们也不能忽视隐形眼镜的使用问题。据有关部门统计，隐形眼镜的使用者正以每年15%的速度在增长着。

　　隐形眼镜，是一种直接放置在角膜上的一种光学元件，对隐形眼镜的戴用问题，是绝对不应当以马马虎虎、还凑合的态度来对待的。那么，什么样的情况才是戴用隐形眼镜的适应症？什么样的情况根本就不应使用这种眼镜？戴用眼镜以后，什么样的情况属于正常反应？什么情况算是不良反应？再比如，隐形眼镜的镜度，到底准不准；戴用 Ortho-K 眼镜，怎么就会让角膜穿了孔呢？

　　上述这些问题，隐形眼镜的戴用者不一定会知道。但是，这些问题，又是隐形眼镜的戴用者应当了解的问题。在这一部分，我们就是要以这些直接与眼有关的问题为线索，对与戴用隐形眼镜相关的最一般的问题进行讨论与说明。

1. 关于隐形眼镜的 C 与 D

　　各位读者朋友一定感到奇怪，都是讲 A、B、C，怎么却来了个 C、D 呢？在这里先向读者说明这个问题。一般情况下，讲隐形眼镜，就要讲其发展的历史、眼的解剖组织生理、生产工艺。也都必然要讲下面这两个图来讲述达·芬奇在水罐中睁开眼的情景与达·芬奇画的草图（图 6-1）。并认为，这是在做的关于隐形眼镜的试验。

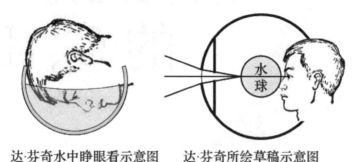

达·芬奇水中睁眼看示意图　　达·芬奇所绘草稿示意图

图 6-1　达·芬奇水中睁开眼的光学发现

　　从图中的情景看，眼镜没有隐了形，脸却隐了形。客观上讲，达·芬奇在水中睁开眼应当是发现了光的某种现象是可能的，但要说这与隐形眼镜的试验有关就过于牵强了。类似这样带有猜测、推理的问题，在本书中就将列入隐形眼镜的 A 类问题。

　　而关于隐形眼镜指通过什么机械制造的，制造的方法是什么，这些都是隐形眼镜厂家的事情。这样的问题与隐形眼镜使用者的戴用并无直接关系，在本书中是作为隐形眼镜的 B 类问题进行处理的。

　　对于隐形眼镜与"我"直接有关的，如什么样的人能戴，什么样的人不能戴，该如何进行选择隐形眼镜的类型等。这些在实际戴用隐形眼镜之前的准备性的工作，就是在本书中被列为 C 类问题的有关内容。

那么，什么样的问题被归入 D 类问题了呢？只有戴用隐形眼镜之后的问题了。这就是说，戴用以后的正常反应，不良反应及科学合理戴用等问题都将属于 D 类问题。

这本书中，为什么要将隐形眼镜的有关问题，分成 A、B、C、D 四类问题呢？应当说这与本书的性质有关，这本书要达到的目的是：为戴眼镜者现实的配镜提供有价值的知识与实用的方法。对这四类问题，本书对 A、B 两类问题将采取忽略的处理办法，不再进行相关的讨论。在此，需要说明的是，我们不可能对 C、D 两类问题的全部进行讨论。本书中，仅就这些问题中，人们最关心的问题进行基本常识的介绍。

在对精选的问题进行讨论之前，我们先来探讨两个额外的问题，这两个问题就是：戴用隐形会不会丢？戴隐形眼镜有没有危险？这两个问题应当是游离于 A、B、C、D 四类问题之外的两个问题，而这两个问题又是理应有一个说法之后，我们再来讨论 C、D 两类问题才具有实际意义。

2. 隐形眼镜会不会丢

有些未戴用隐形眼镜的人，心中会有一个不大不小的疑问：这东西，是既没框也没带，会不会丢啊？

隐形眼镜绝对不会丢这样的话，在这个世界上还不太会有人敢说。因为，这东西确实有丢的：游泳落在池子里，找不到的；掉到地上后，爬着找眼镜的也还是时有发生的。因此，丢还是可能的。但是，这都应当是戴用不当所引起的。只要戴用得当，隐形眼镜这东西还是不容易丢的。

那么，没框也没带，隐形眼镜为什么就能呆在角膜上呢？隐形眼镜在角膜上能既不掉，也不跑的原因有三个。

一、表面张力的作用

隐形眼镜能贴附在角膜上掉不下来的原因就是液体的表面张力的作用。当我们将一块小玻璃片贴在垂直放置在一块玻璃中央，这块小玻璃片就会杆溜下来。但是，当我们如图6-2所示，在玻璃上涂上少许液体，再将小玻璃片放在液体上，这时再想将这块小玻璃抠下来则是很费劲的，液体在玻璃中间所产生的这种力量就叫做表面张力。隐形眼镜与角膜之间的泪液所产生的表面张力，就是隐形眼镜掉不下来的原因。

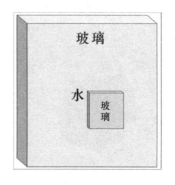

图6-2　表面张力示意图

二、隐形眼镜的形态

隐形眼镜在戴用中，能始终保持在角膜上的最主要原因是：隐形眼镜内曲面与角膜前表面的弯曲度的一致性密切相关。图6-3就是两者曲面附和的示意图。镜片与角膜曲面的一致性，以及眼睑对镜片按摩压力的作用下，使镜片滑向弯曲度较小的巩膜的可能性几乎为零。这应当是隐形眼镜始终保持在角膜上的原因。

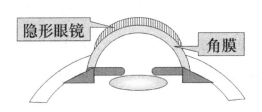

图6-3　隐形眼镜与角膜曲面附和示意图

隐形眼镜在角膜上也不能一动不动，仍旧需要有一些轻微的运动。否则的话，隐形眼镜就会长在角膜上，一旦出现长在角膜上的情况，只能采取手术剥离的方法。因此，我们戴用的隐形眼镜，在周边部都会被设计成略平坦些向外微翘的形态。

三、重力的作用

对于需要使用隐形眼镜矫正中的中、高度散光者，隐形眼镜在角膜上随意转动显然是不行的。隐形眼镜中的双光镜也有相同的问题。

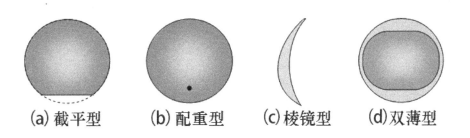

(a) 截平型　　(b) 配重型　　(c) 棱镜型　　(d) 双薄型

图6-4　隐形眼镜保持稳定方位的基本方法

隐形眼镜在处理这一问题时，所使用的方法有五种：

（1）截平型隐形眼镜［图6-4（a）］。是把隐形眼镜的下方裁去一部分；

（2）配重型隐形眼镜［图6-4（b）］。是在隐形眼镜的下方镜片内放置一个比重较高的金属微粒；

（3）棱镜型隐形眼镜［图6-4（c）］。是将隐形眼镜设计为棱镜形式。

以上三种方法，共同的原理都是：通过增加镜片下方的重量，利用地心引力的作用使镜片子午线位置能够保持在相对稳定的状态。

（4）双薄型隐形眼镜［图6-4（d）］。双薄型，是将隐形眼镜的上、下部做薄，利用眼睑的作用使镜片子午线位置保持在相对稳定的状态的一种方法。

（5）后复曲面型隐形眼镜。这是一种将镜片的后曲面制作成与角膜散光程度相符合的复曲面形式，以保证镜片子午线位置相对稳定状态的一种方法。这种方法对非角膜性散光的矫正意义不大。

通过以上叙述，隐形眼镜为什么不掉的问题应当已经解决了。同时，也解决了对于散光矫正镜片的方向稳定性问题。应当说，只要使用与角膜曲率相适宜的眼镜片，只要戴到角膜上，在正常生活与工作环境下使用的话，隐形眼镜就不会从眼里掉出来。导致掉片的最常见的原因有三个：一是手哆嗦，二是别人碰，三是游泳忘了摘眼镜。这三种情况纯属个人问题，只有自己多加注意。

3. 时尚与危险的并存

隐形眼镜在眼镜中，通常是跟青春与时尚相关联的。正是这种心理与概念上的关联，引导着青年人对隐形眼镜的应用。时尚实际上就是一种社会的认知的一种倾向性。当一个年轻人浑身珠光宝气、锦衣华裳的情况下，戴用一副平常的眼镜，的确是不太适宜。当使用隐形眼镜时，尽管不一定能增色多少，但看不到眼镜了，也就无所谓适宜不适宜了。人们就会将这种形象解释为：自然的就是最美的。当然，当一名高度屈光不正的人，在戴用普通眼镜进行屈光矫正时，的确在外观视觉效果方面是与人们习惯上的审美观念还是有一定差异的（图6-5）：

高度近视眼戴用普通眼镜，眼睛将会变小，连脸的外侧都会进入眼镜框。

而远视眼在使用普通眼镜进行屈光矫正时，眼睛又会夸大。

假如被测者，一只眼是近视，另一只眼是远视的话，就会同图6-5中的这个人一模一样：一只眼是小眼巴踏，另一只眼则是大眼赛牛。这样的情况，也的确是有些观瞻不宜了。而当被测者换用隐形眼镜时，这种不雅的观瞻效果自然就完全消失，不雅的现象被克服掉了，结果如何呢？自然是美丽动人多了。这应当是既获得了好的视觉效果，又讲究了时尚。

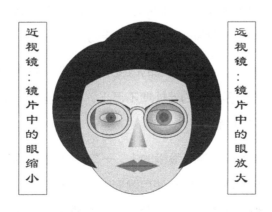

图6-5　近视眼、远视眼戴普通眼镜的外观视觉效果

当然，时尚也并非没有限制，普通老百姓戴着隐形眼镜，在迷了眼的时候，找个洁净地方摘下来清洁护理一下也就可以了。但是，倘若您正在给人作报告时被灰尘迷眼了，这个时候，这个隐形眼镜是摘呢？还是不摘呢？摘吧，一低头，手一捏，按说也容易。但是，这个简单的摘镜动作您不一定敢在讲台上做。不摘吧，就是一个泪眼婆娑。这可能也是领导者们戴隐形眼镜绝对少的一个原因吧。这只不过是一个令人尴尬的场面而已。

戴用隐形眼镜，眼会不会发生什么改变呢？应当说改变是肯定的。眼发生改变的部位，是以隐形眼镜周围比邻的解剖组织结构为影响对象的，这些解剖组织结构包括：角膜、结膜和泪液。这些改变的主要原因如下。

（1）隐形眼镜作为外来物，所引起的眼对隐形眼镜这种"异物"的应激性反应。

（2）角膜前层 O_2 的供给量下降，所造成角膜乏氧反应。尽管各种书籍均讲，使用隐形眼镜可以保证眼的生理需求。但是，使用隐形眼镜总会比不使用时获得的 O_2 要少，这种情况是不争的事实。这就好比穿背心与穿衬衫一样，两者必定还是存在差异的。

（3）泪液更新的时间要加长，这主要是指镜片与角膜间的泪液。更新时间的延长，泪液中营养、有机盐、维生素等成分也一定会下降，其代谢产物也会相对淤积。

（4）泪液更新速度慢，还可能会为一些微生物的繁殖提供一个避难所。这样的话就有可能造成角膜的霉菌感染或溃疡。

应当说，上述原因所造成的眼的改变有轻有重，处理及时、得当者，不会造成明显的不良影响。倘若处理不得当，也可能会造成角膜溃疡、角膜穿孔等比较严重的问题。

综上所述，准备戴用隐形眼镜的人，一定要清楚：戴用隐形眼镜是一件时尚与危险并存的事情。对于使用隐形眼镜者来说，关键的问题是要做到：既要讲了时尚，又要规避了危险。这就牵涉到隐形眼镜的安全科学、健康卫生使用的问题。这里只告诫隐形眼镜的戴用者与准备戴用者两点。

① 隐形眼镜黑、白天连轴转的戴用方法是不得当的。

② 隐形眼镜镜片的超期服役是极不正确的。

有关隐形眼镜安全科学、健康卫生使用的问题当然不止这两条，有关详细地内容请阅读这一部分的最后一个问题《安全与健康戴用隐形眼镜》。但是，上述两个问题，绝对是最重要的两个必须要注意的问题。

4.C₁：隐形眼镜与框架眼镜的镜度换算

　　隐形眼镜的屈光矫正镜度是怎样确定的呢？隐形眼镜的屈光矫正镜度准不准呢？这可能是很多准备戴用隐形眼镜的人会关心的问题。让我们首先来看远视眼的使用远用屈光矫正镜度进行矫正的状况（图6-6）。

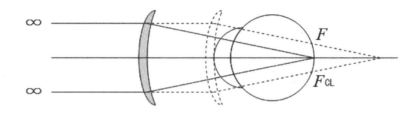

图6-6　远视眼使用未经换算的矫正镜度时的效果

　　镜片在屈光矫正镜度不变的情况下，由正常戴用的眼前12mm的位置移到角膜表面时，镜片的折射力未变，其光线的会聚点将会表现为：在视网膜后聚焦，呈现远视眼矫正不足的状态。

　　假如这种镜片的移位伴随着镜片的屈光度增大，对光的折射力就会加强。这样的话，无限远来的平行光仍会聚焦在视网膜上（图6-7）。

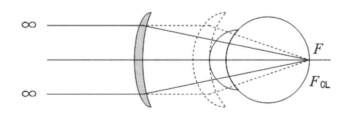

图6-7　远视眼使用经过换算的矫正镜度时的效果

　　而将近视眼在12mm的镜眼距条件下所使用的屈光矫正镜度，放置在角膜上使用的话，就会因其对光的发散力过大，导致无限远来的平行光线聚焦在视网膜后（图6-8），而呈现负镜度的过度矫正现象。

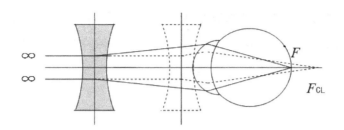

图6-8　近视眼使用未经换算的矫正镜度时的效果

倘若在将眼镜片移动到角膜上时,屈光矫正镜度也适当降低的话(图6-9),由于镜片对光的发散力减弱, 只要镜度减低的程度适宜, 无限远来的平行光也将会聚焦在视网膜上。

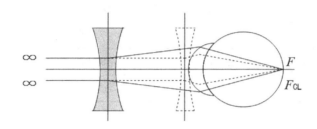

图6-9　近视眼使用经过换算的矫正镜度时的效果

通过以上叙述，就可以明确：戴用普通眼镜者，在换用隐形眼镜时，必须使镜片的正镜效度增大,才能实现正确的屈光矫正镜度。增加正镜效度，近视眼表现为负镜度的降低，而远视眼则表现为正镜的增加。隐形眼镜与普通眼镜在镜度上的关系可以用下列公式表示：

$$D_{CL} = \frac{D}{1 - 0.012 \times D}$$

式中：D_{CL}——隐形眼镜镜度；

D——普通眼镜镜度；

0.012——普通眼镜的镜眼距离12mm。

不管是配用普通眼镜，还是配用隐形眼镜，配镜者在接受验光时，检测到的屈光矫正镜度都是在眼前 12mm 距离检测到的。当我们配用普通眼镜时，将直接使用检测到的验光镜度。当我们配用隐形眼镜时，就须将检测到的屈光矫正进行转换。转换的有两种，一种是按前面的公式进行计算并修正，另一种就是直接查表 6-1。

表 6-1　验光处方镜度的隐形镜度转换

验光处方镜度	修正量	验光处方镜度	隐形眼镜镜度
< 4.00D	/	− 12.00D	− 10.50D
±4.00~6.00D	± 0.25D	− 13.00D	− 11.25D
±6.25~7.00D	± 0.50D	− 14.00D	− 12.00D
±7.25~9.00D	± 0.75D	− 15.00D	− 12.75D
±9.25~9.00D	± 1.00D	− 16.00D	− 13.50D
±10.50~11.25D	± 1.25D	− 17.00D	− 13.00D
±11.50D	± 1.50D	− 18.00D	− 14.75D
		− 20.00D	− 16.00D

读者会在上表中，发现这样一个问题：± 11.50D 的修正量为 ± 1.50D。而 − 12.00D 处方镜度在转换成隐形镜的镜度时为 − 10.50D，修正量也恰好是 1.50D。两者的修正量，怎么会完全一样呢？

我们通过用前述公式对 − 11.50D、− 12.00D 进行计算就会得出镜度的精确转换值分别为：− 10.10544815D、− 10.48951049D。眼镜片中根本就不会有这样的镜度，只有：− 10.00D、− 10.25D、− 10.50D。正是这一原因，矫正镜度为 − 11.50D 的配镜者，只能选用 − 10.00D 的隐形眼镜，而 − 12.00D 的配镜者也必须选用 − 10.50D 的隐形眼镜。这也就是说，隐形眼镜在镜度的精确程度上，其屈光矫正镜度的允许误差量应 ≤ 0.125D。

5.C_2：隐形眼镜的优势

尽管对戴用隐形眼镜进行屈光矫正这种方法，人们是褒贬不一的。但是，那么多人在使用隐形眼镜，总是有一定道理和原因的。应当说，这与隐形眼镜在某些方面有着普通眼镜难于发挥的作用有关。大致上说，隐形眼镜有以下五个方面的优势。

一、视野范围大

隐形眼镜戴用中，眼镜是随眼球的转动与角膜同步移动的。因此，戴用隐形眼镜所获得的视野范围与裸眼条件下的视野范围基本一致。

而普通眼镜只能放置在眼前固定的位置，而且这种眼镜也不太可能对眼球予以全部遮挡。从图 6-10 中就可以看出，戴用普通眼镜时，只能获得镜圈之内的矫正视野范围。

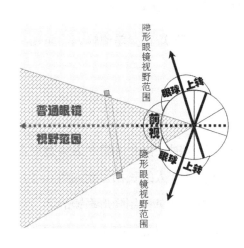

图 6-10　隐形与普通眼镜视野比较

二、视觉像差较小

戴用普通眼镜，其光学中心区域永远是被固定在正前方的，当我们使用镜片的周边区时，就必然会有一定程度的像散和色散。

而使用隐形眼镜时，不管眼球转向哪一个方向，我们的视觉所使用的都是镜片的光学中心区域。这也就是说，在使用隐形眼镜之时，只要眼镜不发生异常偏位的话，戴用者所获得的屈光矫正像质一定会明显优于普通眼镜。这是戴用隐形眼镜的第 2 个优势。

三、双眼融像能力增强

从屈光学理论讲，两眼的屈光矫正镜度差 ≥ ±2.50D，使用普通眼镜进行矫正，其效果一般都不够理想，往往仍旧会有复视现象。因此，对两眼屈光差 ≥ ±2.50D 的屈光状态就可以诊断为屈光参差。

在实际屈光矫正中，对参差量达到或超过 ±3.00D 者都会被建议：戴用隐形眼镜。这是因为应用隐形眼镜进行矫正后，有两种作用产生：① 通过镜度转换，使两眼的参差值会得到适当减小；② 镜 – 眼系统光程缩短，使两眼的知觉像趋于接近。两眼知觉像大小趋于接近，这是隐形眼镜比普通眼镜具有更大的双眼融像能力的根本原因。

使用隐形眼镜，可以有效矫正参差值较大的屈光参差，这应当是隐形眼镜的第 3 个优势。

四、对容貌没有影响

在介绍隐形眼镜的优势时，都会讲隐形眼镜有美容作用。应当说，这种说法并不准确。例如，一个人的长相，就如图 6-11（a）这样的两段半截眉、脸颊上的那一个泪痣。假如使用隐形眼镜的话，这颗痣就无法被掩盖。这两段半截眉给人感觉的是不是显得有点过于宽阔了呢？当戴用普通眼镜时，这两个被视为问题的现象都被有效地解决了 [图 6-11（b）]。

通过对图 6-11 的解释，应当说戴用隐形眼镜，发挥的作用是：不影响面部的自然形象。到底是美了，还是丑了，这要根据具体情况来看。应当说一张非常生动耐看的脸，是不适于使用造型比较呆板的普通眼镜的。

之所以演艺人员戴用隐形眼镜的人相对较多，可能是因为他们更需要向观众展现充满灿烂笑容，传神的眼神及生动的表情的缘故吧。这才应当是隐形眼镜戴用美的真正实质所在。戴用隐形眼镜之所以会被认为美的原因，并不是因为角膜上多了的这个小镜片有什么神奇的作用，而只是因为：人所具有的自然面部美，没有受到外来因素的影响而已。假如一个人戴隐形眼镜时可以称为美的话，这个人在不戴隐形眼镜时也一定会是美的。

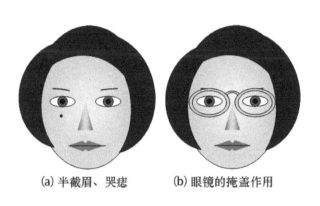

(a) 半截眉、哭痣　　　(b) 眼镜的掩盖作用

图 6-11　眼镜的掩盖美化作用

五、隐形眼镜具有治疗作用

隐形眼镜在治疗方面的作用有 3 种。

（1）促进修复、愈合的作用。隐形眼镜中有一种可以用于治疗的软性隐形眼镜。对角膜上皮损伤，角膜小穿孔伤等病理改变，这种眼镜可以发挥保护创面、绷带样的护理作用，从而起到促进组织的修复和穿孔的愈合。

（2）载药、缓释作用。将治疗性软性隐形眼镜在药液中进行充分浸泡，戴用这种经过浸泡的隐形眼镜可以使药物作用因缓释而延长。

（3）医疗美容。对于因某些疾病而导致瞳孔过大，黑眼珠变白（白化病）等病变，可以将隐形眼镜的非中心区域设计成褐色或深褐色，为患者创建一个人工瞳孔，减少其畏光现象、提高其深径觉能力。这种带有医疗性质的隐形眼镜戴用形式就属于医疗美容范围。

以上所述及的五个方面的优势，应当是选择戴用隐形眼镜最符合理性思维的原因。对于一个具体的配镜者，是选择配用普通眼镜，还是选用隐形眼镜，甚至两种眼镜都配，都要根据自己的情况而定。例如，图3-10中的宽脸小瞳距的人，选用隐形眼镜就可能会摆脱娃娃脸的窘况。而图3-11自然是选择普通眼镜更为妥当一些。

6.C₃：隐形眼镜的不足

隐形眼镜也和世界上所有的事物一样，既有它的长处，也有它的不足。作为一名准备使用隐形眼镜的人必须意识到自己：既可以享受这种眼镜带来的视觉矫正方面的优势、维持固有自然美的同时，也将得到隐形眼镜不足所带来的影响。隐形眼镜的不足可以概括为以下几个方面。

（1）对眼的状态有要求。眼部有某些疾患的人，不宜配戴隐形眼镜。如结膜炎、干眼症（尤其不适宜使用高含水量的隐形眼镜，否则将因蒸发过快，更觉干涩）。

（2）对应用环境有一定要求。隐形眼镜是不适于在风沙大、烟雾灰尘较大、化学腐蚀气体浓度过高的环境适应的。在这种情况下戴用，极容易造成眼部的损伤。

（3）对卫生要求比较严格。戴用这种眼镜，对操作环境及手部、眼部的清洁卫生要求相当严格。例如，不把手洗干净的话，是绝对不能进行隐形眼镜摘戴的。否则的话，就会导致眼部的感染。

（4）对角膜的机械作用。在眼睑的作用下，隐形眼镜放置在角膜上，必然会对角膜产生一定的按摩、压迫，甚至磨损的作用，也必然会在一定程度上对角膜的形态发生影响，这种影响一般是不规则的。

（5）散光的矫正效果较差。隐形眼镜对散光的矫正有一定的局限性。对于屈光矫正镜度中散光成分偏大的矫正效果一般都存在不理想的状况，尤其是软性隐形眼镜。

（6）戴用感觉较差。戴用隐形眼镜经常会有异物感、角膜刺激症状和干燥感。特别是硬性隐形眼镜，异物感、角膜刺激症状更为明显。

（7）戴用操作比较麻烦。隐形眼镜的戴用程序相对比较麻烦，要求较高。不经过反复训练，就没有办法掌握这种操作程序和方法。

（8）初戴时，会感觉看东西的清晰度不如框架眼镜。这是戴用隐形眼镜所看到的视像比普通眼镜要大一些的真实情况所致。

以上8个方面，就是配用隐形眼镜者必须要面对的，而且是可以通过自身感觉体验到的隐形眼镜的不足。每一个人在准备戴用隐形眼镜之时，都要考虑到隐形眼镜有哪些优势，又有哪些不足这样两个问题。

眼睛文化·小贴士 9

我国光学专家看到过的最早的眼镜

据有关资料介绍，我国光学专家于福嘉1978年造访英国皇家博物馆时，曾看到被博物馆珍藏的一副水晶眼镜，眼镜是装在一只圆形的锦盒中，据介绍这副眼镜制造于我国的宋朝。这说明，在我国宋朝已经可以制造眼镜了。应当说，这是中国眼镜最好的实物例证。

尽管我们今天还难于确定眼镜发明的确切年代，也难于确认这位伟大的发明家到底是谁。但是，应当基本可以肯定：印刷术是我国的四大发明之一，眼镜的发明一定是在印刷术发明之后，一定是人的寿命可以达到50岁以上之时，人的寿命达不到50岁就不会有使用老花镜的需求。这就是说，眼镜的发明时间应当在我国的汉朝至宋朝之间，但应当除外南北朝时期（这一时期我国人的寿命为50岁）。

7.C_4: 隐形眼镜的禁忌症

对准备戴用隐形眼镜进行屈光矫正者，是不是了解了隐形眼镜有哪些优势，有哪些不足，就可以做出购买的决定了呢？此时做出购买的决定还是为时过早。还必须清楚：自己是否存在戴用隐形眼镜的禁忌症。倘若有禁忌症中的情况的话，了解什么都没有意义，即便您比设计人员还设计人员，都没有实际的意义。那么什么样的人是不能戴隐形眼镜的人呢？在眼–视光学界人士中，普遍认为，在以下几种情况下，不宜选用隐形眼镜进行屈光矫正。

一、眼病患者

患有急、慢性眼病的人，不适宜选用隐形眼镜，特别是眼部的感染性疾患（如角膜眼、睑缘炎、急性结膜炎等）和泪道疾患者（泪道阻塞、泪囊炎、泪液分泌障碍者：泪液分泌减少显然不适于戴用软性隐形眼镜）。

二、某些全身性疾病

患有某些全身疾病的人，也是不宜使用隐形眼镜的。这些疾病应当至少包括以下几类。

（1）内分泌、代谢性疾病。患有与代谢障碍有关疾病的人，不宜使用隐形眼镜。例如患有糖尿病的人就不适宜戴用隐形眼镜。特别是尚未得到有效控制的糖尿病患者，在戴用隐形眼镜之后，眼部感染发生炎症、溃疡等的概率将会明显增大。再例如甲状腺机能患者，大多会有眼睑闭合不全、角膜过度暴露的现象，这种情况也是不适宜戴用隐形眼镜。

（2）免疫缺陷性疾病。不管是先天性免疫缺陷性疾病，还是后天性免疫缺陷性疾病，经常会出现眼部的病变，如结膜水肿、结膜炎、角膜炎、虹膜炎等眼部感染性改变。因此，红斑狼疮、皮肌炎、结节动脉周围炎、白塞氏综合征等疾病都不宜戴用隐形眼镜。否则的话，有可能导致严重的眼部感染性疾病。

（3）某些运动障碍性疾病。不管什么疾病，只要引起头部震颤、手哆嗦者，就不适宜使用隐形眼镜。这也就是说，手与眼相互间精确定位没准的人，不宜戴用隐形眼镜，戴用的风险系数太大。

（4）眼周围组织器官的慢性炎症改变。例如慢性鼻窦炎等。

三、环境因素

环境因素，应当说是多方面的，环境条件与隐形眼镜的科学合理戴用也是有一定关系的。此处，我们仅以地理环境与生活、工作环境为例来说明环境因素与隐形眼镜的戴用关系。

（1）地理环境。在空气稀薄，氧分压较低的环境下就不适于使用隐形眼镜，例如，在被誉为世界屋脊的我国的青藏高原生活的人，就不应当使用隐形眼镜。本来就缺氧，角膜获得一点氧气是挺不容易的事，我们偏要再加上个镜片让角膜摄氧更加困难，这不就有了问题了吗？例如，在领导干部的楷模孔繁森先生工作过的阿里地区生活着的人们，就根本不应当有戴用隐形眼镜想法。从海拔高度讲，只要能引起初来乍到的人喘气困难的地方，就不应当使用隐形眼镜。而对于生活在海拔2000~4000m地区人，则应根据自己的情况而定。例如生活在秦岭地区的人，长期工作在山头上的人，就应当悠着点戴，而对于工作在海拔相对较低山谷里的人就没必要悠着戴。

（2）生活工作环境。戴隐形眼镜也要注意自己的生活与工作的具体环境。假如、自己的工作就处在爆土扬尘的环境中，就不应当戴用隐形眼镜。再如，交通民警三伏天站在烈日炎炎的马路上，也是不太适于使用隐形眼镜的。当人们轻舟荡漾在昆明湖的水面时，戴不戴隐形眼镜是不会有什么区别的。可是在大海中谋生的渔民适于戴用隐形眼镜吗？他在乘风破浪时也许无所谓，但是，我们应当考虑到他们面临狂风暴雨、惊涛骇浪时是否还适于戴用呢?

因此,应当说,人的生活环境既是稳定的,又是处于不断变化中的。是否选用隐形眼镜,这是配镜者个人权利所决定的。选也好,不选也罢,但是,必须掌握一条原则:不该戴的时候,就不应当戴。隐形眼镜只能在适宜戴用的情况下进行戴用。

四、个人生活习惯

戴用隐形眼镜对个人的生活习惯是有一定要求的,说得清楚一点,就是不讲究卫生、生活缺少规律、办事马虎的人不宜使用隐形眼镜。但这类说法只能意会不宜明说。说得隐晦一些的话,就应当是:生活随意、不拘小节的人不适于使用隐形眼镜。

在准备选用隐形眼镜的时候,配镜者还须要考虑到以上四个方面的问题。在这四个方面,除不良的生活习惯是可以通过自己的努力得到立即改善之外,其他三个条件都将是在短时间,甚至终生都是难于改善的,因此前三个方面是自己需要主要考虑的方面。

五、生活自理能力较差者

造成生活自理能力较差的原因,大致上讲主要有以下五种情况:① 年龄较小(一般指低于 16 岁)者;② 精神病患者;③ 年龄较大行动困难者;④ 双臂严重残疾者;⑤ 疾病沉重,行动不便者。这五种情况,都难于保证将镜片准确地放置在角膜上,在戴用隐形眼镜时,都将有明显的危险性。因此,这五种原因所造成的自立能力不佳的情况,都不适于戴用隐形眼镜。

以上所叙述的眼的状况、全身性疾病的状况、环境因素、个人生活习惯、生活自理能力这五个方面,就是评定自己是否适宜戴用隐形眼镜的主要的评定条件。如果在这几个方面的状况丢失良好的,选择戴用隐形眼镜就应当是适宜的。倘若,自己有以上五个方面中一种情况者,选择戴用隐形眼镜都是不适宜的。当然,对是否适于配用隐形眼镜,不但要考虑上述五种主要方面的问题，还应当考虑到某些特殊的情况。

例如，一名女同志在处于妊娠期与绝经期时，机体的内分泌状况将会出现很大的变化。在这种情况下，是不宜使用隐形眼镜的。对于从未戴用过隐形眼镜者来说，最好不再戴用。对于已经戴用过的，虽然可以继续佩戴，但应当随时注意相应的变化。

在眼－视光学还有一种不主张戴用隐形眼镜的情况，这就是只有单只眼的屈光不正者。对这种情况不主张配用隐形眼镜的解释就是：缺少备用眼，单眼不宜配用隐形眼镜。可能言外之意就是：只有一只眼的情况下，不宜再让隐形镜片在角膜上抖精神，当选最安全的矫正方式——使用普通眼镜进行矫正。

8.C₅：隐形眼镜的适应症

在前述情况下，是不适于配戴隐形眼镜的。这也就是说，以上情况除外，都可以选择戴用隐形眼镜。那么，最适合戴用隐形眼镜认识哪些呢？这些最适合于戴用隐形眼镜的情况，就是使用隐形眼镜的适应症。隐形眼镜的适应症，首先要求被测者自身的条件必须符合戴用隐形眼镜的要求，这些要求我们可以将其称为基本戴用条件。

一、隐形眼镜的基本戴用条件

（1）16~40 岁的青年与成年人。

（2）屈光矫正镜度 > ±1.50D，散光度 < 1.50D 者效果最佳。散光度 ≥ 1.50D，使用软性隐形眼镜进行矫正则效果较差，应选用硬性隐形眼镜。

（3）泪液膜破裂时间 > 15 秒。

（4）角膜完整，染色阴性。

（5）眼睑位置正常，眨眼闭合完全，眨眼频率正常。

二、最适于使用隐形眼镜的屈光不正

一般而言，只要不属于 C₄ 中所述情况的，能够使用普通眼镜进行矫正的屈光不正，又符合戴用隐形眼镜基本状况的，都可以选用隐形眼镜。但是，必须强调这样的一种事实：普通眼镜无法获得满意屈光矫正效果的，也是最适于使用隐形眼镜的，有以下两种情况。

（1）角膜不规则散光。

（2）大于 ±3.00D 的屈光参差。

只要配眼镜的人，具有符合隐形眼镜的基本戴用条件，又是隐形眼镜戴用适应症的，都可以通过选择使用隐形眼镜，来实现屈光矫正的目的。

在 C_2~C_5 中，我们已经介绍了关于隐形眼镜的优势与不足，禁忌症与适应症，可以说，只要了解了这几部分的内容，对自己是否可以选择隐形眼镜进行屈光矫正这一问题，得出正确的答案、做出正确的决定，都应当是相当容易的事了。

眼镜文化·小贴士 10

防风眼镜，也是眼镜的话

假如防风眼镜，也是眼镜的话，最早的眼镜就应当是防风眼镜，其最早的实物证据应当是在我国吐鲁番出土的公元三世纪左右的一种防沙眼镜（图1），这是一种用蚌壳类打上若干小孔的，用以遮光、防沙的眼镜。我国的达斡尔族人有用马尾毛编织的眼罩（图2），外形上与眼镜极为相似。我国的藏族同胞也有用牛尾毛编织成的类似眼罩，这些眼罩，至今仍在使用。

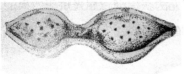

吐鲁番出土的防沙眼镜

图 1

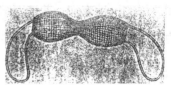

马尾毛编织的眼罩

图 2

9.C₆：隐形眼镜的软、硬选择

接下来的一个问题就是,作为一名已经决定消费隐形眼镜的配眼镜者,应当怎样选择隐形眼镜呢? 隐形眼镜的分类方法也有好多种，但是，配眼镜时所涉及的最常见的几种分类是:

（1）从眼镜片的硬性来划分的话，则有：硬性镜片和软性镜片之分；

（2）从眼镜片的透气性能来考察的话，隐形眼镜又可以分为透气性镜片、非透气性镜片两种；

（3）从镜片的吸水性能看，隐形眼镜可以分为吸水性镜片和非吸水性镜片两种；

（4）从镜片的含水量来看，隐形眼镜又分成两种，即低含水量镜片和高含水量镜片；

面对这四种分类，配镜者应当怎样选择呢? 配镜者，详细的情况，可以参照本章后的附表的内容来选择。但是，记住这个表并不太容易，在此，再给读者提供一个可资参考的办法；

（1）软性、透气、富含水——戴用舒适度较好，适应期短；

（2）硬——屈光矫正效果稳定，散光矫正比较理想；

（3）硬的易丢，不易污染；

（4）软的易坏，佩戴容易；

（5）硬的长寿，软的命短。

这五条应当是选择戴用哪种类型隐形眼镜最基本的方法。例如，要是要求享有较高的舒适度，就应当选用软性、透气、富含水的隐形眼镜，但是这种眼镜矫正效果的稳定性较差，对散光程度较大的矫正效果将更差。要想获得理想的矫正效果，只能选硬的、气少的、不含水的，戴用的舒适度就会相对较差。同样一类的眼镜，气多、水多的舒适度就会好一些。例如，硬性透气性隐形眼镜，就会比硬性不透气性隐形眼镜要舒适，其屈光矫正效果，将介于硬性隐形眼镜和软性隐形眼镜之间。这也算眼镜配制中的两种将就做法吧！

到此，与配镜者有关的，可以通过自己的思维，予以实施的隐形眼镜的选择方法，已经进行了简要的介绍。使用这些方法对是否应当选择隐形眼镜，应当怎样进行选择，选择什么种类的眼镜，应当是比较清楚了。只要按照这些方法进行选择，就应当不会再发生原则性错误。

10.C₇: Ortho-K ≠ OK

隐形眼镜中还有一种特殊的镜片，这种镜片的英文全名应为：Orthokeratology CL（缩写为：Ortho-K CL）。在我国，从这种镜片最初推向市场开始，就将这种镜片叫成了OK镜，是否这种称呼有一种"好的"镜的误导问题，可能成了很难说清楚的事情。这种眼镜的推广，经历了相当大的波折。开始，是一哄而上，随后出现了角膜严重损伤的案例，接下来就是有关部门的一纸封杀令。Ortho-K CL几乎是在一天中就黯然退出了。但是，曾经的戴用者有的在继续寻找这种隐形眼镜。Ortho-K CL在美国的经历同样经过这样的波折。近年来，这种眼镜又有悄悄回来了，正是在这种情况下，褚仁远、谢培英两位教授主编的《现代角膜塑形学》在2006年问世了。这项技术是否已经达到成熟的程度，在今天下这种结论还有些为时过早。但是对这种隐形眼镜，有一个明确、清醒的认识还是十分必要的，至少应当明确以下几个问题：

一、Ortho-K ≠ OK

Ortho-K的中文译文应当是角膜塑形，这种镜片也应叫做角膜塑形镜片，与好不好没直接关系。验配、戴用操作规范，就可能好，否则就好不了。

二、是否符合Ortho-K CL的戴用条件

这种眼镜，绝对不是一种所有的近视眼都可以戴用的东西。因此，倘若戴用者不符合OK镜的戴用条件，还是不要一意孤行为妥。准备戴用OK镜，一定要了解以下两个问题。

第一个问题：自己是否属于Ortho-K CL适宜戴用者

为预防、避免角膜不良戴用问题的发生，戴用OK镜者一定要符合、能满足下列条件：

① 无角膜异常及眼的疾患；

② 7 岁以上，自理能力强，有家长监护；

③ 近视屈光矫正镜度在 – 0.75~6.00D 之间（尤其是＜ – 4.00D 者），散光度＜ – 1.75D、轴位在 180±22.5°；

④ 角膜曲率应在 41.00~45.50D 为宜；

⑤ 近视程度持续进展的少年儿童；

⑥ 能承担塑形矫治费用。

第二个问题：可以成为 Ortho–K CL 使用者的人

仅仅具备上述条件还建的一定会成为 Ortho–K CL 的使用者。只有在具备下述心理与认识的情况下，才可能会成为 Ortho–K CL 的真正使用者。

① 理解 Ortho–K CL 的塑形道理、清楚潜在的问题。（a）塑形道理：就是将角膜暂时压平一些；（b）潜在问题：有可能出现严重的并发症。

② 知道 Ortho–K CL 只是缓解近视屈光矫正镜度；

③ 能保证完成随访操作者。

三、签订三方责任书

作为符合戴用条件者，验配单位就要和配镜者签订一份三方（配镜者、验配单位、镜片经销商）责任书，这份责任书上一定会有两个方面的关键内容：

① 镜片在使用中出现破损、遗失等情况时，应付费重新定片。配镜履行本责任书中规定的佩戴人责任的，致使本人健康和经济损失，应自行承担责任。

② 当因产品质量造成人身永久性损害的，经销商应负责赔偿；验配单位未履行告知责任造成人身永久性损害的，应负责处理与赔偿。

这份"责任书"一旦签订：（a）验配单位也就完成告知事宜；（b）因戴用发生健康损伤，责任自负；（c）因产品质量导致健康损伤，责任、赔偿则有经销商负责。签了这样一份责任书，才真正可以进入 Ortho–K CL 的相关验配程序中，才有资格跨出接受 Ortho–K CL 塑形矫正过程中至关重要的一步。

11.D₁: 戴用隐形眼镜的"正常"反应

戴用隐形眼镜，眼所发生的变化与反应，从严格意义上讲都是不正常的。之所以要把它分成"正常"与异常两类，是因为有的反应是可以自行消退的，或可以不用处理的，这类反应就被视为"正常"反应。戴用隐形眼镜后出现的反应中，属于正常反应的有主要以下几类：

（1）异物感；

（2）初期戴用时，结膜不同程度的充血；

（3）角膜敏感度下降；

（4）泪液分泌增多，类脂质成分比例增大；

（5）角膜可能会出现轻度水肿（在摘下眼镜后，大多可以自行恢复，出现水肿时有可能看东西会略大一些），戴用隐形眼镜后，角膜还会出现上皮小凹（镜片机械作用与新陈代谢受干扰）角膜上皮放射状沟（眼睑用力按摩眼球所致）。

以上这些反应，在摘下隐形眼镜，一般都是可以自行恢复的。

12.D₂：隐形眼镜戴用中出现的异常现象

戴用隐形眼镜也可能会出现必须接受医疗诊治处理的，需要接受医疗诊治的问题大致来源于以下四个方面。

（1）角膜：戴用隐形眼镜，角膜各组织层都会发生相应改变，最为常见的需要进行处置的有以下两种。

① 水肿：上皮损伤与擦伤、厚度增加；

② 感染：单纯疱疹、霉菌感染、绿脓杆菌；

（2）结膜：结膜干燥症、结膜炎是戴用隐形眼镜比较常见的并发症。而巨乳头状结膜炎则是隐形眼镜戴用中最常见的一种病理改变。

（3）泪液：当隐形镜片放在角膜上时，就是将其置于了泪液之中，泪液层遭到破坏，泪液膜的破裂时缩短，泪液的蒸发速度加快。当出现下列三种情况时都应当注意观察，不能自行缓解则需请求医疗帮助。

① 干眼症。

② W.B.C. 增加：a. 物理刺激；b. 感染。

③ 类质脂量增多：眩光现象（三棱镜→瞳孔方向偏折，镜缘 ~ 泪缘部泪液）

（4）镜片沉淀物：戴用隐形眼镜第四个经常出现的问题，就是隐形眼镜本身沉淀物的问题。一般来说，这种情况大多是因为对镜片清洁、洗涤不充分、或镜片使用时间过长所致。亲水软性隐形眼镜，容易在镜片中央产生钙沉着，往往会引起明显的异物感，甚至疼痛感。非亲水性隐形眼镜，则容易在镜片周边发生蛋白质沉着，常常会引起继发细菌感染，或过敏反应。

对于上述四种常见的并发症，除干眼症、W.B.C.增多外，都需要依序作以下三件事。

① 立即摘掉隐形眼镜。

② 尽快接受包括裂隙灯显微镜检测的眼部检查，根据检查诊断结果，接受相应的治疗。

③ 经治疗已痊愈者，应换用新的隐形眼镜。

13.D₃：安全与健康戴用隐形眼镜

当选择了使用隐形眼镜进行屈光矫正之时，就面临着如何正确合理使用隐形眼镜和科学护理镜片的问题。隐形眼镜如何摘戴的问题，在购买隐形眼镜后，会有专门的验光师、或试戴员耐心的、手把手的将戴用者教会。因此，这里不再对这个问题进行介绍了。在这里我们介绍两个问题：一是一副隐形眼镜寿命的问题，二是戴用的时间，三是在出现问题时应当采取什么对策。

一、隐形眼镜的类型与使用寿命

说到隐形眼镜寿命的问题，一般都是对软性隐形眼镜的寿命而言。从道理上讲，一副隐形眼镜使用的日子，不是越长越好，而是越短越好。这是因为，镜片时间越短，被污染、老化程度、易损程度都会较低。而其光学性能也应当更良好。但是，我国的消费习惯和消费水平，与这样的认识却是有些相悖的。我们怎样确认一副隐形眼镜的使用寿命呢？这个问题与软性隐形眼镜的使用周期分类是有直接关系的。表6-2就是不同使用周期隐形眼镜的使用寿命一览表。在这个表中，我们不难发现：

（1）抛弃型隐形眼镜，应当是软性隐形眼镜在使用上最卫生的，也理应是最安全的一种类型；

（2）传统型隐形眼镜，是使用寿命最长的一种软性隐形眼镜。

这也就是说，不管是什么类型的软性隐形眼镜，使用时间只要超过1年，就必然是处在超期服役的状态，这时候的眼还是有一定风险的。

表6-2　不同使用周期软性隐形眼镜的使用寿命

比较项目	传统型镜片	定期更换型	抛弃型镜片
使用期限	6~12个月	2周~6个月	只用一次，摘下即抛

硬性隐形眼镜的使用寿命，一般认为时间较长，但是，各个厂家的说法并不完全一致。因此，对使用硬性隐形眼镜者，最好采用每年进行一次验光复查，检查中，屈光度没有变化，镜片良好，就可以继续使用。但继续使用后的下一次验光复查中，以配用新的隐形眼镜为佳。

二、戴用时间

隐形眼镜应当在什么时间戴用呢？这取决于隐形眼镜所设计的戴用方式（见表6-3）。

表 6-3　隐形眼镜的戴用方式与戴用时间

	日戴型镜片	长戴型镜片	弹性戴用型镜片	夜戴型
戴用时间	觉醒状态下	可日夜连续	偶尔日夜连续	夜间睡眠
优点	符合生理需要			
特殊要求		镜片的 $DK/t > 87$ [1]	较良好的卫生习惯	$DK > 90$ [2] 中心厚 $< 0.3mm$

[1] DK/t ——为材料透氧系数与材料厚度的比值，即透氧量。
[2] DK ——为材料透氧系数，国家食品药品监督管理局制定的角膜塑形镜行业标准规定，夜戴型的角膜塑形镜，其材料的 DK 值必须大于 90（ISO 法），允差为 20%。

在这几种眼镜戴用方式上，夜戴性隐形眼镜指的就是 Ortho-K CL，这种隐形眼镜的 DK 值有的已经接近 100，倘若镜片的中心厚度为 0.3mm 的话，其 DK/t 值将达到 333.33。其他类型的隐形眼镜的 DK/t 值都将相形见绌。因此，不管是长戴型隐形眼镜，还是弹性戴用型隐形眼镜，偶尔戴用一段时间，也许问题还不大，但终生都采取黑、白天连续戴用的办法则是不可取的。据说，市场上现在还有可以黑、白天连续戴用一个月的隐形眼镜，也有传闻，戴后拿不下来，是到医院给剥离下来的。还是以不冒这样的风险为好，因为谁也不敢保证眼睛里就没有一点细菌，谁也无法保证镜片和角膜就长不到一块。

三、戴用问题的处理

在戴用隐形眼镜的过程中，不发生一点问题还是比较难保证的。例如，什么眼红了，眼睛发干，镜片戴久了镜片磨得慌等问题，都是有可能发生的。戴用隐形眼镜的人来说，掌握一些处理类似问题的常识还是有必要的。但是处理这些问题要遵循两个原则。

（1）做自己力所能及的事

处理这些问题时，一定要做自己力所能及的事情。例如，眼睛发干了，点点润眼液就可以解决问题，实在没有润眼液时，使劲挤挤眼都可以得到适当缓解。这就没有必要挂个号买回一瓶眼药水来。再比如，清洗眼镜片时感到有些发涩的感觉，那只能说明镜片上的沉淀已经不少了，赶紧换新镜片就是了。这些就都属于自己力所可及的事情，就可以自己解决。表6-4中所列的就是隐形眼镜戴用者有可以通过自己的判断，自己力所能及可以解决的常见的问题和方式。

表6-4　隐形眼镜戴用常见问题及常规处理方法

常 见 问 题	处 理 方 法	必 要 注 明
干眼症	点用润眼液	每天＜6次，以免产生依赖
	眨眼练习	5次/日，10~20下/次
	保持镜片清洁	
	更换镜片	低含水，略厚镜片
镜片沉淀	睡眠时不戴	每日10~12小时
	不超时戴用	
	加强镜片、镜盒护理	
	减少戴用时间	
	更换镜片	低含水，略厚镜片
	加快镜片更新频率	
镜片破损	更换新的镜片	
配适过松、过紧	重新试戴	调整镜片直径

常见问题	处理方法	必要注明
眼部感染	减少戴用时间	配合药物治疗
	停戴	
角膜水肿 角膜新生血管	减少戴用时间	
	更换镜片	高透氧镜片
护理液过敏	检查、调整护理用品	护理液与去蛋白酶片品牌应一致
	更新护理用品品牌	

（2）戴用问题不能千方百计的解决

凡因戴用隐形眼镜所发生的眼睛问题，都是不可以采取千方百计的方法来解决的。有了问题，使用一招、两招来解决还是可以的。假如两招都没解决了，请您最好不要再使用第三招了。此时，极可能就是自己的力不能及的时候了。这时，就应当去找有关的专业人士，请求给予相应的帮助。

附表如下（表6-5）。

表6-5　各种隐形眼镜戴用状况比较表

比较项目	硬度		透气性		吸水性		含水量	
	硬性镜片	软性镜片	透气性镜片	非透气性镜片	吸水性镜片	非吸水性镜片	低含水量镜片	高含水量镜片
戴用感觉	差	优	优	差	优	差	良好	易干燥
适应时间	长	短	短	长	短	长	长	短
视觉稳定性	优	差	差	优	优	差	强	不稳定
角膜散光矫正效果	优	差	差	优	优	差	优	差
对角膜的影响	较大	较小	较小	较大	较小	较大	较大	较小
验、配镜难度	较难	容易	容易	难、差	较易	较难	容易	较难
戴用操作	较难	较易	严格	宽松	容易	较难	相对容易	相对较难
戴用舒适度	较差	较好	较好	较差	较好	较差	较差	较好

比较项目	硬度		透气性		吸水性		含水量	
	硬性镜片	软性镜片	透气性镜片	非透气性镜片	吸水性镜片	非吸水性镜片	低含水量镜片	高含水量镜片
污染状况	附着、固着	附着、固着、吸附	污染容易	污染较难	较多	较少	较少	较多
污染清除	容易	难	难	容易	难	容易	容易	难
镜片保管	简单	繁琐	容易	难	容易	难	难	容易
镜片遗失率	高	低	高	低	高	低	低	高
镜片破损率	极低	较高	高	低	高	小	低	高
价格			相对较高	相对低廉	相对较高	相对低廉	相对低廉	相对较高
镜片寿命	长	短	短	长	短	长	长	短

第七章

试戴自己的
新眼镜

当我们配了一副新眼镜的时候，面对这副自己选的眼镜架，按照自己新检测的屈光矫正镜度配的眼镜，总应当欣赏一下吧？在欣赏之余，我们也许会冒出一个想法：这副眼镜到底怎么样呢？应该怎么来戴用这副眼镜呢？尤其是，到底要看什么呢？这一章的内容，就是要向读者来介绍，我们应当看什么，而且还要告诉大家应该怎么看。

对于一副新眼镜应怎样看呢？简单地说，就是要做到"六看、一比、一戴"。

其中的"六看"是：打开看，合上看；平着看，翻着看；正面看，侧面看。

而"一比"则是：和原戴用的眼镜比。

"一戴"，就是实际戴上看。

只要按照这一部分内容中所讲述的方法，把眼镜按"六看、一比、一戴"过一遍，我们就会将这副眼镜质量情况了解一个底儿掉。

1. 镜架与镜片

当我们眼前有一副眼镜，我们该怎样开始观看和评价它呢？首先得看眼镜架与眼镜片的配适状况。一般来说，镜片与眼镜架有两个方面。

（1）眼镜架与眼镜片之间不能有缝隙，装配必须紧密。

（2）镜片与眼镜架装配在一起，镜片在眼镜架的前后位置要适当。装配好的眼镜，应符合以下行业装配眼镜的惯例：

① "前后均等"。当左右两只镜片屈光相差不大时，两只镜片的厚度就基本相同，两只镜片在装配控制就应当是均等的。

当被测者屈光矫正镜度比较低时，镜片就会相对薄一些。已经磨好边的眼镜片装配在眼镜架两侧镜圈中的状态，就将如图 7-1 所示：镜圈前、后留出的量是基本一致的。

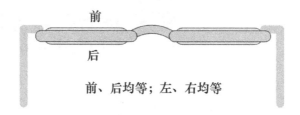

前

后

前、后均等；左、右均等

图 7-1　眼镜片较薄在镜圈前后的分配状况

②"前少后多"。假如，被测者为高度近视眼，镜片的边缘就会相对较厚。可以导致镜片边缘较厚的配镜因素中最常见因素是：选用规格尺寸过大的眼镜架，并做了较大幅度光学中心内移的眼镜。这样的眼镜，镜片在镜圈前后所留的量，就不能采取均等的分配方式。否则的话，眼镜就会显得过于沉重，而且很不好看。

对边缘比较厚的眼镜，一般都会采用图 7-2 的方式予以解决：镜圈前面一定要少留，镜圈后面一定要多留。具体比例的掌握一般为：3：7或4：6。这样装配出来的眼镜相对比较美观。

但是要说明一点，镜片这种装配上的比例，并无硬性规定，眼镜配装的国家标准对这一比例也没有明确的说明，这只是眼镜行业从业人员基于眼镜戴用美学考虑，而对镜片磨边与装配上的一种操作惯例。

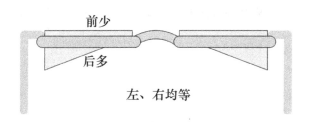

图 7-2　眼镜片较厚在镜圈前后的分配状况

2.打开看，看什么？

当我们去取配好的眼镜时，比较注意操作动作的工作人员，在向我们交付眼镜时，一般都会将眼镜打开，将眼镜腿向外、镜身朝内，并双手递给我们。当我们接过眼镜时，先不要着急戴，一定要先看，也可以放在柜台上看。按图7-3来观察眼镜的三个角度。这三个角度分别如下。

一、镜面角

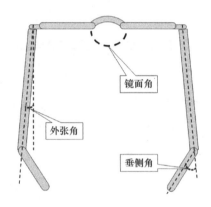

图 7-3　镜面角、外张角、垂侧角

这个角度以平或略弯为准，这也就是说，镜身不能背弓、不能形成外八字。否则的话，就可能会导致戴用者矫正性潜在隐斜现象，甚至可能导致复视的发生。当使用远用眼镜时，戴用者的双眼视线，一定要垂直通过镜片的光学中心。

二、外张角

每个人所戴用的眼镜，其外张角是不同的，这和戴用者的头宽与瞳距的比例有关，头越宽瞳距越小的人，这个角度也会相对较大。这个角的大小并非是关键，关键是两侧镜腿的这个角度应当一致。假如两侧镜腿的外张角不一样大，眼镜戴用时就会向一侧偏斜。

三、垂侧角

这时镜腿向下弯曲的尾部，在眼镜俯视图上所表现出来的一个向内偏斜的角度。在装配好、未经戴用调整的眼镜，两个镜腿的这个角度一定是均衡的。但是，经戴用调整后的这角度就不一定是一样的。这与眼镜戴用者枕部的形态有着密切的关系。经调整后的眼镜，镜腿的尾部一定要适宜地贴附在戴用者的耳后的枕部，而镜腿拐弯的地方也必须在耳根部的最高点处 [图 7-4（b）]，这是镜腿拐弯处（弯点）的最佳配适状态。

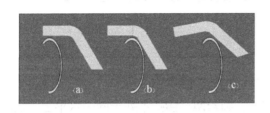

图 7-4　镜腿尾部（垂长）配适状况示意图

而图 7-4（a）则为拐弯太靠后了，这样的眼镜在戴用时就会经常向前杵溜（滑动），总是需要不停地推眼镜的镜梁以端正眼镜的位置。而图 7-4（c）这个弯拐的太靠前了，这样的眼镜又会经常把耳根部压伤，而且带这样眼镜的人有可能会说演出的地面有下降的感觉。

下一步就是要将眼镜腿合上，再合上之前，还要看一看，保持镜身的长轴方向与我们的视线垂直。看一看两只镜片的平面是否一致。在这项观察中一定要观察两次，第一次将一侧镜片至于近侧进行观察，第二次再将另一镜片至于近眼侧，假如两次观察的情况相称，说明两个镜片处于同一镜平面上。否则，两只镜片就不在同一平面上。处于同一平面上的是正确的。否则，就要进行调整。倘若不进行调整的话，可能会发生垂直性复视，使用这样的眼镜在视觉上是非常不舒服的。

此时，我们就可以将眼镜腿合上，再进行下一步的观察。

3.合上看，看什么?

当我们将打开的眼镜看完以后，就可以镜腿合上，平放在柜台或桌面上（图7-5）。这时就要对合上腿的眼镜来进行观察，这就是"合上看"。此时，要看两个方面。

一、放置状态

首先看一看：眼镜是否可以平放在平面上，还是翘翘着。一般情况下，凡是翘着的眼镜，都极有可能存在需要调整的问题。

二、镜腿

透过镜片看一看，两个镜腿是否处于同一水平重合状态（有的眼镜也可能是对称状态）。倘若两个镜腿不处于同一水平上，实际戴用时就可能会发生一边高、一边低的状态，这种戴用状况都有可能会导致戴用者的复视现象。

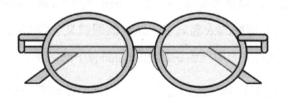

图7-5　合着看平整

三、鼻托

还应当看看两个鼻托高低是否有偏差，左右是否对称。两个鼻托应当处于等高、对称的状态。戴用两个鼻托不对称的眼镜，眼镜就会发生倾侧，还可能会压伤鼻梁。

4.平着看，看什么？

眼镜打开、合上都审视完了，就要把眼镜如图 7-6 放置，看一看眼镜是否"四脚"落地。所谓四脚是指两条镜腿的末端和两个镜圈的下缘。这四个脚均落地者，戴用起来，稳定程度就会高。否则的话，戴用的稳定程度就会差。眼镜戴用稳定程度较差，眼镜戴用时要么倾侧，要么一条镜腿就会上翘。

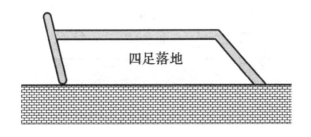

图 7-6　平放：四足落地

倘若，有一脚翘翘着，就得进行调整，调整时仅通过改变单侧镜腿拐弯角度的大小来解决四足不能同时落地的方法，只能算作是得过且过，而又难于根本解决问题的办法。这种办法，将使两条眼镜腿尾部的角度不一样。戴用这样的眼镜，眼镜将会向拐弯大的一侧偏斜。

5. 翻着看，看什么？

对眼镜平放着看完之后，将眼镜翻过来，使其四脚朝天（图7-7）。当然四脚朝天不是我们观察的目标，我们观察到的是四脚朝天下的情况下，眼镜的背部的几个点是否处于同一个平面上。这几个点就是两个镜圈的上缘和两条镜腿的弯点处。

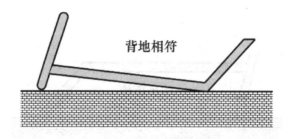

图 7-7　翻放：背地相符

在对这个方位进行观察时，我们可以用手指轻轻触按一下朝天的四个脚。假如此时眼镜没有出现侧倾，说明眼镜背地相符。

眼镜平着看与翻着看，两者都不能偏废。只有"四足落地"、"背地相符"两种情况都得到落实以后，这副眼镜才可以说是平整的。也只有平整的眼镜，戴用起来才会舒适的感觉。

6.正面看，看什么？

正面看说的就是从眼镜的正前方看镜身的两个镜圈。这时所要观察的内容包括：

① 两个镜圈的形态是否一致。

② 眼镜片与眼镜架是否相符。

③ 左、右两个鼻托的位置是否对称。

一副装配状态良好的眼镜，两个镜圈的形态一定是一致的。眼镜架与眼镜片之间是没有缝隙的。两个鼻托在眼镜架两侧的位置一定是对称的。

倘若两个镜圈不一致，这副眼镜的眼镜架本身，就是不合格的眼镜架。这样的情况虽然极少，但也是偶有发生的。遇到这种情况，应要求经营者予以更换。

倘若镜圈与镜片之间有缝隙的话，这副眼镜也是装配不合格的眼镜。尽管这一缝隙往往很小，很难体现其外观形象的改变，但是这种情况很容易发生掉片现象。配镜者应要求给予解决。图7-8镜圈上缘箭头所指示的点之间，就是眼镜最容易发生缝隙的区域。假如这种情况经调整与修理难于解决的话，更换适宜的眼镜架、换用新的眼镜片，应当是解决这种状况最根本的两种方法。

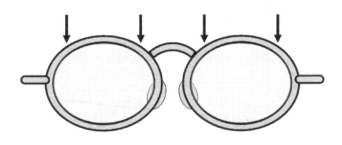

图 7-8　正面观察

7. 侧面看，看什么？

对眼镜正面进行观察之后，还应当从侧面对眼镜进行观察。从侧面对眼镜进行观察，应当注意三个角，和两条镜腿的比较。从这几个角在屈光矫正中的作用的重要程度来看，其排列的顺序应为：前倾角、侧角和垂俯角。这几个角的位置，如图 7-9 所示。

一、前倾角

前倾角是眼镜装配、调整和戴用中，极其重要的一个角度。在远用眼镜配制中，这一角度一般在 8° ~ 10°。这也就是说，假如眼距地面的高度为 1.6m 的情况下，我们的视线垂直通过眼镜片的光学中心时，所注视的点应在 8~12m（图 7-10）。倘若配用的是近用眼镜，这一角度大多掌握在 12°~15°，在直立状态下视线垂直通过眼镜片的光学中心所注视的大致在 8.4 ~ 6.7m。假如眼镜使用的目的为远、近兼用，习惯上会将这一角度设计在 10° ~12° 之间。

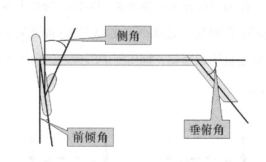

图 7-9　前倾角、侧角、垂俯角示意图

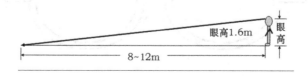

图 7-10　视线垂直通过光学中心与地平线的交点

二、侧角

侧角是鼻托长轴与垂直线的夹角，这一角度一般很难有精确的角度。因为与鼻托有关的角度，最终都要保证鼻托平稳的支撑在我们的鼻梁上。这一角度的大小将取决于鼻梁的角度，而左、右鼻托的位置是否对称，还取决于鼻梁是否端正。当鼻梁有些偏的情况下，两个鼻托就可能出现在高度、角度上的差异。

三、垂俯角

这个角度是眼镜戴用中，使眼镜保持与头面部空间位置稳定状态的一个非常重要因素。装配调整到位的眼镜，这个角度通常将会调整为60°，通常情况下这样角度是最佳的数据，此时眼镜尾部的中部恰好与耳根呈微有接触。镜腿尾部与耳朵的关系不适宜，都会出现问题。例如，间隙过大，眼镜就会往前滑动；接触过于紧密，耳背就会被硌破。

以上三个角度，都是要以眼镜戴用的最佳状况为依据的。因此，这三个角度，对于不同的眼镜戴用者，可能会不同。这是因为不同的人，头部结构的特征会存在一定差异所致。

8. 一比，比什么？

一比，是指将新配制的眼镜与原戴眼镜进行比较，这一比较是将六看（即打开看、合上看、平着看、翻着看、正着看、侧着看）所涉及的内容进行对比。新、旧眼镜在各种数据达到完全一致的情况下，应当是最佳的。假如新、旧眼镜的数据不一样，戴用新的眼镜时，就会发生戴用不适应的问题。

当然，这种新、旧眼镜的比较，对于非专业人士来说并非易事，应当说还是比较困难的。在这里，仅通过两个例子来说明这一问题。

例一，镜片光学中心距错误

这应当是在眼镜配制中，当前仍存在的以经常会发生的事情。最突出的是，已经使用了镜片光学中心距不正确的眼镜（表7-1①），而且也使用了相当一段时间。在光学中心距不正确眼镜的最初戴用之时，都会有或多或少的不适应。但是随着时间的推移，这种不适应现象就会消失。此时，尽管被测者已经没有任何自觉症状，但是这种适应本身就已经形成了潜在的眼位异常。

但是，上述被测者在配制新的眼镜时，就会发生两种非常现实的问题：

（1）低不就。当使用与瞳距适宜规格的眼镜时，就能够使用正确的光学中心距（表7-1②），好像这应当没有问题。但是，这种与瞳距完全一致的新眼镜，对于这样的戴用者就会很不舒服。这就好比一张桌子，已经七扭八歪了，维持着原来状态还能站住，一旦将其扶正了，反而会彻底散了架。应当说，眼镜的配制也是这样，眼位已经被原来的眼镜搞得有了问题，却当没有问题的事来办，就会出现问题，这就是低不就的道理。

表 7-1　瞳孔中心距偏差，新配镜方案的选择

序号	眼镜	被测者瞳距	眼镜架规格		实测光学中心距
			镜圈	镜梁	
①	原戴		58mm	22 mm	80mm
②	新配	60mm	46 mm	14 mm	60mm
③	简单调整		52mm	18mm	70mm

（2）高难攀。既然使用与瞳距适宜规格的眼镜不舒服。那么，使用原来规格的眼镜又如何呢？这已经是正在使用着的数据了，也似乎应当没有问题。但是，也不行。这也好像也和前面提到的桌子有关，一张娘娘架似的桌子，你不动它呆的挺好。只要伸手一动，你想保持原样不变，它也会稀里哗啦。只有在使之略有改变之时，它才能不倒。这就是高难攀的道理。

那么这种情况下，应当怎样处理呢？实际配镜中所采用的办法就是表 7-1 ③中的折中方案，即

$$新配眼镜\ CD = \frac{CD_{原戴眼镜}+CD_{标准瞳距}}{2}$$

上例中，经调整的眼镜光学中心距之所以为 70mm 的原因就在这里。那么，使用这一数据作为光学中心距，戴用者的戴用感觉如何呢？会很舒服吗？可以明确地说，不会。但是，这要比使用 80mm 和 60mm 光学中心距的眼镜要舒服得多。这种比上不足，比下有余的戴用感觉，应当就是使用过不正确光学中心距的眼镜者所要付出的一点代价吧。

例二，前倾角偏差

因摘下眼镜后，放置位置不当而被压变形。这种情况最容易发生在放在沙发上眼镜。眼镜变形还容易发生在有单手摘戴眼镜习惯者。强度较低的眼镜架，还会因被撞而变形。这些各种各样不当外力所导致的眼镜变形，最常遇到的三个方面的是：前倾角、外张角、镜腿偏差。变形严重，就没法戴了，必修无疑。问题就出在，眼镜已经变形，经自行整理后，又能戴了。此时，眼镜的结构已经遭到破坏。在这种情况下，再继续戴用这副眼镜，

就会为将来新配眼镜造成潜在的不适应问题。

例如，正常的眼镜的前倾角如图 7–11 中的正值前倾角。当眼镜被压后，前倾角就可能会减小，甚至有可能会变为负值。发生这种变形后，戴用者为了适应眼镜结构的改变，就会逐渐养成头过度前倾（或后仰）的习惯。在戴用新的眼镜时，戴镜者对突然改变头前倾（或后仰）的习惯，就会感到非常不适应。在视觉上还会有地平面的倾斜知觉。原戴眼镜发生这样的问题，都需要有经验的眼镜装配人员对新眼镜予以适当调整，才能使新眼镜又相对较好的适应状态。眼镜变形比较严重者，要想摆脱原戴眼镜不正常状况的使用心理定势，有时可能需要 2~3 次的调整才能实现，每次间隔的时间以 7~10 天为宜。

当自己在对新、旧眼镜进行对比时，确实发现原戴眼镜有配适问题。我们就必须面对现实，请专业人士予以帮助解决。

那么，新、旧眼镜没发现有不同，会不会发生戴用新眼镜的不适应感觉呢？这种现象也是客观存在的。这里有两个原因。① 有我们用肉眼不能发现的微小差异存在；② 戴用者知觉的感受力超强。这就好比我们使用自己的计算机时挺顺，一旦使用同样型号、同样配制、同样操作程序的他人计算机时，总是很别扭。戴用新眼镜也是这样，极有可能在新眼镜戴用之初，是我们潜意识中的排异心理在起作用。正是这种心理的作用使不少人在戴用新眼镜时，都会有一个极短暂的习惯问题。这个问题的解决有的人会很快，有的人会略慢。这应当是戴用新眼镜的正常现象。

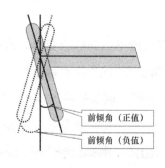

前倾角（正值）

前倾角（负值）

图 7–11　前倾角偏差示意图

9. 戴上眼镜注意什么？

不管是购买什么眼镜，绝大部分人的目的还是要戴用。不是拿回家去欣赏。因此，购置的眼镜最终得能戴、戴用得不太难受。也许有人认为，买回来的眼镜得戴着舒服，没有感觉才是好的眼镜。这样的认识有一定道理，但往往不太实际，至少对通过眼镜进行屈光矫正的绝大部分人是如此。

一个戴用屈光矫正眼镜的人，戴用屈光矫正眼镜肯定会有感觉，视觉本身就是一种感觉。因此，戴用屈光矫正眼镜没有感觉这种说法就不可能成立。戴用新眼镜的核心目的，就是解决感觉的问题。对这一问题的考察，必须要通过我们的实际戴用来完成。实际戴用应当怎样验证我们的视觉感受呢？又需要注意哪些问题呢？

首先我们得确认一点，任何光学元件都会有一定的像差。我们所使用的眼镜片，尽管是根据用眼的最佳视觉生理而专门设计的，但同样是有一定像差的。那么我们戴上看什么呢？这就得根据眼镜用途来看，而且是要分成三个层次来看。

一、看远

所配制的眼镜是用于远用的话，只要正视远方时的矫正视觉是满意的，就说明眼镜没有太大的问题，通过镜片周边部看东西时的清晰程度会稍差一些。应当说这是正常现象，特别是较高的屈光矫正镜度（尤其是远视眼）在换用高折射率镜片时，这种情况就会更为明显。镜片周边部的视像略欠清晰的原因是任何镜片必然存在的色散现象所致，这种现象大约会在7~10天之内自然减弱。在初戴眼镜、或新戴眼镜时，只要在向正前方注视所获得的视像是理想的，镜片的屈光矫正镜度就不应当存在矫正不当的问题。

而对于使用非球面镜片的眼镜戴用者来说，镜片周边部的视像质量会优于球面镜片。对于曾经使用球面镜片者，在使用非球面镜片时，也许对像质的提高的视知觉体会不一定非常明显。但是在已经使用非球面镜片者，再换用球面镜片时，镜片周边部的像质下降，将会比较明显一些。个别人甚至会难于接受这种像质的变化。

在通过镜片观察目标时，对于增透膜也会有所察觉。对于没有使用过增透膜镜片的人，一旦换用有增透膜的镜片时，在最初戴用时就会觉得看东西，色彩相对比较鲜艳，所看到的东西会有类似水洗过的感觉。这就是第一次通过有增透膜屈光矫正眼镜所得到的视觉感受。对于已经使用过有增透膜的镜片者，再使用没有增透膜的镜片时就会发现目标不那么鲜亮，就会显得有点陈旧的感觉。

前述通过不同类型镜片所得到的视知觉感受，都是因眼镜片光学性能上的差异所引起的正常视觉感受，并非是镜片的质量问题。了解这些正常的视觉感受，也就清楚了：当我们选择了某一种镜片时，我们不但可以获得我们想得到的长处，也同时得到了与之相伴随的短处。例如，既然我们选择了高折射率镜片，我们当然是获得了它比较薄的外观，也同时需要对周边的较大像散现象给予宽容。倘若对周边的较大像散现象难于容忍的话，一是通过适应来解决，无法适应则只能换用原来使用类型的镜片。

二、看近

当我们戴上新眼镜看了远，还需要看近。对于绝大部分人来说，戴用远用眼镜均可以获得比较良好的矫正视力。视近时，因为看东西的距离较近，而眼镜片又在正常的戴用位置，因此眼镜片的球面像差和色差对视知觉的像质影响很小。此时，戴着远用眼镜要看的是：是否可以正常阅读。阅读材料，应以经常阅读的报纸与书籍为对象。例如科技书籍和大家喜闻乐见的报纸杂志，一般使用的都是五号（或小五号）字，应当说，只要找本书，找份报纸，看近就已经够用了。也就是说，从实际戴用视觉需要出发，用近用视力表验证屈光矫正视近的效果意义不大。

视近效果的验证（图7-12），也并非是简单的一看，而是要"一瞄、一看"才对。

什么是"一瞄、一看"呢？我们先来说"一瞄"，我们从事阅读的合理距离应为30cm，我们将所选定的阅读物，先放置在稍近一些的距离，即比30cm近5~8cm处看一看是否能看清读物上的字迹。这就是"一瞄"。

"一瞄"，所见字迹清楚，就可以将读物放回视距30cm的位置进行阅读验证了，这就是"一看"。只有这样验证出来的眼镜才可以保证舒适的阅读。

倘若，"一瞄"只能在30cm距离进行，这种情况与眼镜质量无关，只能说明戴用者不是老花眼，就是调节功能较差。遇到这种情况，那就说明：还得配用一副解决近用阅读问题的眼镜。

配用的近用眼镜，自然无需验证视远，只要"一看"就可以了。而双光眼镜则既要通过看远验证远用视觉效果，当然也需要验证近用视觉效果。

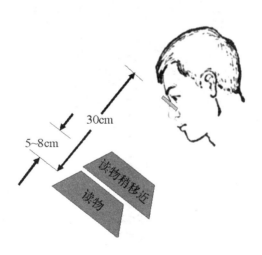

图7-12　视近验证的一瞄一看

10. 戴用渐进眼镜应当注意什么？

假如我们配用的是渐进眼镜，就应当在图 7-13 的环境中，对这种眼镜戴用的方法与要领进行熟悉与验证。具体方法是：保持头正位，双眼向远处注视并保持片刻。然后，保持头位，使双眼由远向近进行转移性注视，这种转移的速度开始时，宜略慢一些，熟悉之后可加快。在双眼注视到 30~40cm 距离时，稍停片刻。这就是渐进眼镜由远及近的视觉训练与熟悉过程。再依上述方法进行由近及远的训练与熟悉过程。在整个训练与熟悉的过程中，一定要保持双眼向正前方的注视状态，保持以眼动为主、头动为辅的视觉状态。通过这种训练与熟悉的操练就可以使戴用者尽快获得戴用渐进眼镜的最大效能。这一训练可以概括为：正视前方，动眼为主，由远及近，由近及远，由慢到快。

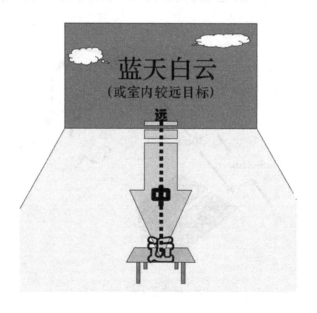

图 7-13　渐进眼镜戴用训练环境示意图

11. 戴用新眼镜的最后"一摸"

当我们按前面所说办法戴用了新配用的眼镜，就应当说，对新眼镜已经很熟悉了，新的屈光矫正眼镜也将会成为我们观察世界，认识世界，创造新生活不可或缺的一个可以依托的一个伙伴了。但是，这时又应当考虑到这个伙伴老实吗？倘若是一名小儿多动者的话就有问题了。因此还要"一摸"。摸什么呢？请参见图7-14，这是眼镜实际戴用状况的示意图。这一摸，是要摸眼镜腿的三个地方。

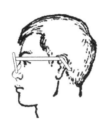

图 7-14　眼镜实际佩戴示意图

① 镜腿与头的颞部的关系。镜腿与太阳穴不能过于紧密。一般情况下，镜腿与太阳穴之间应当有大约一指的间隙，也就是说一个食指应当可以从中轻松地插入。

② 镜腿拐弯处于耳朵的关系。这个拐弯处应当位于耳根部的最高点。既不宜靠前，也不宜靠后。

③ 镜腿的尾部与枕部的关系。镜腿的尾部应当与耳后的头部的走行方向基本一致，尾部与枕部不能谁都不挨谁，简单说就是：镜腿的尾部一定要把后脑勺给抱住。没有抱住得眼镜，一定要请相关服务人员给予适当的调整。否则的话，眼睛就会呈现"多动症"。

当我们从取到新眼镜，对其进行欣赏、审视开始，到现在您就可以放心去戴用了。

第八章

矫正中的"刀光剑影"

对于屈光不正者来说，针对眼的屈光状况进行干预的方法，应当说不止一种，至少有：光学矫正、手术矫正等两种。还有各种各样的治疗方案。但从对屈光干预的最终结果的现实看，有一些问题和方法还是很值得商榷的。

在当前屈光矫正中，到底有哪些问题，是配眼镜的人应当注意的问题呢？到底应当避免那些不正确的认识，配镜者有的时候还是比较模糊的。应当说，这些问题中，有些问题还确实有点刀光剑影的味道。科学认识屈光矫正中的某些问题，主动参与屈光矫正方案的制定，这才是配镜者要达到的目标。

本部分内容就是要对比较常见的一些认识与方法进行科学的评述和介绍。为读者提供科学认识屈光矫正、理性配眼镜的必要知识。当然，这些内容仅仅是最常遇到的、最基础的，也是最必要的一些知识。

1. 屈光矫正－歪理之一：戴上眼镜，就离不开

屈光矫正是屈光不正者必然要选择的一个合情合理的解决途径，那么到底选择什么样的方法，则是凭借自己所了解的有关知识，在借鉴他人的建议和经验的基础上，经过思考后作出的决定。在配眼镜时，可能遇到的不正确的认识有哪些呢？在当前，最有可能对屈光矫正发生潜在与现实影响的问题有以下五个。对屈光矫正的第一个认识误区就是"戴上眼镜，就离不开"的说法。

首先，我们得考虑：我们为什么要戴上屈光矫正眼镜呢？当然是因为我们看不清楚东西所致。戴上眼镜就能看清楚目标，这就是戴用眼镜的根本原因。尽管戴眼镜，不一定都是为了看清楚东西。但是，戴用屈光矫正眼镜，显然最终的目的是要提高视觉的分辨力。视觉的分辨力可以分成两种，一种是单眼的分辨力，另一种是双眼的分辨力。后者还包括双眼的深度知觉和立体视觉。应当说，这些都是人的视觉生理的基本构成内容。屈光不正者，这些视觉能力都将会发生明显的下降。戴上眼镜就可以恢复到（或接近于）人的视觉生理应当具有的水平，这不是一件好事吗？不戴眼镜，屈光不正者视觉能力就无法达到视觉生理的正常水平。从这一点而言，仅从戴不戴眼镜而言，屈光不正者，就应当戴眼镜。

戴上眼镜以后，有什么必要一定离开它呢？离开它，视觉分辨力就达不到正常人的水平，用眼镜还要离开它，这不就和一个人谈恋爱时就计划什么时间离婚，这显然是一个不可类比的问题？

假如成年人自己的这种想法是针对自己而言，不配眼镜也就罢了。但是希望不要在自己孩子身上打这主意，特别是比较幼小的孩子。这是因为，儿童视觉功能健康、正常的生理发育，有赖于适宜亮度的高质量视像的刺激。否则就会影响他的这种发育，极可能会使其眼的视觉功能处于一个比较低

下的程度。尤其是少年儿童中的中、高度远视眼这一影响将会更为明显，有时甚至可以造成终生的抱憾。假如孩子存在屈光不正，家长顽固的坚持不给孩子配眼镜（或是配了也不让戴），孩子也就无法通过视觉获得高质量的外界信息，这对孩子的知识积累、思维发展以及思维的敏捷程度都将造成严重的影响，留给孩子未来的只能是：以"慢半拍"的节奏面对人生未来。

应该说，屈光不正使用眼镜进行屈光矫正这是一种最简单、风险最小的弥补屈光视觉生理缺陷的方法，这也是生活、工作的需要。从主观的观念看，屈光不正戴眼镜并不一定会给我们带来明确的好处，却可以为我们恢复用眼敏锐发现问题的能力。

总之，戴上眼镜比不戴眼镜看东西更清楚，而且戴上适宜的屈光矫正眼镜对人没有危害和损伤，既然要戴眼镜，就不应当考虑会有摘的时候。

2. 屈光矫正－歪理之二：戴上眼镜，近视发展更快

对屈光矫正的第二个认识误区是："戴上眼镜，近视发展更快"。

当孩子的视力不佳的时候，他在生活中会出现问题，看远处的东西分不清是什么。看见有人走来，也看不出是谁，只能猜，认错人是经常的事情。即便遇到熟人，也不敢打招呼，这又常常会被人说没礼貌、缺少教养。学校的老师往往是向家长建议给孩子配眼镜的第一人。这是因为孩子在学校的学习出现了麻烦。这时，有不少家长就是迟迟不给孩子配眼镜，这又是为什么呢？他们会有一个共同的说辞：眼镜越戴越深。意思就是说，戴上眼镜以后，眼的屈光不正的发展速度会加快，认为，不戴眼镜屈光不正发展得比较慢。这种认识，是不正确的。眼的屈光发展与什么因素有关呢？

第一，我们眼的屈光发展与眼的生理发育规律有关。人的成长是一个从小到大、再到老的自然过程。我们的眼，在这一生理过程中也会发生相应的变化。作为一名正视眼来说，他出生的时候，必然是远视眼。出生时，小孩的眼的屈光矫正镜度多在 + 2.00~3.00D，这也就是说，出生时人的眼是处于远视屈光状态的。

人在出生时既然是远视眼，为什么在现实中，我们又看不到有那么多远视眼呢？这是因为，人在发育与成长的过程中，眼与眼的屈光也要发生相应的生理变化。这种变化就是远视度的逐渐减少。这种远视度的减少（也可以说就是被测眼远视度的逐渐减少，或近视度增加）的过程，就被称为眼的去正镜化（或负镜化）的过程（表8-1）。这也就是说，任何人，不论戴不戴眼镜，眼的屈光状态必然要变化，不发生变化是不可能的。有人曾对4800名学龄儿童的屈光状态进行了调查，其中，5岁儿童中的远视眼为91%，在16岁少年中的远视眼仅为48%。这种眼的近视化过程，大约在16岁时停止，我们眼的屈光状态也就进入了一个较长的基本稳定的

时期。从出生到 16 岁，这一时期我们的眼大约要减少 + 2.00~3.00D。这种减少，并不是按年平均分配的。但是，一般认为，每年减少幅度 ≤ + 0.50D，应视为正常发育；倘若，每年远视度减少（或近视度增加）的幅度达到 0.75D 则应视为可疑；当这种改变的幅度达到 1.00D 时，就可以说屈光的变化快了。

表 8-1　少年儿童视力及屈光度生理变化

年（月）龄	视力	生理屈光度 /D
出生	0.02	+3.00~+3.50
2 个月	0.05	#
6 个月	0.1	#
1~2 岁	0.2~0.3	#
3 岁	0.4~0.6	男：+2.33；女：+2.96
4~5 岁	0.6~0.7（部分；1.0）	+2.10~+2.20
6~7 岁	0.8（大部分；1.0）	+1.75~+2.00
8 岁	1.0	+1.50
9 岁	1.0 ↑	+1.25
10 岁	1.0 ↑	+1.00
11 岁	1.0 ↑	+0.75
12 岁	1.0 ↑	+0.50

　　假如少年儿童在与上表相应的年龄，明显低于其生理远视度，这个孩子未来眼的屈光状态，就应当是近视眼；明显高于其生理远视度，这个孩子将会是远视眼。

　　第二，眼的屈光状况最容易受到干预的时期，是在 16 岁以前。这就是说，人的视觉处于发育时期的时候最容易受到干扰。因此人在 16 岁以后，在一般情况下我们的视觉很少会受到外界因素的影响，当然也包括眼镜的是否戴用问题。眼 - 视光学界一般认为在 14 岁以后，屈光矫正镜度的发展与戴用眼镜与否无关。

第三，人眼视觉的健康发展，有赖于视网膜能够接收到适宜的光刺激，并获得清晰的图像。在视觉的研究中，模糊的视像将会使视觉功能受到影响，视觉的分辨能力将受到非常严重的影响。当一名幼小的屈光不正者，无法看清楚清晰的目标时，视力就不能获得正常的发育，就会发生弱视。弱视一旦发生，就无法建立双眼视觉功能，距离感觉、立体视觉就会丧失。这对被测者从事某些职业的能力就会产生不良的影响，也会影响到被测者的生活的安全系数。这样的人，即便是对简简单单的过马路也会带来问题。我们可试想一下，没有双眼视觉功能就分不清物体的远近，对于判断高速行驶的汽车与自己的距离就会发生困难，危险系数自然也就增大。对于屈光不正者来说，戴用屈光矫正眼镜，是获取清晰的视知觉图像的最简单、最有效、安全系数又很大的一种方法。能获得清晰的视知觉图像，看东西就会相对比较省力。而在省力的情况下获得了理想的视网膜像，这种情况下的眼是不会累的，眼的视觉能力就会按正常发育进程发展。可以说，只要戴用的眼镜是符合我们眼的屈光状况的，眼镜就不会有加速近视发展速度的功能。

　　应当说，眼镜既没有导致近视度数发展加速的作用，也没有阻止青少年时期生理的"去正镜化"过程的作用。那么，为什么有的人戴眼镜后度数增长确实又偏快了呢？这种情况，只能说明眼镜的戴用存在不合理的问题，是不合理的眼镜戴用方法，导致了近视度数增长过快。这个问题我们将在本书《第九章 我们的眼镜，应当怎么戴》中进行介绍。

3. 屈光矫正 – 歪理之三：眼镜度数，不能配足

对屈光矫正的第三个认识误区是："眼镜度数，不能配足"。

在配眼镜的人做最初决定的时候，有不少人会有一种不太正确想法，总认为配眼镜不能配足，必须亏点。因此，在配镜时，会主动要求：在验光结果的基础上降低一定的屈光矫正镜度做定制眼镜的依据，比较多见的是主动要求降低 0.50D。

之所以会有这样的想法，大多有两种潜在的观念，① 怕屈光度数增加太快；② 希望眼镜不要换得太勤。应当说想法不错，方法欠妥。一旦使用降低屈光矫正镜度的眼镜后，我们的大脑就会逐渐习惯于这种矫正不足的镜度，而将模糊的视像定格为视觉常态，而产生一种视觉心理方面的生理定势：对清晰的视觉分辨率难于接受。这种事情对屈光矫正镜度反应方面的表现就是：只要戴用能将物体看得清晰的镜度，就会头晕。这种情况显然是不正常的。这就说明，被测者具有获得最佳矫正视力的生理基础，但是却又具有无法接受完全屈光矫正镜度的视知觉定势。这应当是屈光矫正中的一种"缺斤短两"的表现。在商品买卖中，缺斤短两时不应当的，屈光矫正中的缺斤短两也是不可取的。

那么，在屈光矫正中应当怎样对待验光检测到的数据呢？原则上，检测出来多大的屈光矫正镜度，配镜时就应当使用多大的屈光矫正镜度。这是最基本的原则，也应当是最终应当达到屈光矫正目标。那么，也有这样的情况，使用验光检测到的屈光矫正镜度，就是晕，降一点就不晕，这既可能会出现在单纯近视眼、单纯性远视眼，也会出现在包含有散光成分的屈光不正。遇到这种情况，配镜的原则不变，但要讲究一点策略，这就需要做到两条：

① 最终屈光矫正目标不变。

② 使用经过适当降度的屈光矫正镜度进行配镜。

这也就是说，尽管我们暂时不能使用完全屈光矫正镜度。但是，这个目标还是要实现的。但实现方法则是：通过暂时使用过渡性眼镜予以解决。使用暂时性过渡性眼镜需要明确一点，过度眼镜的屈光矫正镜度是戴镜者能够承受的、而不是能产生特别舒适感觉的屈光矫正镜度。当经过一段时间的戴用，被测者已经习惯了过渡性屈光矫正镜度之时，就应当及时换用新的眼镜，这种过渡性眼镜只是在100×4的接力赛中跑前面几棒的人，而完全屈光矫正镜度，才是担当最后一棒向终点冲刺的人。不冲过终点就会没有成绩，没有前几棒的人，最后一棒根本就没有资格站在跑道上。用接力赛比喻屈光矫正中所使用的暂时性过渡性眼镜，尽管不一定完全恰当，但是基本可以表述暂时性过渡性眼镜的使用意义。对于使用暂时性过渡性眼镜的人一定要在戴用后3~6个月后（或适应后）再次验光，以便决定达到屈光矫正最终目标的进一步方案。

4.屈光矫正 - 歪理之四：近视眼不会发生老视

对屈光矫正的第四个认识误区是："近视眼不会发生老视"。

有好多近视眼被测者，自己讲近视眼不再发生老视眼，觉得近视眼似乎占了一个大便宜似的。这种说法是不对的。应当说，近视眼也一定会发生老视，只不过是发生老视时的表现有其自身的特点而已。

老视眼是一种随着年龄的增大必然要发生的一种生理性改变。但是，屈光状态不同，老视现象发生的时间会有所差异：

远视眼出现视近困难的时间会提前。据有关报道，倘若被测者是高度远视眼的话，发生视近困难的时间可以提前到 25 岁。

而高度近视眼在不戴眼镜进行屈光矫正的情况下，可能终生都不会发生视近困难。例如一名被测者屈光矫正镜度为 - 8.00DS，能看到的最远的点仅为 0.125m，连 30cm 的正常视近距离都保证不了，根本就不会发生视近困难的问题。但是看远却不正常，还得解决看远的问题。通过眼镜矫正了看远的问题，看近的问题就会出现。不要说发生老视现象了，这种情况下不发生老视眼都有可能出现视近困难。

通过以上叙述，可以得出这样两个结论：

① 不管什么眼，只要到了一定的年龄，谁都会出现老视现象；

② 人眼的屈光状态不同，老视的表现会有所不同。远视眼，老视现象会提前发生，近视眼发生老视症状的时间会推后。

对于存在屈光不正的人来说，当然需要接受远用屈光的矫正。屈光得到矫正，只要戴用远用屈光矫正眼镜，在视近时就会发生问题。这也就是说当屈光不正戴用远用屈光矫正镜度的基础上，老视眼的发生就会和正视眼的人一样按时发生。当然也有例外，这就是近视眼，看近物时，摘掉远用眼镜就可以看近。例如，−2.50D的近视眼（其最远的明视距离只有0.4m），到了老视眼发生的时候，只要摘掉眼镜，就可以完成阅读、电脑作业的视觉工作，当然也就无需戴用老花镜。这也并不是说这人不是老视，只不过是这种特殊镜度的老视眼，无需在专门配置专用的老视镜而已。这种状况尽管看近的视觉质量没有问题，可是自我感觉比较差，一方面这么看东西姿势不好看，另一方面这样往往会给人造成这人已经老了的感觉。解决这两个方面的问题，只有使用渐进眼镜。当使用这种眼镜后，也就既解决了看远的问题，也解决了看近的问题。配用这种眼镜必须到专业眼镜店，请验光师进行验光才可以配镜。在最初使用这种眼镜时，还需要在专业人员的指导下进行戴用，这是最大程度发挥这种具有高级视觉功能眼镜的作用的最佳途径。

5. 屈光矫正－歪理之五：小孩斜视长大了就会好

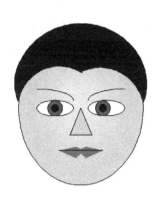

图 8-1　左眼内斜视

　　在我们周围，有时看到小孩眼睛就跟图 8-1 这种状态。说明这个孩子最大的可能就是：中、高度远视眼合并内斜视。这名孩子在看近时，眼位向内的偏斜程度将会更加明显。对于这种情况，有人就会劝我们：这种现象没关系，不用管，大一点就会好的。这种说法对不对呢？应当说这也是实在话，的确是随着年龄的增长，这种状态会随着远视度数的逐渐减低，而有所缓解，有的孩子最终可能还会消失。但是，这就需要冒一定的风险。这种风险就是，倘若这个孩子看近东西的时间过长，很有可能会因严重的复视而使一只眼的视觉受到抑制，这种抑制一旦发生，就会发生弱视。这就会导致一只眼视力极差，而且很难矫正，有的孩子的视力可能仅有零点零几。这种情况对孩子未来的学习、生活，尤其是对孩子未来的就业，都会带来很大的麻烦。因此，小孩只要有斜视，哪怕不是十分严重，都应当先接受规范的验光，对需要通过眼镜控制的，一定要接受戴用眼镜进行屈光矫正，不能置之不理，任其发展。这是因为，当前我们还不会愿意孩子少看近，这显然与孩子的学业有关。另一方面我们也不会对孩子未来不关心，会尽可能排除其前进道路上的障碍。孩子有斜视的话，我们就不能等待其自行恢复，一定要采取屈光矫正的方法给予积极的矫治，这才是最正确的处理办法。

前面我们对配眼镜有关的五个常见问题进行了分析。应当说，在配眼镜方面不正确的认识不只这五个，但是这五个问题是最为普遍、影响最大的问题。没有正确的认识，可能就会对眼发生不利的影响，这种有可能发生不利影响错误的认识，对需要配眼镜人理应获得视觉，就应当是孕育刀光剑影的潜在性危机。

6.什么情况下，近视眼的发展会加快?

对于每一位近视眼被测者,尤其是对有近视眼孩子的家长们,都会关心:近视眼能不能不发展,能不能不在近视了,最起码近视程度的发展不要过快了。对这样的问题,我们必须有一个清醒的认识。客观地讲,近视眼不发展是很难的。在青少年时期,人眼本身就有一个自然的向近视镜度逐渐加深转化的过程,这应当是一种生命迹象的信号。近视能不能不近视了呢?这应当说也有一定的困难,关于这一问题我们将在稍后的方兴未艾的屈光手术中进行介绍。这些问题中,最具有现实意义的课题是:让近视程度的发展不要过快。解决这一问题,就是要明确什么原因能让近视的发展加快。根据眼－视光学家们的意见,我们可以归纳出导致近视眼发展加速的原因有三个方面:戴用不合适的眼镜、身体素质较差和用眼习惯不良。

一、戴用不合适的眼镜

戴用不合适眼镜的情况很多,基本上讲,最常见的有下列几种情况。

(1)戴用他人的眼镜,眼镜的屈光矫正镜度及配镜数据不能保证与自己的屈光状态相符。

(2)戴用质量低劣的眼镜。

(3)视力程度已经造成生活与学习不便,又拒绝戴用屈光矫正眼镜者。

(4)戴用过度矫正的屈光矫正眼镜。

(5)眼镜戴用时间过长,眼镜屈光矫正镜度和相关内数据,与眼的屈光状态已经不相符。

相类似的情景可能还会有一些。这些情况,总的情况是,不合适的眼镜都加大了眼睛在观察与注视中的视觉与心理负担,这种负担的加大表现在两个方面:

其一，是增大了调节力的使用频率与力量；

其二，是对视像的分辨负荷度的加大。

以上两个方面的负荷增大，才是导致近视程度加快发展的真正原因。两个方面的负荷增大所导致视觉生理改变是一致的，都将导致视觉疲劳，这正是近视程度加快发展的最基本的生理基础。

二、身体素质较差

身体素质较差，也是导致近视发展速度加快的一个不可忽视的原因。这里说的身体素质较差是指两个方面。

（1）被测者患有慢性、迁延性疾病，身体孱弱。在这种情况下，机体器官所具有的机能的承载负荷能力就会下降，眼的视觉机能也将会下降，承载视觉负荷的能力也必然会下降。看过小的东西（或看近时间略长），眼的机能状态就会难于承受；阅读时间尽管不长，但却可以引起严重的视觉疲劳；甚至，说话聊天时间稍长都会感到眼睛很累，会主动通过暂时闭眼来缓解这种疲劳。

（2）营养不良是导致近视眼发生和发展的原因，这在眼－视光学界来说是有着广泛共识的。这里说的营养不良，是广义上的营养不良。例如，蛋白质的摄入不足、糖的过量摄入、维生素的缺乏、微量元素和有机盐的缺乏。营养不良对屈光所发生的影响，对处于生长发育时期的少年儿童最为严重。例如，在婴幼儿时期，维生素 D 的缺乏将导致缺钙，缺钙得不到及时纠正的话，就会导致鸡胸、罗圈腿的发生，这是大家都了解的，但是缺钙也会导致眼球构建形态的异常。这可能就是缺钙儿童容易发生近视眼的原因。再如，机体内多巴胺的低下，将导致视细胞机能发育障碍，甚至会导致弱视的发生。

三、用眼习惯不良

在近视程度发展这个问题上，当前得到最为普遍关注的原因就是用眼习惯。用眼习惯不良，就会导致近视眼发展的加速，这是眼科学和眼－视光学界的共识。用眼习惯不良主要有：

（1）从事高强度视近工作时间过长。例如，字迹过小、近距离视近工作时间过长、从事专注程度较高的工作时间过长。这些都属于高强度视近工作；

（2）在不适宜光刺激条件下进行工作。例如，照明不足、照明过强、长时间日光、环境光的闪烁等，这些都属于不适宜的光刺激，在这种条件下进行近距工作当然是不适宜的；

（3）视网膜视像的持续震颤与跃动。例如，在行驶的车上进行阅读、或注视跃动的视频图像等。

以上三个方面是导致近视发展速度增快最主要因素。其中，用眼习惯不良是由于自身注意不够所形成的，这是近视眼出现异常发展的客观条件。身体素质较差则是导致近视眼发展加速的主观条件。戴用不合适的眼镜这一因素，则是由于被测者头脑中不正确观念和理解偏差的指导下，创建了不科学的眼镜与眼的人工视觉状态。在这三种因素长期、持续的综合作用下，就会导致近视眼发展加速。既然近视眼发展加速是由于这三种因素造成的，那么，只要阻断这三个因素发挥作用的机会，就可能将近视程度控制在生理发育的限度之内。这应当是预防、控制近视眼最具实效的方法。

7. 假内行 + 真力巴 + 能耐梗 = ?

配眼镜者在配眼镜前，都想配一副高质量的眼镜。但是，最终所配的眼镜质量如何，配镜者是很难区分出来的。眼镜配制中最忌讳的是碰见眼镜行业中的假内行、真力巴、能耐梗中的一种人。

假内行，是指不懂眼屈光学，却能面无难色，和我们奢谈屈光学"大道理"、"小窍门"的人。这样的人是屈光学中的说客。

真力巴，是指既不懂质量要求，又不明白检测、操作要领，以为会搭鸡窝就可以会盖摩天大楼的人。

能耐梗，是指多少懂一点，但又以"老子天下第一"的心态，能无所不知的说教，无所不能的操作，而又难以保证制作眼镜质量的人。

配眼镜时，假如遇到以上的人，是很难保证眼镜质量的。对于配眼镜的人来说，识别上述几种人是很难的。那么，怎样保证配一副质量合格的眼镜呢？这就需要注意以下几个方面：

一、掌握有关眼镜观察、评定的基本要求

配眼镜的人，要想确切知道自己配的眼镜，是基本合格的眼镜，自己应当有一定的鉴别能力。这部分内容，我们已经在前面第三、第四、第五、第六章中进行了详细的介绍，在此不再赘述。

二、选择有经营资质的眼镜店

配眼镜时，一定要选择有正规验光与配镜资质的眼镜店。有关眼镜店资质方面，最重要的就是看它是否具有工商管理部门颁发的营业执照。

当前，我国在眼镜经营许可方面的规定是，从事眼镜经营工作，必须具有两种人员：

（1）持有中级（及以上）眼镜验光员职业资格的验光师。

（2）持有中级（及以上）眼镜定配工职业资格的定配师。

没有这两种人员的眼镜店，国家工商部门是不可以颁发独立开展眼镜验、配镜经营执照的。

倘若图便宜，选择了没有验、配镜经营业执照的眼镜商家，所配制眼镜的质量就会很难得到保证。

倘若，在年节组织的庙会上选择眼镜的话，也同样是难于保证质量的。懂眼镜的人，在庙会上可能就会用不多的钱，买到适宜的眼镜。但是一名对眼镜知识没有太多了解的人，就会花很少的钱，但却可能买回质量低劣的眼镜。应当说，这不仅仅是眼镜本身的问题。还有所选的眼镜不适合具体戴用者的问题。一副眼镜对我是合格的，对另外一个人就不一定合格。

三、选择优质的眼镜架和眼镜片

要想保证眼镜的合格，眼镜架、眼镜片本身就得是合格的。不管是眼镜架、还是眼镜片只要其中之一是不合格的，那这副眼镜就很难或合格。对于一副合格的屈光矫正眼镜来说，必须是由五个要素来决定的。这五个要素是：

（1）精确、合理的验光结果；

（2）具有优良质量的眼镜架；

（3）具有优良质量的眼镜片；

（4）精确的加工、装配质量；

（5）合理恰当的戴用调整质量。

对于眼镜来说，眼镜架与眼镜片是最基本的质量基础，一副眼镜只要有优质的眼镜架与眼镜片，某些偏差是可以通有经验者对眼镜进行调整来修正、调整的。倘若眼镜架、眼镜片就不合格，这副眼镜就不会再有合格可能性。

　　在配镜的时候，只要从以上三个方面来考虑问题，就会掌握更多一些的主动性，就可以在最大程度上避免被"大忽悠"蒙蔽的危险性。

中国明·清时代，开办的著名眼镜店

　　　　杨明远眼镜店　长沙，开办时间：明万历年间。

　　　　吴良材眼镜店　上海，开办时间：康熙五十八年，即 1719 年。

　　　　明远堂水晶眼镜公所　广州，开办时间：咸丰四年，即 1854 年。

　　　　毛源昌眼镜店　杭州，开办时间：同治元年，即 1862 年；

　　　　三山斋眼镜店　北京，开办时间：同治三年，1864 年。

8. 立马可取的眼镜

在有一段时期，各家眼镜店都开展过一项业务，就是"立马可取"，这一服务项目曾经吸引了不少顾客。但是，后来有的配镜单位提出了异议，这些单位认为，这种服务项目的眼镜常常会导致质量问题。眼镜店后来又将这项服务项目做了淡化处理。

那么，眼镜到底可以不可以立马可取呢？立马取回的眼镜到底有没有质量问题呢？对于这样的问题，既不能全盘否定，也不能一律肯定。这要根据具体情况而定。这里面有哪些情况值得我们去考察呢？

一般情况下，只要开展这项服务项目，这家眼镜店一定会有相关的加工设备，因此设备应当是没有问题的。此时，决定眼镜店能否实现"立马可取"的因素只有以下两个。

一、眼镜店镜片配备状况

眼镜店开展这项服务，都必须准备一定量的备用镜片，眼镜店一般会将这些镜片按规律放置在库房的货架上，这种镜片的备用储存形式就叫做片库，片库中的镜片是以常用镜片为主。当片库中的镜片比较全时，立马可取这项服务就可以实现。倘若片库中镜片没有及时补充，对已经缺少的相应镜度的镜片，就不可能实现立马可取。

那么，立马可取的眼镜质量如何呢？应当说，眼镜的质量不取决于服务项目，而是取决于加工过程，取决于加工过程的质量控制。只要操作规范，加工细心，就不会出现质量问题。

二、验光的镜度可信程度

验光所检查出来的屈光校正镜度，是否能真实反映我们眼的真实状况，这才是制约眼镜真实质量的最重要的因素。绝大多数眼镜店验光后，假如店内没有相应的镜片，销售人员会采取两种方式：① 告诉您：镜片需要定制，既然要定制，自然就无法实现"立马可取"。② 建议您去别的眼镜店。

但是，也不能排除会有极个别的眼镜店，会通过调整验光的检测数值，以对应店中片库的情况，这样的话，虽然也实现了立马可取承诺。但是，这时所加工出来的眼镜，有的情况下也是可以用的，也可能会有不能用的情况。例如，验光结果是 $-2.00DS-0.50DC \times 1800$。但是店中没有这样的镜片，最后做了一副 $-2.25DS$ 眼镜，这副眼镜就是符合科学矫正原理的，而且戴用时可能还会比较舒适。但是 $-2.25DS$ 验光结果，是绝对不能使用 $-2.00DS-0.50DC \times 1800$ 眼镜的，一旦用了的话看东西一定会很不舒适。

正常情况下，本着精益求精的态度来开展"立马可取"的服务项目，应当说是一项相当不错的便民服务措施。最适宜接受这项服务的配镜者应当是屈光状态比较稳定的，又难于离开眼镜，屈光矫正镜度在 $\pm 4.00DS$、$\pm 1.00DC$ 之内。

9. 谁都可以戴用渐进眼镜吗?

　　渐进眼镜是一种既能解决看远问题、又能解决看近问题的眼镜，应当说这种镜片是一种科技含量非常高的镜片。因此，其价格也相对比较高。有的人认为这种眼镜谁都可以戴。应当说，这是一种对戴用者不太负责的做法。在这里我们首先说明什么样的人不适宜戴用渐进镜片。其次、要说一下什么人可以戴，但适应时间相对较长一些。

一、不适宜戴用渐进眼镜的情况

　　什么样的人不适宜配用渐进眼镜呢? 应当说，对任何一名配用眼镜的人来说，绝对不能配用渐进眼镜的情况是不存在的。但是，戴用后是否能够适应，又需要多长时间适应，这就是必须要考虑的第一类需要解决的问题。据听说，眼镜行业中有一位老总，两眼相差 4.50D，配了一副渐进眼镜，他的部下在培训时就讲：两只眼相差 4.50D 可以配渐进眼镜。这句话尽管没有毛病，但这里却有一个问题: 这副眼镜能有效应用吗? 两只眼的屈光矫正镜度相差 ±4.50D，在视觉方面的特征就是两只眼的看到的东西不一样大。那么，他为什么能戴用这样的眼镜呢? 实际上这个老总的一只眼是弱视眼，尽管配用了渐进眼镜，也只是在一只眼起到了应有的矫正作用，而那只弱视眼依旧是远、近看不清楚，对这只弱视眼来说，镜片起到的作用只能是装饰。从屈光矫正方面看，这样的应用不可能具有改善双眼视觉的意义。这也就是说，绝对不能配渐进眼镜的是没有的，但不能有效使用渐进眼镜的人也是有的。不能有效使用渐进眼镜的人，大致有以下五种情况:

① 双眼的屈光矫正镜度差 ≥ ±2.00D；

② 行走习惯表现身体横向摆动幅度过大者；

③ 有明显的晕动病者；

④ 没戴用过屈光矫正眼镜的中高度远视眼；

⑤ 屈光性质为混合散光者。

只要属于以上五种情况之一者，戴用渐进眼镜就很难适应，之所以难于适应，有三个原因：① 两眼因视像相互干扰而难于形成双眼单视。② 晕动感觉明显，很难坚持戴用；③ 不能正确使用渐进镜片的视觉光学区域。因此，属于上述情况的配镜者，应慎用渐进眼镜。

二、可以戴用，但适应时间会稍长一些

渐进眼镜与普通眼镜在光学结构方面有很大的差异，不同的区域的视觉感受是不相同的。因此，这种眼镜的戴用之初，都有一个接受指导、熟悉镜片区域的使用要领的过程。有些人，尽管可以戴用渐进眼镜，但适应时间较长。这样的情况，大多出现在以下的被测者。

① 第一次带戴用渐进眼镜，并且未接受戴用指导者。

② 没有使用过屈光矫正眼镜，而且近用附加正镜度 < 2.00D 者，尤其是远视眼。

③ 轻度近视（低于 − 3.00DS），已经习惯摘掉眼镜从事近距工作的人，往往会拒绝使用渐进眼镜。这是因为渐进镜片看近的视野要相对窄一些，戴渐进眼镜不如摘掉近视眼镜看得舒适。

以上三种情况，在最初戴用渐进眼镜时，视觉的主观感觉反应会比较明显，适应的时间可能会稍长一些。但在接受专业人士指导后，一般会在 2 周内得到解决。

三、建议首先使用普通眼镜者

在使用渐进眼镜之初，还有一小部分人，会存在很难适应的现象，大致上说有以下几种情况：

① 单纯性老视眼近用附加正镜度较大者；

② 对没戴过眼镜，又对镜度变化反应有比较敏感者。

经试戴不能适应者，可以暂时停用渐进眼镜，先使用普通眼镜（单光老花眼镜、双光眼镜）一段时间后，再戴用渐进眼镜就会比较容易适应。

对于戴用渐进眼镜来说，一般都可以在 1~2 周内掌握戴用中对不同镜片区域的使用技巧。适应力比较强的人，会在 2 天之内掌握舒适的戴用技巧。倘若 2 周后仍不能适应，一般就是不正常的现象，对于坚持戴用两周后仍不能适应者，应请有丰富经验的验光师帮助分析原因，寻找解决的办法。

对于打算使用渐进眼镜的配镜者，在配用前一定要了解这种镜片的基本知识，并同验光师探讨戴用适应是否会有比较大的困难，倘若可能会发生较大的困难，甚至不能适应者，验光师都将不会支持配镜者使用（或建议缓配）这种眼镜。

10. 水晶眼镜能养眼

水晶眼镜，是一些老年人和老板们经常偏爱的眼镜。这种眼镜给戴用人在戴用方面的最大感受就是：眼部的凉爽感觉。正是这一原因，使很多人误认为这种眼镜有养护眼睛的作用。实际上，这完全是一种不正确的认识。有人在旅游中，还会买回假的水晶眼镜。真、假水晶怎么鉴别呢？鉴别镜片是否是水晶石镜片的常用方法有以下两种。

（1）偏振光检测法

图8-2就是一种最有效的鉴别方法。将两片偏振镜片的方向呈垂直状态，分别放在样片的前面和后面，光线透不过去的，就是玻璃镜片、普通树脂镜片；光线可以透过的，有可能是水晶镜片、注塑镜片（如PC镜片）。

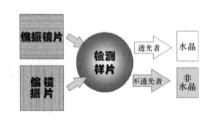

图8-2 水晶镜片的偏振光鉴别示意图

偏振片是鉴别镜片是不是水晶非常有用的工具，当镜片夹持在方向不同的偏振片中，透不过光线者就是假水晶片。这种方法虽然很直观，但旅游者一般都是因心血来潮而购买，根本不会带有偏振镜片备用。这就应当向眼镜兜售者索要偏振镜片来验证，倘若卖眼镜者不能提供这种工具，他卖的眼镜就极有可能是假水晶眼镜。

（2）温度感

当眼镜兜售者不能提供偏振镜时，您应当将镜片放在如图8-3所示意的手掌部位，考察一下镜片的温度感。鉴别镜片是不是水晶镜片第二种方法，就是通过触感镜片的温度觉来判定，当我们的皮肤与镜片接触时：① 感觉不到"凉"的镜片，就是塑料类镜片；② 有点"凉"，但"凉"只停留在皮肤表面的镜片，这种镜片就是玻璃镜片；③ 倘若感觉到的"凉"有往皮肤里面走的意思的就是晶石类镜片。使用这种测温法，基本可以保证不会发生花几百块钱买回一副塑料或玻璃镜片眼镜的现象。

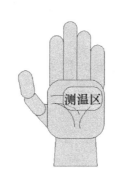

图 8-3 手掌测温敏感区

水晶镜片之所以会产生凉爽的感觉，这是因为这种材料的热传导性能远优于玻璃镜片之故。塑料镜片之所以感觉不到一丝凉意的原因就是热传导性能不良所致。

水晶是一种石英类宝石，这种材料在物理性能上具有双折射特征，对紫外线、红外线基本不具有抵御作用。因此，水晶眼镜是不适于在紫外线、红外线辐射较强的环境中使用的，而紫外线是有加速老年白内障发展作用的。例如，西藏拉萨西部堆龙德钦县藏族同胞白内障发生率高于北京顺义区60%，发病年龄提前，在20～39岁居民人群中，白内障患病率为千分之五，而顺义县则在此年龄段未发现白内障。究其原因，西藏是高海拔地区，紫外线照射强烈，但藏族人非常喜欢戴用水晶眼镜，这可能就是西藏的藏族同胞罹患白内障比例高的原因所在。应当说，用水晶眼镜当作太阳镜来使用是不妥当的。要说使用水晶眼镜，我们只能从这种材料的耐磨、耐腐蚀，从强调身份的角度来使用。

11. 选择眼镜最常见两个认识偏差

在选择眼镜方面最为常见两个认识偏差是：小眼镜准和高折镜片的任意使用。首先来让我们分析第一个问题，小眼镜是否就比大眼镜准呢？

当前，配用小眼镜框的眼镜已经成了一种时尚趋势。为什么要选用小眼镜框呢？有的人给出了道理，说小眼镜光度准。应当说，这种说法是没有道理的。

所配眼镜的光度到底准不准，与眼镜的大小是没有关系的。光度准不准，只取决于三个方面：

① 验光结果准不准？

② 镜片光度准不准？

③ 镜片的光学中心的位置是否适宜？

只要验光准确，就会为使用光度准确的屈光矫正眼镜提供客观的矫正数据。具有准确光度的镜片则是加工装配光度准确眼镜的客观载体。保证双眼视线均垂直通过镜片光学中心的眼镜是保证戴用者得到准确屈光矫正视觉条件。这里需要说明的是，在戴用普通眼镜进行视觉作业时，我们不可能保证光学中心永远在视线上，但必须保证与眼镜用途一致的使用状态中的视线垂直通过镜片光学中心。

从上述分析看，可以清楚地知道：眼镜的准不准与眼镜框的大小没有关系。那么，使用小眼镜有什么不良的影响吗？当前对这一问题尽管没有明确的说法，但从眼镜与眼的视觉形成的关系方面来看，被测者矫正视野的相应减小则是确定无疑的。这种视野的减小，尽管可以通过头部的运动频率与幅度的增大予以弥补，但也有可能会使戴用者的生理注视范围缩小和眼的视觉运动幅度减小。这种变化对其视觉到底会产生什么样的影响至今还不是很清楚，至少我们应当考虑：处在视觉生理发育时期的青少年，还是不选用过小的眼镜为妥。

选择眼镜方面第二个最常见的认识偏差，就是不论镜度高低，认为选择高折射率的眼镜片就会薄。选择高折射率镜片，从外观上将会显得更薄一些，这似乎是天经地义的事情。实际上，当屈光矫正镜度比较低时，这种减薄的效果并不明显，但是，镜片的色散程度却会加大，倘若是玻璃镜片的话，镜片的重量还会加大。这样的话，通过镜片所获得的视像清晰程度就会下降，而且鼻梁的重量负荷也会加大，应当说这是一种得不偿失的选择。表 8-2 是屈光度为 - 8.00DS、- 4.00DS、- 2.00DS、- 1.00DS镜度的镜片，在使用不同材料、不同折射率镜片时的边缘厚度比较表。从这个表中，可以得出以下三个比较方面的概念：

① 折射率越高，镜片也就会越薄；

② 镜片屈光矫正镜度越高，减薄程度就越明显；

③ 从另外一个角度考虑，玻璃镜片中心的厚度可以研磨得更薄一些，因此，玻璃镜片将会更薄一些。

以上三个比较方面的概念，就是在进行镜片折射率选择方面可供参考的基本理念。

表 8-2　不同折射率的材料对 - 8.00DS、-4.00DS、-2.00DS、-1.00DS
镜片边缘厚度的影响

序号	配适条件	玻璃镜片		树脂镜片	
		折射率 (n)	边缘厚度 (t_P)	折射率 (n)	边缘厚度 (t_P)
1	镜片：- 8.00DS 镜圈规格：50mm 镜价几何中心距 = PD $R = 25mm$，$t_c = 2mm$	1.523（皇冠）	6.8mm	1.498（CR-39）	7.0mm
		1.70	5.6mm	1.586 (PC)	6.27mm
		1.80	5.1mm	1.66	5.79mm

序号	配适条件	玻璃镜片		树脂镜片	
2	镜片：－4.00DS 其他条件不变	1.523 （皇冠）	4.39mm	1.498 （CR-39）	4.51mm
		1.70	3.79mm	1.586 （PC）	4.13mm
		1.80	3.56mm	1.66	3.89mm
3	镜片：－2.00DS 其他条件不变	1.523 （皇冠）	3.19mm	1.498 （CR-39）	3.26mm
		1.70	2.89mm	1.586（PC）	3.07mm
		1.80	2.78mm	1.66	2.95mm
4	镜片：－1.00DS 其他条件不变	1.523 （皇冠）	2.60mm	1.498 （CR-39）	2.63mm
		1.70	2.45mm	1.586（PC）	2.53mm
		1.80	2.39mm	1.66	2.47mm

在眼镜行业中，习惯上把高折射率的玻璃镜片一律称之为超薄镜片，将高折射力的树脂眼镜片分别称之为超薄镜片（ $n = 1.6$ ）、超超薄镜片（ $n = 1.67$ 、 1.70 ）和特薄镜片（ $n = 1.74$ 、 1.76 ）。按行业已经形成的配适规律，普遍认为有必要使用高折射率镜片的屈光矫正镜度，一般要求应高于 ±4.00DS。当然，低于 ±4.00DS 的屈光不正者并非绝对不可以使用高折镜片，只不过是，从视觉效能与外观效果进行综合考量的话，这样的选择是不合算的。

12. 方兴未艾的屈光手术

应当对老一辈屈光学专家表示钦佩。我国当代眼屈光学的先行者徐广第先生认为，镜片矫正至今仍是矫治近视眼的最好方法。我国著名临床视觉与屈光学专家汪芳润先生说：不要轻信告别眼镜、根治近视眼等的宣传（实际上，事情没有那么简单）。现在有一些方法，即使效果肯定，但其必要性、实用性、副作用以及远期效果等问题，在进行处理时，均需弄清情况，权衡利弊，三思而后行。汪芳润先生同样指出：配戴眼镜仍是提高远视力的最好、最安全的矫正方法。那么，屈光矫正手术又为什么那么盛行呢？这种手术有没有危险呢？它的近期效果与远期效果又如何呢？这就是在此要讨论的问题。

一、角膜屈光手术的种类

那么，屈光手术到底有多少种呢？在当前使用最多的手术形式又有哪些呢？

（1）角膜放射状切开术（RK）

这是一种在角膜非中心区域以对称性放射状切口方式，使角膜中央区变薄、屈光力降低，从而达到矫正近视眼的目的。这种方法如图 8–4 所示。切口数量为 4~16 刀，切口深度可达到角膜厚度的 4/5，刀口长度可分长、短两种。角膜中央直径 3mm 的区域是手术禁止进入的区域。所要矫正的近视程度越大，刀口的数量也就会越多、越深、越长。这种方法一般仅限于 < − 6.00D 的近视眼。这种手术预测性较差、手术并发症较多。这种手术已经被淘汰。

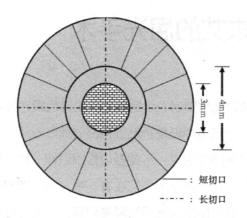

3mm 4mm

——： 短切口

—·—·—： 长切口

图 8-4　放射状角膜切开术

（2）角膜表面镜片术（EK）

这种手术方式如图 8-5 所示。这是一种去除角膜上皮，将已经切削好的异体角膜移植到角膜中央，从而达到矫治近视眼的目的。这种手术相对比较安全，植入床无瘢痕形成。但是，矫正精确度较差，不能矫正散光。这种手术也未能得到广泛的推广。

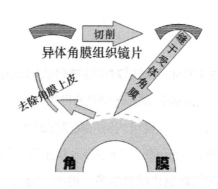

切削

异体角膜组织镜片

缝于受体角膜

去除角膜上皮

角　膜

图 8-5　角膜表面镜片术

（3）角膜基质环植入术（ICRS）

这是一种在旁中央区，用机械方法制成一个环形隧道，并将一对聚甲基丙烯酸甲酯（PMMA）的半环植入的屈光矫治方法（图 8-6）。手术后，旁中央区局部隆起，中央角膜区变平，屈光力减弱。这种方法适合矫正 - 1.00~ - 3.00D 的近视眼。这种手术反应轻、恢复快、并发症少。但是这种手术使用范围小，术后还会出现视力波动、散光，还可能出现环状混浊和夜间眩光等并发症。

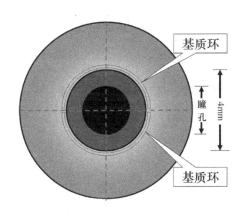

图 8-6　角膜基质环植入术

（4）准分子激光角膜表面切削术（PRK）

这是一种在刮除角膜中央区角膜上皮后，通过使用氟化氩气体激光（波长 193mm，穿透力和热效应均较低），对角膜组织进行精确切削致平（图 8-7），从而达到矫治近视眼的屈光手术方法 [图 8-8（a）]。这种方法也可以矫治远视性屈光不正 [图 8-8（b）]。PRK 是一种适合于中低度屈光不正的屈光手术，也是一种开展比较广泛的屈光手术。

这种手术的适应症如下：

① 年龄：≥ 20 岁；

② 屈光度：低于 - 5.00D（稳定 2 年以上）；

③ 矫正视力：正常；

④ 无眼表、眼内及眼附属器疾患；

⑤ 自愿接受 PRK 者。

接受 PRK 屈光手术后，可能会出现的主要并发症有以下四类：

① 角膜上皮下混浊，受术者出现雾视现象，视觉分辨力会受到影响；

② 眼的屈光矫正镜度会发生回退现象（我国首批接受 PRK 手术者中，在 10 年后，其屈光矫正镜度已经有回退到大于原有屈光矫正镜度的情况）；

③ 过矫、欠矫都有可能发生；

④ 还可能出现单眼复视、最佳矫正视力下降、夜间眩光等问题。

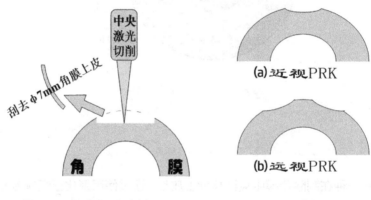

图 8-7　角膜表面切削术　　　　图 8-8　角膜表面切削术

（5）准分子激光角膜原位磨镶术（LASIK）

这种手术，如图 8-9 所示。手术中，先要拿特殊的手术器械，将角膜中央区域以瓣的形式掀起来，再用激光对角膜实施切削，然后再将角膜瓣复位，手术即告完成。

这种手术，同样适用于近视眼和远视眼，以中、低度屈光不正为主要对象，高度屈光不正的矫正效果较差。这种手术也具有 PRK 相同的并发症，还会有因角膜瓣引起的特殊性并发症：层间上皮植入、瓣游离、瓣褶皱和弥漫性层间角膜炎。

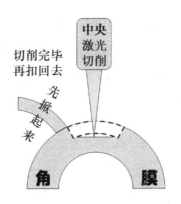

图 8-9　角膜原位磨镶术

（6）准分子激光上皮下角膜磨削术（LASEK）

这种手术与 LASIK 手术方法基本相同。所不同的就是在掀起角膜瓣之前，要用 18%~20% 的酒精浸泡角膜上皮，15~30s，再用器械进行分离上皮做瓣。经激光切削后再将角膜瓣复位。据有关文献资料来看，这种方法可以减少层间混浊和屈光矫正镜度的回退。

二、眼内屈光手术

眼内屈光手术是指通过在眼内植入人工晶体的办法来矫正屈光不正的矫治方法。根据是否保留原有的晶状体，又将这种手术分为两种：① 替代性人工晶体植入：适用于高龄超高度近视眼；② 保留性人工晶体植入：适用于年轻超高度近视眼。后一种方法可以为年轻的被测者保留原有的调节功能。

这种手术，尽管有时可以产生比较严重的并发症（表 8-2）。但是与角膜屈光手术相比，眼内屈光手术在视觉功能与质量方面还是具有比较明显的优势的。

三、巩膜屈光手术

巩膜屈光手术有以下这一类。

这一类是加固术：通过应用自体、异体或人工材料加固眼球后巩膜，力图达到阻止或减缓近视发展的一种方法。这种手术一般在高度近视的初期予以实施。这种手术与LASIK矫正范围、术后情况及所产生的并发症等的对比状况如表8-3所列。

表8-3　LASIK与PIOL手术矫正范围和术后情况对照表

比较项目		LASIK	PIOL
项目	小类		
屈光矫正范围	近视	−1~−12D	−5~−23D
	远视	+1~+6D	+3~+17D
	散光	0.5~6D	散光PIOL
	老视	可行	多焦PIOL
术后	角膜形态	异常	正常
	视觉质量	有下降	较好
	高阶像差	增加	不变/下降
影响视力的并发症		继发圆锥角膜	内皮损伤
		不规则散光	白内障
		角膜瘢痕	眼内炎
		角膜炎	继发青光眼
并发症处理的效果		较好	好

屈光手术的种类繁多，但是，每一种手术都未达到尽善尽美的程度，远期的矫治效果到底能不能达到预期目的，在今天还是难于确定的，仍旧只是令人期盼的一个希望。能否通过技术改进、经验积累，进一步克服手术的缺点，彻底摆脱其副作用，在今天还处于拭目以待状态之中，还存在有一些未知的因素。

13. 屈光手术：三思后再行

屈光手术的发展是非常迅速的，20 年来的发展可谓是突飞猛进。之所以会发展这么迅速，与之所产生的可观经济利益是有一定关系的。倘若，这项手术所产生的经济利益和 A.P.C 药片相仿的话，可能早就销声匿迹了。正像老一辈屈光学专家汪芳润先生所感慨的：在此过程中，由于盲目推行，不仅浪费巨大，而招致的医疗后患，更难以估计。因此，对于屈光不正者来说，接受屈光手术一定要三思而后行。

一思：近视眼问题在哪里？

第一个要思考的问题就是：近视眼的问题的关键在哪里？是不是实施了屈光手术就解决近视眼的问题呢？

从病理学角度，对近视眼进行考察，近视眼在解剖学方面最突出变化是眼球前后轴增大和晶状体的相对后置（图 8-10），只有能顺利解决这两个问题的处置方法才能叫做近视眼的治疗方法。

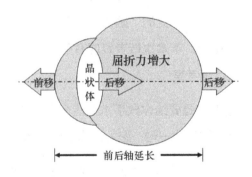

图 8-10　近视眼的解剖学变化

那么，屈光手术解决了这两个问题吗？用通俗的话讲，角膜屈光手术只能说是在角膜中央平了一块地、或挖了一个坑；眼内手术也只是在眼内安装了一个小镜片；而巩膜手术也只能是为眼球增穿了一件半拉背心。应当说，那一种手术也没有解决眼球变长的问题。那么，屈光手术到底解决了什么问题呢？应当说只是通过比较复杂的方法做了一只比较另类的镜片。因此，将屈光手术叫做治疗还是显得有点牵强，充其量也只能算作是矫治，同眼镜矫正比较，只能算是异曲同工罢了。

在屈光手术中被制作出来的另类镜片的作用是什么呢？应当说角膜屈光手术只解决了一个视远的问题。在解决了视远的问题后，会不会出现新问题呢？这种可能性是存在的。近视眼的调节力是比较弱的，当解决了视远的问题时，看不清楚近距离目标的事情就会发生，这对高度近视眼和年龄较大的被测者来说就是一个非常现实的问题。这一问题处理不好的话，就可能会产生：摘掉了远用眼镜，却要戴用近用眼镜的结果。

从以上叙述，说明在近视眼矫治中，仅仅强调远视力的改善是片面的。因此，手术前一定要思考清楚这个问题，以免发生水是堵上了，却要立即准备应付决堤的危险。

二思：术者的工作对象？

第二个要考虑，也可以说是调查的问题，就是施术者的工作对象的范围。所有这方面的宣传册页、言语传递的信息方面，都传递着这样一个信息：屈光手术就是眼科学中独此一支的"国色天香"。在这种情况下，我们一定得记住汪芳润的一句话：手术执行者表现有强烈兴趣时，引起的危害性则更大。在这个时候就要考察三类人。

① 第一个要考察的就是要给你做手术的这个人。他是否戴眼镜。假如他都戴着眼镜，您就不妨问他一句：您为什么不做手术呢？

② 第二类要考察的人，就是要考察一下他们眼科及医院里面那么多戴眼镜的人，为什么就不做手术呢？

③ 第三类要考察的人，也是最重要的需要考察的人，这就是做手术的大夫们，他们给自家的人是否做了同样的手术。假如他们的家人中的屈光不正者中，有一半的人接受了手术，就说明手术的前景很迷人了。倘若寥

寥无几的话，就说明手术的前景还不是太迷人，只是令人醉罢了。

倘若考察的结果，这么好的手术只惠及他人，自己、自己家人却荤腥不沾的话，就很能说明一点什么了吧。这似乎有点拎着把刀，满大街溜达的感觉了。

三思：发生问题能终生不后悔吗？

第三个要考虑的问题，也是最后一个应当考虑的问题。这就使当我们决心一定：准备让眼接受刀的洗礼。此时，您就得在手术者提供的协议上签字画押。准备承担万一因某种意外所导致的一切不良后果。此时，面对可能发生一切，无所畏惧，能够终生都不后悔的话。就可以让眼接受刀的洗礼了。到底能不能彻底摘掉眼镜，能不能不发生问题，只能等待手术的现实了。能不能取得终生不戴眼镜丰硕成果呢？应当说不太容易，到一定年龄老花镜也许是不能避免的。最起码也应当清楚：凭一次手术，实现终生不戴眼镜的目标，在今天来说还是难于实现的。

14. 屈光手术后是否能不发生"近视回退"？

什么是"近视回退"呢？医学上讲，非因欠矫造成的偏离矫正目标 –0.50D 及以上的残余近视，是一种逐步发生的、部分或全部的屈光矫正作用丧失，从而影响手术的预测性、长期稳定性和有效性。目前公开的报道的极为保守的发生率为 5.5% 到 27.7%。我国第一次吃"近视屈光手术"这只螃蟹的人们，年龄大致应在 50 多岁，他们在视觉上到底经历过什么，当前并没有多少人关注。对于"近视回退"的理解，做手术的大夫与接受手术者是有差异的。大夫认为眼术后在短时间内出现的"近视屈光矫正镜度"叫做"近视回退"，较长时间后出现同一问题则叫做"再发近视"。但老百姓认为，只要术后再次检测出"近视屈光矫正镜度"，就是又回去了，都应当叫"近视回退"。在与这些接受过屈光手术者日常打交道和交谈中，发现这些人最关心的问题还是"近视回退"。有两个：①"近视回退"能不能预防；②"近视回退"可以不可以控制。要想把这两个搞清楚，我们得先清楚"近视回退"发生的根本原因是什么

一、"近视回退"到底是怎么发生的

目前手术界普遍认为，导致近视屈光手术后"近视回退"的主要因素包括：角膜损伤修复反应、角膜前凸、眼内压的作用、术前角膜厚度以及术后残余角膜基质床厚度、预矫屈光度及准分子激光消融深度、角膜瓣厚度与直径、术后干眼与炎症。对于个体导致"近视回退"既可能由单一因素引起，也可能是多个因素联合作用的结果。这不就是明明白白在说："近视回退"很难控制，谁遇上谁倒霉。

但是手术界在这里忽略了一个问题，从生物进化规律讲，人眼是适宜看远而不适宜看近的。长时间高强度从事近距离工作，眼睛就会对近距离

发生视觉的生物性适应，近视的发生也就成了顺理成长的事情，这应当与"自由竞争，适者生存"是一个道理。做完屈光手术后，眼又恢复到了"适宜看远而不适宜看近"的状态，再从事长时间高强度看近的工作，不再发生近视几乎是不可能的事。您想啊，原本角膜没削薄以前已经能发生近视了，角膜被削薄强度降低了不是更容易发生近视了吗？假如我们忽略手术界那些冠冕堂皇的原因，就会发现预防这种"近视回退"的最好办法，就是到广阔的田野和草原上去，不看书、不写字、不看手机、不看电脑，而这恐怕是很难做到。那么，有没有不用到田野和草原去，又能是自己得到永远处于看远的视觉状态呢？这就是下一个问题要介绍的。

二、把"看近"变成"看远"的办法

人眼能看清楚的远点，是不使用调节力的。人在看近时就要使用调节力，这样眼睛就会发生视近的生理性适应。人不看近是不可能的（尤其是科学技术发达的今天），那么能不能让看近不使用调节力呢？办法只有一个：用凸透镜代替调节力（图 8-11）。当眼看眼前一点（N），不使用调节力时只能聚焦在眼后某一点（F'），不使用调节力，自然也就不会看清楚目标，要想看清楚 N 点，就需要调节（晶状体变凸），而这正是导致屈光手术后"近视回退"的重要因素。要想看近（N）时不使用调节力，只有一个办法：就是在眼前放上一个凸透镜，这样就达到了模拟看远的视觉状态，"近视回退"的潜在可能性自然也就会减少了。

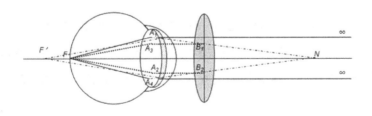

图 8-11　将看近转换成模拟看远的示意图

（其中：N—眼前某一点；F—视中心凹；F'—眼后某一点。）

这么有效的办法，为什么就没人告诉呢？应当说，这种方法是渴望通过手术摘掉眼镜的人不太容易接受的方法。

三、"近视回退"已经发生了，怎样控制能少"回退"一点

近视眼的调节力相对较低，屈光手术后都会存在一定程度的看近困难，这期间如果看近就会发生视觉疲劳，"近视回退"的速度就会加快。假如在这个时间使用前述的"凸透镜"，就可以在看近时不使用（少使用）调节力，这就可以避免视觉疲劳的发生。只要避免了视觉疲劳的发生，"近视回退"速度就可以得到比较有效的控制。

这种预防、控制方法，对于"决心摘掉眼镜"者来说，存在很大的出入，但总比几年后近视度数又回到（甚至超过）手术前要好多了。使用这种"近用眼镜"要注意三个问题。

（1）到底使用多大度数的"近用眼镜"适宜呢？这方面最好找视光学相关人士检测、咨询，来精确确定使用的"凸透镜"度数。简单的处理方法，可以采用下面的公式来求出八九不离十的度数：

$$D_N = D_Y + 1 \div 视距 - n$$

说明：① D_N——近用眼镜度数；D_Y——当前眼睛的屈光矫正度数；视距——即常使用近用工作距离。

② n：是一个 0.5~1.5 常数，年轻人、近距工作时间较长的可以选择 1.5 作为计算常数；年龄较大、近距工作不过于迫切者，可用 0.5 作为计算常数。

（2）配这种近用眼镜，瞳距一定要准。只为阅读纸媒使用，这副眼镜的光学中心距一定要比远用眼镜的瞳距小 5mm。倘若还需要适应较长时间用电脑作业，这副眼镜的光学中心距一定要比远用眼镜的瞳距小 3~4mm。

（3）那么，这种控制"近视回退"的眼镜是否要永远戴下去呢？这要根据个人调节力的具体情况而定。调节力得到提高，可以考虑停戴，否则就应当戴下去。

第 九 章
我们的眼镜，
应当怎样戴？

眼镜的种类繁多、款式更是不可胜数，但从日常用途的角度来讲，眼镜大致上可以按表9-1来区分。

表9-1　按日常用途眼镜的分类

眼镜名称		主要用途	戴用时间
大类	小类		
屈光矫正眼镜	远视镜	矫正远视眼	√
	近视镜	矫正近视眼	√
	散光镜	矫正散光眼	√
	老花镜	矫正老视仅用困难	阅读、看近时
防护眼镜	太阳镜	防强光及紫外线	强光
	偏光镜	防眩光、反射光	有强光、反射光
	墨镜	防强光	强光[1]
	变色镜	避免频繁更换眼镜	
	劳保眼镜	视具体工作而定	工作时按要求[2]
	防风眼镜	预防风沙对眼的侵袭	有风沙时
装饰眼镜	时尚装饰镜	增加美感	自认为需要时
	眼镜框		

[1] 盲人戴用是为了遮挡眼睛。

[2] 工作用镜的使用时间因工作性质，使用的时间不同。例如、电焊工的防护镜是在工作中使用，而从事Ｘ光照射的防护镜则是要在短暂的工作间隙中戴用。

那么，这些眼镜应当怎样戴用才合理呢？这一章我们介绍的就是这方面我们最应当了解的一些基本知识。

1. 远视眼，应当不应当戴眼镜？

中年人因阅读困难来配老花镜，这在验光配镜中是很常见的事情，这些人一般都会检测出一定程度的远视眼。在这部分人中几乎有30%~40%的人远用矫正视力会低于1.0（个别人仅能达到0.6）。为什么会发生这样的状况呢？应当说，人们在观念上对远视眼淡漠是主观因素，社会大环境对远视眼视觉健康不重视则是客观因素，正是这两种因素造成了中、高度远视眼因长期处于低视觉分辨力状态而使最佳矫正视力在一定程度丢失的必然结果。那么，这些人的远视为什么得不到及时矫正呢？原因很简单，这样的人在年轻时，体检时的裸眼视力会很好，他们根本不知道自己是远视眼。这充分说明，健康体检仅仅通过检查裸眼视力来评价眼的视觉健康状态是不够的。

远视眼应当不应当戴眼镜矫正呢？从道理上讲，远视眼，屈光既然"不正"，就应当矫正。因为，要想让无限远的光线聚焦在远视眼视网膜黄斑中心凹上智育两个办法（图9-1）：① 通过晶状体调节；② 戴用远视镜（即凸透镜）。前者，容易导致视觉疲劳；后者，则需要戴眼镜，相对比较麻烦。

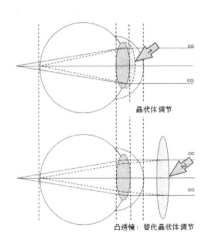

图 9-1　无限远光线聚焦在远视眼视网膜黄斑中心凹上的两种办法

在临床屈光矫正中,对于远视眼戴不戴眼镜是依据下列情况来掌握的。

一、根据远视眼的程度

① 青少年及儿童：低、中度远视眼，可以采取暂时不配，但要定期检查（每年至少一次）。而对于高度远视眼，则一定要配镜予以矫正，否则会导致最佳矫正视力在一程度上的丢失。

② 成年人：中度及以上程度的远视眼都应当接受屈光矫正，否则也会导致最佳矫正视力丢失。

③ 老年人：只要是远视眼，都应当配镜予以矫正。否则，会有光线过于刺眼、经常皱眉头的现象，还会因视觉疲劳导致心情不佳等。

二、根据是否伴有斜视

远视眼不论轻重，只要存在斜视，远视就应当予以矫正。少年儿童的远视性斜视，通过戴用完全屈光矫正镜度的眼镜，有可能会被纠正。成年人的斜视，则只能通过手术来解决。

三、根据视力状况

通过戴用屈光矫正眼镜，可以提高矫正视力的远视眼，都有必要戴用眼镜予以矫正。而通过戴用屈光矫正眼镜不能使矫正视力达到 1.0（5 岁级以上），不但需要戴用屈光矫正眼镜，还需要接受弱视矫治与训练。

2. 近视眼镜是常戴好，还是间歇戴好?

社会上流传着"近视眼镜不宜常戴，常戴度数增加会快"这样一种说法。个别戴近视眼镜的人将这种说法奉若圣旨。那么，这种说法对不对呢?

应当说，这种说法并不正确。原因有两个。

① 小孩出生时眼睛一般是 +3.50D（即远视 350 度），随着年龄增长会逐渐减退，至 14~16 岁眼睛的屈光度降到 +0.50D。这就是说，孩子从出生到青年远视度要降低 +3.00D（远视 300 度）。假如孩子出生时就是 0.00 度，到 14~16 岁时这个孩子就至少是 −3.00D（即 300 度近视）。这是自然生物的发育规律，只要被确认是近视，不论戴不戴眼镜，眼的屈光矫正度都会照常按发育规律来进行。

② 近视眼不戴眼镜，是无法看清远距离目标的。看清看不清，对成年人来说影响有限，半辈子已经过来了，看不清顶多落一个"这人凡人不理，没礼貌"评价。但是这里的关键是：他正用这样的观念在"教导"着自己的孩子。殊不知，近视眼的孩子，不戴眼镜是看不清楚东西的，进入大脑的信息就会明显减少，信息量减少就会影响思维的发育和发展，极可能会造成思维上的"慢半拍"，显然这种影响的结果，是人们不愿看到的。

因此，是否戴用眼镜与屈光发展没有直接关系，但却会对思维的发育健全产生比较深远的影响。因此，近视眼镜以常戴为宜。

3. 近视眼镜，怎样戴才科学？

孩子近视了，不戴看不清楚黑板（或屏幕）上的字，学习质量就没有着落。而戴上眼镜后，年年度数在长，每年都要配新眼镜。这是家长们感到很头疼的一件事。那么，一旦戴上眼镜，怎样戴才算科学呢？简单说，就是：该戴的时候戴，不该戴的时候不能戴。要想做到科学戴眼镜，首先要做到验准光、配对片、调好架，没有这三项，就谈不上科学戴眼镜的问题。我们这里说的办法，就是在这三项工作做好的基础上的眼镜戴用办法。

（1）–2.50DS 及以下近视眼的眼镜科学戴用法

对于 –2.50DS 的近视眼来说，在裸眼倾下是看不清远但看得清近，其裸眼能看清晰目标的最远距离为眼前的 0.4m。因此这样的眼睛不戴眼镜，看书、写字、看电脑是没有问题的，这个时候就应当不戴眼镜。此时，近视眼是在不（或少）使用调节力情况下在从事近距离工作，当然就不会发生视觉疲劳。这样度数的近视眼，看 0.4m 以外东西是看不清楚的，看不清楚当然就该戴。这就是 –2.50DS 近视眼"该戴的时候戴，不该戴的时候不能戴"的办法。

按照这样的办法戴眼镜，不但眼睛不会累，而且还能使近视的发展得到比较好的控制。

（2）–3.00~–3.75DS 近视眼的眼镜科学戴用法

这个范围的近视眼，裸眼情况下看书、写字是没有问题的。但是，看电脑看的不是很清楚，那只能戴着眼镜看电脑，这里要注意：看电脑时，一定要把眼镜向前拉一些，就像图 9–2 这位老奶奶戴眼镜的样子，这样眼镜的近视镜的镜效度就略有下降，这样就不易发生视觉疲劳。看远则必须戴用远用眼镜。

这样戴眼镜，使用一副眼镜就可以了，没有必要配专门的近用眼镜。只要这样做，这一范围近视眼在看近时眼睛也不会累，而且也能使近视的发展得到比较好的控制。

（3）–4.00DS及以上

–4.00DS及以上，通过一副眼镜要想远、近都兼顾到，用单光眼镜是办不到的，有的学者建议使用双光镜（或渐进眼镜），但这两种眼镜比单光眼镜的视野明显要窄，少年儿童的视觉处在生长发育期，这两种眼镜还是不用为宜。

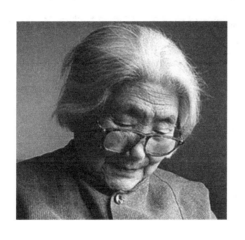

图9-2　老奶奶眼镜戴用法

对于这一范围的近视眼，要想实现科学戴眼镜的目的，则有必要针对看远、看近各配一副眼镜。看远的眼镜用于以看远为主的活动（如出游、上街、课堂上听课、看电视），看近的眼镜用于以看近为主的活动（看书、写作业、看电脑）。但这里一定要注意两副眼镜的光度都必须"验准光、配对片、调好架"。这一范围的近视眼只要做到用看远的眼镜看远、看近的眼镜看近，就是做到了"该戴的时候戴，不该戴的时候不能戴"的目标。只要做好交替使用远用、近用眼镜，就既不会发生视觉疲劳，也能使近视的发展得到有效的控制。

（4）看手机的问题

在当今，不让孩子看手机、平板电脑，恐怕很不现实的。问题是，你不让他看可以，但是你拦不住他看别人的。这就需要找一个比较实在的办法。这得从人们看手机的距离说起。

人们看手机的距离差异很大，但一般而言，绝大部分人的这一距离是在 0.15~0.25m。怎样看手机视觉上才是比较舒适的呢？这个答案是非常确切的：凡是 –6.50DS 及以下的近视眼，只要摘了眼镜看手机其视觉就是相对舒适的。

作为近视眼来说，只要按上面讲的"该戴的时候戴，不该戴的时候不能戴"的办法来戴眼镜就是科学的。只要这样去做了，就不会发生视觉疲劳，还能起到有效控制近视的发展。

4. 镜片有磨损，一定要及时更换

目前，用于屈光矫正的镜片普遍使用的是树脂镜片、PC 镜片，这两类镜片最大的优势就是相对比较轻，一般情况下，使用这两类镜片的眼镜造成鼻部损伤的概率极低。但这两类镜片耐磨损性不是很强。对于长期戴眼镜者往往不太注意镜片的保护，镜片有污渍时经常顺手拿起一块布、纸类的物品，甚至拎起衣角来擦拭镜片，这样擦拭往往会造成镜片的磨损。造成镜片磨损的另一种常见原因则是镜片污渍严重（此时镜片上往往会沾有细小的沙粒），使用干镜布进行擦拭镜片，也会造成镜片的磨损。第三种造成镜片的原因则是摘下眼镜后将镜片那一面放在桌面上，经常这样放置后镜片就会出现磨损。磨损后的镜片就会像图 9-3 右侧图的样子呈现漫反射光现象。

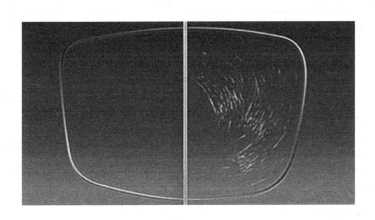

图 9-3　镜片是否磨损对比图

当镜片一旦出现磨损，就会影响镜片的透光性，而且这种磨损的痕迹还会将一部分光以漫反射的形式投射到我们的眼中。这两种问题都会对我们的视觉造成不必要的干扰，都有可能诱导视觉疲劳的发生。因此，镜片一旦磨损，就应当及时更换镜片，只有这样才可以保证戴眼镜的舒适，才能有效减少视觉疲劳的发生。

5. 怎样根据自己的情况选择老视用镜?

人在50岁左右，都会出现不同程度的阅读困难。要想解决这一问题，就必须使用老视眼镜。用于老视眼的眼镜有三种：① 单光老花镜；② 双光眼镜；③ 渐进眼镜。

人们在选择老视用镜时，常常会遇到这样那样的问题。表9-2列举了这三种眼镜与老年人的日常活动和兴趣爱好的使用的相关信息。

表 9-2 三种老视用镜的相关信息比较

项目 / 眼镜种类		单光老花镜	双光眼镜	渐进眼镜
用途		只可用于阅读	看远、阅读	看远、中、阅读
看近的范围		大	适中	相对较窄
看电脑		有要求，可以兼顾		可以兼顾，但清晰视野较窄
画画		工笔	山水、工笔	视距不得小于 0.3m
书法	毛笔		中楷、小楷	
	地书		低头幅度较大，易导致颈部不舒适	
看电视		不适宜	适宜	
下楼梯			需要较大幅度低头，否则易摔跤	
上自行车			需要较大幅度低头，否则易出现蹬空	
消费水平		低	中	很高
镜片最低价格（人民币：元）		100~200	200~400	1500~4000

怎样避免因不实信息干扰，选择适宜自己并可以取得相对满意的老视用镜，这对老年人来说也是一个不大不小的问题。只要根据自己的情况，参考表9-2的相关信息，选择一款满足自己需求又适宜自己的眼镜应当是没问题的。

6. 太阳镜的正确戴用法

从字面上理解，太阳镜就是防止强烈阳光对眼过强刺激导致眼睛不舒适的眼镜。作为太阳镜最主要的功能是：要能阻挡紫外线。一般来说，市场上标明"太阳镜"的，都应当具有防紫外线的作用。太阳镜的款式很多，镜片的颜色也是五花八门。就款式而言，当然是要根据自己的爱好来选择。关于镜片的颜色的选择，一般来说也是根据自己的偏好来选择。在这里，提供一种更为有益健康的选择办法，这就是表9-3中提到的有关结合防眩光、颜色失真和适宜运动和活动的选择方式。

表 9-3　不同颜色太阳镜的特性与适宜的运动

项目 颜色	灰色	黄色、金色	茶色、	绿色、蓝色
亮 度	减低	减低	减低	减低
滤过颜色		减弱蓝光，增强黄光	减弱蓝、紫色	减弱蓝光
眩光	有防眩光作用	有"蓝霾"效应	有减少眩光作用	有减少眩光作用
颜色失真	最小	有失真	有失真	失真较小
适合的活动	驾驶、日常活动	雪上运动	高山运动	不适宜驾驶、日常活动

根据自己的情况，参考上表中内容，就可以选择适宜自己情况颜色的镜片。在这里要特别说明：在同等明度情况下，绿色镜片是各种颜色镜片中能提供最高的对比度和最大的视锐度的镜片。

既然是"太阳镜"，自然就应当是在太阳光下戴用。在没有太阳光的情况下戴用太阳镜，就不能发挥太阳镜的功能，戴用太阳镜只能是一种纯装饰作用，此时各种颜色会被压暗，对颜色分辨也会呈现更明显地失真，这也是一件有得有失的事情。

　　根据上述叙述，我们已经了解了不同颜色镜片太阳镜的特点和适合的运动，关于这些太阳镜应当在什么时候戴、不应在什么时候戴，也就自然清楚了。

7. 偏光眼镜的选择与戴用

偏光镜（简称 PL 镜），是根据光线的偏振原理制造的镜片，这种镜片作用就是排除和滤除光束中的散射光线，使光线能沿光轴投入我们的眼睛，使我们在视野中获得更清晰自然视觉感受。使用偏光镜片制作的眼镜就叫做偏振光眼镜，简称偏光镜。

偏光镜通过过滤反射光线，增加成像反差。其工作原理是选择性地过滤来自某个方向的光线。通过过滤掉漫反射中的许多偏振光，从而减弱天空中光线的强度，把天空压暗，并增加蓝天和白云之间的反差。

偏光镜也可以有效减弱或者消除非金属表面的反光。通过使用偏光镜，可以减弱橱窗玻璃表面的反光，可以减少水面的反光。偏光镜大致有以下几种颜色：

淡红色或朱红色：在眩光很强的情况下，有增强颜色的对比度及鲜明度的作用，非常适合于水上活动及雪地活动。这种颜色偏光镜，常被用来做钓鱼眼镜使用。

棕色或咖啡色：可以增强颜色的对比，适宜旅游及日常的活动。

琥珀色、黄色或橘色：阴天时戴用十分适合，可以有非常清晰之视野，但却不适于强烈阳光下使用。

灰色或墨绿色：视物时可以保有最自然之原有色彩，是很好的选择，这两种颜色的偏光镜应用非常广泛。这里有一点需要提醒，从事驾驶则以选择灰色更为适宜。

选择偏光镜，必然面临这样一个问题：都叫做偏光镜，有的 20 元、30 元一副，有的就会 200 元、300 元一副。价格差异这么大，原因到底是什么？

市面上一般的薄片型偏光太阳镜，大多是用高分子纤维拉伸夹合制造而成。它不同于光学材料偏光太阳镜，因其质地柔软，弧弯不稳定，镜片装配上框以后，很容易出现内应力过大的问题，视像松散、变形。由于弧弯不稳定，致使镜片容易变形，就直接导致其透光结像清晰度差，影像失真，不能起到正常视光效果。且表面易刮伤、磨损。不耐用。

定制的偏光镜片比市面上的偏光镜片会厚一些，这是因为：定制的偏光片是由多层薄薄的树脂材料压制合成。每一层都具有不同的功效。最中间一层为偏光层，其原理好像百叶窗，可以过滤掉杂散的反射光线。第二、三层能过滤99.9%的有害紫外线并降低光线强度，功能与普通太阳镜片无异。偏光镜片的第四、五层为抗冲击层，使镜片不易破裂；第六、七层经强化处理，使镜片不易磨损。

倘若不是作为屈光不正矫正镜使用的话，购置偏光眼镜应注意以下四点。

① 选择带有"UV400"标识的。偏光太阳镜的首要功能是防紫外线和过滤偏振光，好的偏光太阳镜镜片可以阻挡90%以上紫外线的穿透。凡标有"UV400"都是阻隔紫外线最佳的镜片。

② 不宜选择过深颜色的镜片。比较深色的偏光镜，随着进入人眼的光线变暗，人眼的瞳孔会变大，则进入眼睛的紫外线反而可能会增加，反而会不利于眼睛的健康。

③ 颜色不失真、物体的边缘清晰、能有效识别不同颜色信号灯为原则。尤其作为驾驶太阳镜时，保证驾驶安全，镜片的颜色以灰色为最适宜。

④ 看东西没有变形。镜片是否存在变形，可以通过图9-4中提示的办法进行观察，图中箭头1、箭头2、箭头3为眼对镜片的观察方向，上方实线、虚线图形代表镜片在眼前运动模式。在观察中，没有发现镜片中的图像有速度突然加快或减慢的变化，就说明通过镜片看东西不会有变形的问题，这样的镜片就是符合视觉要求的镜片。

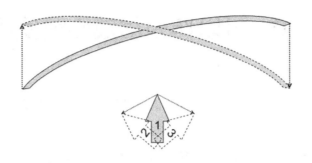

图 9-4   镜片是否存在视物变形的观察法

多年来，为什么眼镜和钟表就拉不开，扯不断?

现代意义上钟表与眼镜和眼镜最初都是舶来品，均有外国人开办洋行经营与经销。周云章是在高德洋行学会验光配镜的，1911 年成立中国精益眼镜公司，但在洋行的经历可能潜意识中就觉得钟表与眼镜是接近的，这应当是潜意识的东西

亨得利 1915 年开的只是钟表店，1919 年增加眼镜项目，成立了亨得利钟表眼镜股份有限公司。这应当是钟表与眼镜搭上界的最早的形态。

北京大明眼镜公司是 1937 年由上海亨得利钟表眼镜股份有限公司、上海大明眼镜公司等集股创办的，这就为钟表与眼镜拉不开扯不断的关系又添了一把火。

新中国建立，钟表、眼镜各自经营，但商品的批发业务则归钟表眼镜批发部，上级管理机构是商业局（一商局）。改革浪潮中，钟表眼镜批发部改制为北京市钟表眼镜公司。为便利营销中进销调存环节，因此各地普遍建立起了钟表眼镜公司。

以上所述，就是钟表与眼镜拉不开扯不断关系的由来。应当说这种关系只是一种商品管理结构的关系，从商品、技术等诸方面讲，这两个行业各有所长但交集不多，在商业生产、营销中，这两个行业都是独立运作的。

8. 变色镜，可以作为常戴眼镜使用吗？

　　变色眼镜是不少人喜欢选择戴用的一种眼镜，这种眼镜以变色镜片（含有卤化银作为感光剂并以微量铜、镉离子作增感剂）装配而成的眼镜，一般人会将这种眼镜当作普通眼镜和太阳镜兼用。这种眼镜眼镜应当怎样挑选？怎样戴用？戴用中应当注意什么？恐怕很多人并不十分清楚。在此就介绍戴用这种眼镜一定需要了解的知识。

一、怎样挑选变色镜片？

　　这种镜片，在阳光下直射的情况下颜色会变为深黑色，在没有阳光直射的情况下颜色会变浅到无色的状态。从变色的速度讲，颜色变化越快性能越优异。但是，一定要注意：这种镜片的褪色速度都会比变深色的速度要慢。因此，挑选时不要只看到变色快，一定要看褪色的速度如何。假如褪色速度很慢，在由阳光下进入室内时，就会对进入室内视觉的适应产生一定程度的影响。从镜片必须服务于视觉生理的角度考虑，挑选变色镜片一定要挑选褪色快的镜片。

　　变色镜片的颜色有茶变、灰变两种，这两种镜片变色的效果见图9-5。

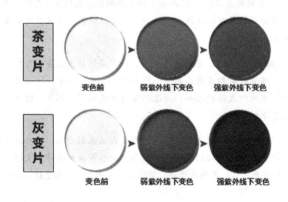

图9-5　变色镜片在不同紫外线下的变色效果图

二、变色眼镜怎样使用？

变色眼镜不同于其他眼镜的特征是镜片的颜色会变，在戴用中就要在这个"变"有所注意。因为这种镜片褪色相对较慢，因此在镜片尚处于褪色阶段时，是不适宜立刻进入繁忙工作状态的。否则，就会产生视觉上的不适应，既影响工作效率，也会诱发轻度的视觉疲劳感。

作为司机来说，戴用变色眼镜也有一个视觉适应问题。因为有的变色镜片变色速度很快，对于这样的变色眼镜，司机在坐到驾驶座椅上就应当先对环境观察一下，倘若眼睛已经处于适应的状态，就可以开动汽车了。假如眼睛还在适应阶段，此时就应当稍待片刻。

三、变色速度明显减慢

变色镜片的性能也不是一成不变的，随着时间的延长其变色与褪色的性能也会逐渐衰减。当镜片性能衰退到不能再褪回无色状态时，就不适宜我们眼睛使用了，应当及时换用新镜片。

9. 老年人戴太阳镜，不光是为了"俏"

城市中年龄较大的女同志戴太阳镜的并不比年轻人少，有的人还不止一副。老年人戴太阳镜，往往会被人说"俏"。不可否认，为"俏"戴太阳镜是一个很重要因素。绝大部分老年人戴太阳镜还是为了挡阳光。老年人之所以有挡阳光的需求，这是因为不少老年人会有轻度的远视，这些人会感到过强的阳光会很刺眼，常常会不由自主的皱眉头，这是自然的生理状态使然。当戴用太阳镜后，光线也就不刺眼了，也不用皱眉头了，这样的话，眼镜不但舒适了，皱纹的加深也会减慢，这是一件很好的事情嘛。

老年人通过戴用太阳镜还获得了一个对眼睛有益的结果，这就是对白内障无形中起到了预防或延缓的作用。紫外线照射晶状体是可以加速、诱发白内障发生的，当戴用太阳镜时就挡住了阳光中紫外线进入眼镜的可能性，因此，老年人戴用太阳镜是非常值得推广的事情。

老年人在购置太阳镜时，往往更趋向于选择很便宜太阳镜。应当说，这种一味图便宜的做法并不可取。市面上销售的太阳镜的质量参差不齐，对紫外线阻挡作用的大小对老年人预防或延缓白内障的作用是有明显的差异的。因此，老年人在挑选太阳镜时一定要挑选带有"UV400"标识的太阳镜，戴用这样的太阳镜才会起到预防或延缓白内障的作用。

10. 摘戴眼镜不宜过于潇洒

　　人们并不把眼镜的摘戴当作一回事，绝大部分人都不清楚摘戴眼镜应注意什么。应当说，眼镜是一种相对比较娇气的生活用品，摘戴也是应当有所讲究的。例如图 9-6 这种摘眼镜办法是最司空见惯，这样摘眼镜从动作上讲，一种是随意，还有一种就是做出一定的潇洒的动作，来彰显个性。实际上，这种摘眼镜的办法并不可取，经过这样反复摘戴后，不管是什么材质的眼镜，都会发生变形。一般来说，最常见的变形是眼镜腿不一样高，手执侧的镜腿会偏高，其次是两只镜片不在同一平面上。当眼镜出现变形后，戴用起来就会不舒适，特别是两只镜片不在同一平面这种情况，戴用者会觉得两眼"较劲"，这实际上是不在同一平面上的镜片使我们在看东西时产生了类似上下隐斜视的感受。

　　眼镜正确的摘戴方法应当是：双手摘戴（图 9-7），只有这样才能使眼镜避免用力不匀所导致的变性。

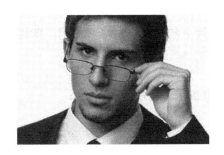

图 9-6　单手摘眼镜

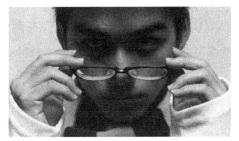

图 9-7　双手摘眼镜

　　屈光矫正眼镜保持良好的形态，才能高质量完成我们所赋予任务。因此，为了使眼镜能够更好地为我们服务，在摘戴眼镜时，请不要太随意、更不要太潇洒，一定要双手摘戴眼镜。

11. 怎样清除镜片上的污渍?

　　眼镜片是一种对清洁度要求较高的日常光学用品。但是，眼镜又是一种极容易被污染的物品。例如，炒菜会使镜片布满油渍；刮风扬土会使镜片沾满灰尘；一场小雨也会使镜片溅满污点；即便是大扫除也会使镜片落上一层厚厚的尘土。因此，戴眼镜不对镜片进行清洁的人是没有的。如何对眼镜进行清洁处理呢? 最土的办法有两个: ① 就是撩起衣襟，用衣襟进行擦拭; ② 信手拈来的布制品，随手擦拭。这两种擦拭方法都不可取，原因是: 油渍不易被清除干净; 镜片容易被划伤。尤其是对树脂镜片，这两种擦拭方法都会镜片的磨损加速。

　　有人习惯用眼镜布擦拭眼镜，应当说，当眼镜片上有油渍时，用眼镜布擦只能使油渍均匀布满镜片，污渍、油迹是肯定擦不干净的。倘若有灰尘的话，使用眼镜布擦拭，必然会导致砂粒、灰尘划伤镜片。

　　最好的镜片去污法是用化学上洗玻片的去污冲洗法。这种方法的清洁程序如下:

　　① 对镜片进行去污处理。先在两只镜片上各滴 1 滴洗涤灵，用手指将洗涤灵在镜片两面抹匀，静置 1 分钟;

　　② 用手指轻揉镜片，使洗涤灵与镜片的油渍、污迹充分混合;

　　③ 打开水龙头开关，在流水中，将洗涤灵和油渍、污迹的混合物清洗干净;

　　④ 将流水关小，手持眼镜使镜片的外面（或内面）倾斜，并使眼镜由一侧向另一侧匀速通过水流（图 9-8）;

　　⑤ 依④的方式，使镜片的另一面也匀速通过水流;

　　⑥ 如果镜片运动速度与水流大小相适应的话，此时镜片将不会有水珠

存留，仅镜片下缘有少许存水，可通过镜片下缘垂直放置在报纸上的方式将其吸干即可。

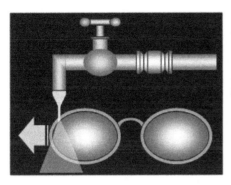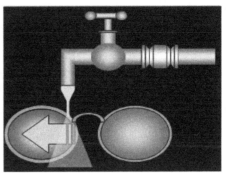

图 9-8　眼镜冲洗示意图

　　那么，眼镜布既然不适宜擦拭镜片，那到底是干什么用的呢？应当说，眼镜布最合理的使用方法，如图 9-9 所示：摘下眼镜后，用眼镜布将镜身包上，再合上眼镜腿，然后放入眼镜盒。这样使用眼镜布，可以最大程度上避免镜片的磨损。

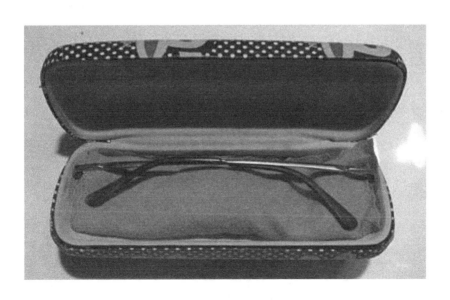

图 9-9　眼镜布包裹镜身放入眼镜盒

第十章

善待自己
的眼睛

　　人们关注验光的问题，关注眼镜的质量问题，是尽人皆知的事实。人们之所以会这样关注眼镜的问题，归根结底，是因为眼睛在人的工作与生活中的至关重要的作用。人通过视觉获得的信息占获得总信息量的80%~90%，应当说，不管是在认识事物方面，还是在从事各项个人与社会活动中，没有眼的参与将是一件难于想象的事情。

　　对于屈光不正来说，我们也可以认为眼睛已经出现了一个不大不小的问题，而戴用眼镜就是为了解决这一问题。问题解决了，是不是就可以不注意眼睛了呢？恰恰相反，此时我们更应当注意我们已经戴用眼镜的眼的使用问题，更加妥善对待我们的眼才是正确的选择。善待我们的眼，就是要合理、科学使用我们的眼。那么，戴上眼镜以后，应当怎样使用我们的眼才算合理呢？我们又应当采取哪些措施呢？这就是我们在这一章中所要讨论的问题。

1. 眼睛：也需要讲究劳逸结合

人把眼睛看的是很高贵的，人们总是将对崇高的事业的感情比做像爱护眼睛一样。人的眼睛之所以高贵，第一、是因为人的一生只有一对属于自己的眼睛，一旦丧失，将不会再生。第二、不管年龄大小，我们迄今所获得的知识、留在头脑中任何印象无一不与眼睛的视觉有关。没有眼睛，我们的知识与记忆几乎就是一片空白。而眼又是在终生无怨无悔地为我们工作着。

人生活在世上，一生几十至近百年中，只要处于觉醒状态，眼就在为我们不知疲倦的勤奋工作着。从人体的各个器官之间的劳作状况看，眼的工作的时间之长，仅次于心和肺两个脏器。从自主功能支配角度看，眼睛是专注时间最长、强度最大的一个器官。不管从哪一个方面看，眼睛所从事的视觉活动是很辛苦的，也是很容易发生疲劳的。视觉疲劳的一旦产生，从事视觉工作时，尤其是在从事近距离工作时，就会发生眼发酸、发胀、眼痛、阅读窜行、间歇性视觉模糊、头痛、疲乏、困倦，严重者还会出现胸闷、后背发僵、胃肠道反应症状等。这些身体方面的不舒适，必然会导致我们的工作效率的下降。

如何避免视觉疲劳的发生，保证高效率的视觉作业的效能，这应当是我们每个人都必须考虑的问题，特别是从事以近距离工作为主的人们，更需要注意这一问题。那么，怎样才能保证我们的眼在高效率的状态下，进行高质量的工作呢？用最简洁的话来说，就是：让我们的眼，从是恰如其分的工作。这也就是说，我们必须注意眼的劳逸结合问题。做好眼的劳逸结合应当注意以下几个问题。

一、视工作性质，调整看的时间

这里说的工作性质是指工作的精细程度。从事工作的精细程度越高，眼睛越容易累。因此，从事刺绣、工笔绘画等工作的人，在持续工作中，一定注意工作的节奏。不能等到眼睛已经累得工作不下去了再休息，这显然是一件很划不来的事情。但是，从艺术角度上说，刺绣、工笔绘画类的工作，又非常需要连续性的操作，这会给作品赋予一种气韵。这就要求从事类似的工作的人，到可以告一段落之时就及时告一段落。决不能等到半半拉拉，放也舍不得放，做下去，眼又承受不了的程度。工作精细程度越高，持续的时间就应当越短，间隔的时间也更应当长一些。

二、量眼力状况，找到适宜的视觉工作时间

一个人到底应看多长时间呢？又应当间隔多少时间？不同的书籍中，所给出的答案并不是完全一致的。大致上说，比较一致的认识有两点：

① 近距离工作大多以 30~60 分钟为准。

②青少年作业时间短于成人。

那么,这有什么科学道理吗？这一认识的最基本理念就是: 近距离阅读、写字的时间不宜过长。否则有可能会引起眼的调节紧张，甚至还会引起调节痉挛。但是，调节紧张、痉挛，至今还没有能拿出来让我们看到的生理模型。什么是痉挛呢？简单地说，痉挛就是抽筋、转筋。想必大家都看到过颜面神经麻痹患者的脸抽筋，也见到过一些人因缺钙所导致的腿转筋。两者都是很痛苦的。那么，有谁见过眼球的筋，这么转、这么抽呢？应当说，控制近距离工作时间是对的，因为过度劳累终究是不妥的。

那么，我们怎样掌握近距离工作的时间呢？每个人工作性质不同，屈光状态不同，近距离工作的时间也不会完全相同。

我们先来以近视眼为例来说明这个问题。倘若一名近视眼的屈光矫正镜度为 – 3.00DS，只要摘了眼镜，他从事 0.33m 距离的阅读与写字，那就不会有累的时候。因为他是用看远的调节力量（0.00D）在进行阅读与写字。

假如是一名+3.00DS的远视眼，看0.33m的距离则需要6.00D的调节力。使用这么大的调节力的眼不可能会不累。这名远视眼要想取得上述近视眼的效果，就必须使用+6.00DS的眼镜。

人眼的屈光性质不同，屈光程度也不同，身体状况也有差异，从事工作的精细程度也不同。这些因素都会影响持续具体工作人的视近工作时间长短。因此，根据自己的状况，尝试并寻找适合自己的视近工作时间，是掌握眼的劳逸结合的具体尺度最重要方法。从工作时间的长短的比较规律看，应当注意以下几点：

① 远视眼比正视眼短，正视眼比近视眼短；

② 年龄较大的比年龄小的要短；

③ 体质差的要比体质强的要短；

④ 工作精细度高的比工作粗放的要短；

⑤ 工作距离越小，可以维持的高效工作时间也就会越短。

当然一个人在从事具体工作时，最佳的维持高效率工作的时间还会与神经类型与情绪有关。因此，每个人最适宜的工作时间不可能完全一样，都会具有鲜明的个性，而找到这一最佳的时间，只能由自己的工作中去探寻、摸索和确认。

三、注意眼的放松，适当降低眼的调节强度

人们在累了的时候，就需要适当休息。我们的眼在累了的时候也需要休息。眼怎样才叫做休息呢？就是看东西时不使用调节，这种状态只有在我们看远处的目标时才能实现。但是这又有两个问题。

（1）倘若我们工作在一个没有窗户的办公室中，看不到远处的目标怎么办？有两种解决方案。

① 可以到走廊里转一转，也可以站起来活动活动筋骨，看看对面的墙，尽管目标不够远，但总比办公桌上的文件与电脑视屏要远些，终究会缓解

一些。

②倘若处于斗室之中，也没有走廊可供溜达，我们就可以闭上眼睛，静静地休息片刻。

（2）也许有的人会说，这些文件就看不完，根本不可能有让你闭眼的那个空，那该怎么办呢？例如出版社的编辑、办公室的秘书、打字员。应当说，对于从事这类工作的人，只有降低眼的调节强度这个办法。具体方法就是戴一副近距离工作用眼镜。这有两种情况：

①有老花眼的人，可以使用老花镜。为了照顾看远、中距离者，可以选用渐进眼镜。

②从事办公室文案工作的中、青年人可以配用一副用于视近工作的眼镜。这副近用眼镜的镜度是在我们正常使用的远用眼镜镜度的基础上稍加调整而成，调整的方法是：增加 + 0.75~+1.00DS。这样的话，既可以满足一部分中距离（1.33~1.0m）视觉的需要，也可以适当减少近距离工作的调节强度，这样的话就可以有效地延长持续视近工作的时间；

③倘若是从事 IT 设计，需要持续长时间注视电脑屏幕的情况，则应通过精确检测确定近用眼镜镜度（一般来说，这种情况下近用眼镜的镜度一般会比远用镜度减少 –1.50~–2.00DS），只有这样才能在最大程度上保证工作中视觉的舒适度。

根据自己的情况，安排好自己工作中的"劳"与"逸"转换，也就起到了降低视觉劳动强度，获得了舒适安逸的视觉效果，并可令工作效率得到提高。

2. 学习、阅读视觉作业的合理条件

我们的眼在从事视觉工作时，也需要有一个适宜的条件。因此，我们必须注意：在进行视觉作业时，条件是否适宜。

近距工作是当今社会活动中不可缺少的重要工作形式。尤其是青少年，他们几乎是要在将近20年的时间中，每天用十几个45分钟进行视近作业。这对眼睛来说，负担是相当沉重的，注意孩子们在学习中的条件，显然是不应当忽视的问题。要想保证学生在学习中有良好的视觉条件。应当注意三个方面的问题。

一、照明条件

这里说的是孩子们在学习中，环境亮度是否适宜。一般情况下，教室的照明强度不用我们操心，自有国家教育部门根据教室的建筑规范中照明要求来管，教室不达标几乎是不可能的。更需要注意的问题则是上学的孩子，在学校每45分钟还有个"课间"，但学生回到家中，极可能就没有了"课间"的概念。

孩子家中阅读、学习、写作业的照明条件是怎样的，屋中的灯具又是怎么使用的，这才是问题的关键。有的人，当孩子晚上学习时，会关掉房间中的顶灯，只开台灯。之所以要关掉顶灯，原因是怕孩子分心。想法不错，但这样的学习照明条件是不负荷视觉工作条件的，很容易诱发眼的疲劳，周围环境的黯淡所造成的视网膜受光不足，也是视觉疲劳的诱发原因之一，而且极可能这是诱发近视眼、促使近视发展加速的重要原因。

也有人为了给孩子提供良好的照明，甚至使用200W白炽灯泡的台灯，应当说这也是不合理的。这样高的亮度，瞳孔就会极度缩小，也会引起眼的不舒适，而引发视觉疲劳。再说，200W的灯泡台灯还会把孩子烤得汗流浃背的，他哪有什么好心情认真学习呢？应当说，选用40W灯泡足够了，当然选用正规厂家生产的护眼灯也是比较好的方案。

二、桌椅的高度与角度

孩子在学习中，第二个应当注意的条件就是桌、椅的高度和角度问题。家中购置桌椅时，大多是以成人舒适为标准，这样的桌椅，显然对孩子是不适用的。往往是：孩子坐在椅子脚够不着地，而桌子又架胳膊。因此，在孩子上学期间，为其选择一款适于其身高的桌、椅还是有必要的。具体尺寸可以参考表10-1。考虑到孩子生长发育的情况，选择高度可调的桌椅应当更为经济些。

在选择桌椅时，还应当考虑到的另一个方面，这就是桌面的倾角问题。桌子最好要有一定的倾斜角度 [图 10-1（a）]，在这样的桌子上应当更适合于孩子在保持良好的坐姿条件下进行书写作业。孩子在阅读时，书本不宜平放在桌面上，应与水平面保持约 40° 的角度 [图 10-1（b）]。这也是保持良好坐姿状态下最符合人体生理机能的阅读角度。

表 10-1　身高与适宜的桌、椅高度

身高 /cm	桌高 /cm	椅高 /cm
< 120~129	60	32
130~139	64	34
140~149	68	37
150~159	72	40
160~169	76	43
≥ 170	80~83	44~46

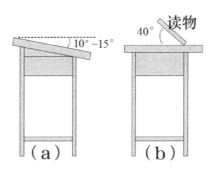

图 10-1　学生用桌与阅读的倾角

三、阅读材料的要求

阅读材料，应尽可能选择不反光、不透光、不过于亮白的纸张。像复印纸那样白的纸张所印制的材料，是不适于较长时间阅读的。这种过于亮白的纸张，往往也容易视觉疲劳。这也就是说，用亮白的复印纸复印的学习材料是不宜作为长时间阅读使用的。

阅读材料的字体的大小，应考虑到年龄大小的问题。对于认字不多，需要认真分辨字体的年龄较小的孩子来说，应选择字体相对较大的阅读材料。这样的话，在阅读时就会相对容易一些。对于年龄比较大的成年人，字认得比较多了，又加上对语法相对熟悉，就可以使用略小一些的文字。

以上三个方面，是在近距离阅读和学习中最容易被忽略的问题。在考虑孩子的学习环境条件时，为了保持高效率的学习状态，最大程度上保证孩子视觉生理发育趋势，就必须要妥善处置上述三个条件。

3. 日常生活、工作视觉作业的合理条件

这里所说的平时环境，是指在日常生活与工作中的视觉条件，是指在非标准学习阅读条件下的视觉工作条件。在这些方面应当注意的问题主要有三个方面。

一、照明的强度

在非标准学习阅读条件下，一定要注意照明的条件。亮度过低、或过强都不适宜进行阅读。

例如，在强烈的阳光下就不适于阅读 [图 10-2（a）]。阅读时，人们往往会感到字迹鲜明清晰，也会感到纸张有些刺眼。字迹鲜明，是因为在阳光下纸张与字迹的对比度得到了加强，这并不能提高对现实资料的分辨程度，只能导致瞳孔进一步缩小。而瞳孔的缩小、纸张的刺眼都会导致视觉疲劳的发生。

而照明程度太差，字迹与纸张的对比度就会明显下降，这就会导致自己的清晰度明显下降，被分辨的难度就会增大。这对我们的眼肯定就是不良的事情：环境的昏暗、字迹的模糊、对比度的不良，就会导致瞳孔增大，调节频率增加，分辨困难，这也将会诱发眼的视觉疲劳。这就是为什么不让在昏暗路灯下 [图 10-2（b）]、或犄角旮旯处看书的原因。

什么是适宜的照明条件呢？简单点说，就是：字迹清晰可辨、光线不刺眼。这就是凭借我们的肉眼可以辨别的基本条件。

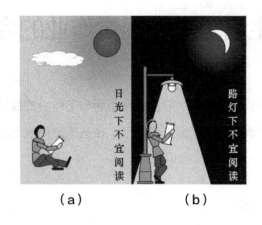

（a）　　　　　　（b）

图 10-2　日光下、路灯下均不宜进行阅读

二、材料的稳定

既然阅读，就需要有一个稳定的条件。也就是说，眼与阅读物应当保持相对稳定的状态，以保证我们的眼有规律的进行逐行逐字的阅读。倘若，在乘坐汽车时进行阅读，阅读物就会出现阅读视面的不规则的跳动与摆动。此时，我们的眼就会不断地进行毫无规律的适应性追逐运动，这就会导致视觉疲劳的发生。这样阅读的结果，不但提不高视觉效率，极有可能对稍后的正常视觉工作都会产生不良的影响。

三、阅读的姿势

不管在任何条件下，只要进行阅读，都应当保持良好阅读姿势。这件事，说起来觉得挺简单，但能始终坚持这样做的不容易。

当一个人自身体疲劳的时候，能坚持图 10-3 中的正确坐姿进行阅读吗？显然，这不太容易。我们得首先确认，图 10-3 中的坐姿，前臂与手衬托在桌面上是比较省力舒适的。在这种状态下阅读时，眼与读物之间的空间位置也将是稳定的。

倘若，人在躺、卧状态下进行阅读，要想保持眼与读物之间在空间的良好阅读状态，就必须将手和前臂举起来，甚至还需要将大臂也端起来，坚持这种状态进行阅读是比较难的。应当说，躺、卧状态下进行阅读，并非一定会导致眼与读物不正确的关系。但是，躺、卧状态下的阅读，显然是一种很费力的阅读姿势，很难保持正确阅读姿势。应当说，不提倡躺、卧状态下阅读的原因正在这里。

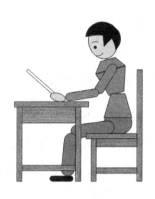

图 10-3　坐姿阅读示意图

这里尤其要注意，侧卧阅读的问题，有学者认为，侧卧姿势之所以会导致两眼的屈光参差，还与侧卧时由于重力作用导致的两眼血流量不同有关。应当说，侧卧阅读是最不好的阅读姿势，这种姿势很难保证两眼物相等的距离，这种情况常常会导致两眼屈光镜度参差量的增大。图 10-4 最不符合视觉生理的阅读姿势。

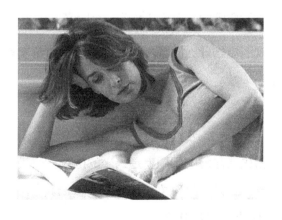

图 10-4　最不符合视觉生理的阅读姿势

4. 看电视，应当注意的问题

生活在现代社会中人，很难不同视屏打交道。特别是在电脑已经相当普及的今天，更难于做到。因此，注意视屏条件下眼的视觉作业问题是所有人都应当注意的一个问题。现实生活中，人们所接触的视屏有：电视、电脑、平板电脑、手机。可以说，手机已经成了人们须臾不离手的视屏。下面我们首先来介绍看电视应当注意的问题。

随着电视机的普及，应当说，不看电视的人已经极为稀少了。通过看电视，了解时事新闻、品味历史逸闻、领略风光民俗、欣赏文艺演出，已经成了人们不可或缺一种生活方式。那么，我们看电视为什么要注意眼的保护呢？又应当怎样做好必要的防护呢？

首先让我们来说为什么要防护的问题。可能每一个打开电视机的人都会体验到这样一种感受：电视机在打开的瞬间，就会感到从电视的视屏中有一种冲击波发出直接作用于我们的手和前臂。这种冲击力，正是来源于显像管开始工作瞬间所产生的射线粒子流。现在已经证实，显像管所产生的 X 射线，可以大量消耗视细胞中视色素（视紫质），而视色素是视觉过程中不可或缺的化学物质。因此，长时间看电视，就会使视觉分辨能力下降。这种作用在长时间近距离工作之后，将会表现得更加突出，这应当是青少年近视眼之所以高发原因中，值得注意的一个因素。

那么，看电视时应当什么问题呢？从视觉卫生的角度看，应当注意的问题有以下四个。

（1）位置角度要适宜

看电视时，首先要注意的问题就是人坐的位置。一般而言，看电视的人眼与视屏的距离应当是屏幕对角线长度的 4~6 倍。不同尺寸的电视，观看的适宜距离是不同的（表 10-2）。

表 10-2 电视屏幕尺寸与观看合理距离对照表

英寸	厘米	视距	英寸	厘米	视距	英寸	厘米	视距
21	53.34	2.67m	29	73.66	3.68m	34	86.36	4.32m
25	63.5	3.18m	31	78.74	3.94m	37	93.98	4.70m

看电视时，一般以正对电视为最佳。此时，画面图像产生的视像的变形最小。看电视的可能不止一人，那就需要考虑在什么角度看更为合理的问题，图 10-5 就是观看电视时，应当采用的合理的位置示意图。

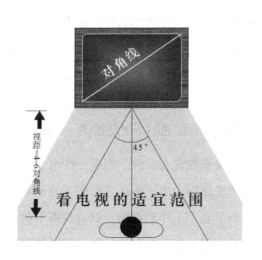

图 10-5 看电视的合理位置

看电视时，还应当注意一个问题，就是视屏与眼的水平高度，从视觉生理与习惯看，视屏的上三分之一与我们的眼的视线处于同一水平时，相对比较合理。电视整体都高于眼平高度的放置是不可取的，这种情况下，看电视时就得仰着头。

（2）环境亮度要适宜

看电视时，环境的亮度既不能过亮，也不能过暗。环境过亮，视屏上的图像就会看不清楚；环境过暗，环境与视频图像的对比就会过于强烈。图像不清楚、环境与图像对比过于强烈，都会增加视觉分辨的负担。因此，环境过亮，就需要进行必要的遮挡；而环境过暗，就需要提供必要的照明。只有这样，才会获得看电视舒适的视觉效果。

（3）专注程度不宜高

看电视需要注意的另一个问题是：对电视的画面的不错眼珠的进行观看是不适宜的。当我们以高度专注的程度来注视变幻的画面时，像的跃动与转换，就会使眼随之发生不规则的眼动，视网膜的视色素的消耗也会增大，眼的这两种变化，一方面会发生视觉疲劳，另一方面就是视力的暂时性减退。这应当就是，一些人在持续高专注度看电视后，视远时就会出现暂时性视力模糊的重要原因。倘若，长期处在这种情况下，这种暂时性的视力模糊状况则将成为永久的视力模糊，这种状况最容易发生在眼得不到充分休息的状态之下。这应当是中小学生为什么在学期之中，尤其是在升学考核中，近视眼的发展会加速的不可忽视的一个原因。

不看电视，对于孩子与成人来说，都是一件难于办到的事情。但是，看电视毕竟是一种消遣休闲，决不能让它影响了我们的视觉能力。否则，因消遣休闲不当影响了我们工作的潜能，就有些得不偿失了。因此，对于电视我们还是要看的，但不能不错眼珠地看，不断地看看远、看看其他的目标，这样不就既不会影响看电视，又不会使眼睛发生疲劳了吗？

（4）看得时间不宜长

除了从事电视画面监控的人，一般情况下，没有人会跟电视画面没结没完。电视台播出的节目是有时间段的，对所有的节目都感兴趣的人可能是极少的。因此，担心看电视台正常播放的节目时间过长时没有必要的。

问题在于有些人购买了大量的 DVD 碟片，一个电视剧几十集、甚至上百集，这要一放就不得了，一集接一集，情节紧密相扣，不看完誓不罢休，这才是看电视应当注意的最大问题。有这种习惯的人，一定要控制看电视的时间：DVD 碟片已经成为私有品了，谁也拿不走，可眼睛是自己的呀。碟片一天看不完，可以两天、三天，甚至在更长的时间去看，这眼睛一旦出现问题，可能终生都难于恢复，轻者视力下降，重者可能还会有失明的危险。

眼睛文化·小贴士 13

在月球上，可以用裸眼看到长城吗？

有一种说法，说登月者看到了两大人类建筑工程：① 中国的万里长城；② 荷兰的拦海大坝。

月球的近地轨道为 33 万千米，长城的宽度为 8 米，长城投射到近地轨道的月球的夹角为 1.387^{-60}. 假如人眼的分辨率可以达到 $0.5''$ 的话，我们可以看到的点距约为 799.943 米，这可以说是长城宽度的 100 倍。以视锥细胞的宽度而言，在月球看地球只能看清地球上宽度 19.2 千米的目标。

应当说，在月球上实际看不清中国的长城与荷兰的拦海打扮，这种说法只能是一种人造的创造的传说而已。

5. 使用电脑办公，应当注意的问题

应用电脑进行文案作业,已经成了当前办公的必然形式。虽然应用电脑,从事的也是视屏工作,但显然与看电视是有一定的区别。在视觉上的区别主要表现在：专注程度更高、眨眼的次数会明显减少。这两种表现都与操作者无意识的主观控制有关。正常人眨眼次数为 10~20 次 / 分,操作电脑的人每分钟甚至可以降低到 5 次 / 分以下。这就使眼睛无法得到泪液的充分滋润,就会产生眼睛发痒、灼热等异常感觉。

从事电脑作业持续时间过长,都会因上述两种原因,导致出现四个方面的症状：

眼部症状：眼睛干涩、眼部的不舒适；

视觉症状：阅读窜行、复视,视力模糊；

头部症状：头颈部的重浊感、疼痛；

精神方面的症状：烦躁、精力不易集中等。

这就是眼科与眼 – 视光学界讲的电脑终端综合症,简称 VDT。

在电脑前工作时间过长,还可能产生一种主观知觉上的色视效应：在注视白色物体时,其周边会有一个淡淡的红色边缘。当目标较小时,则会被知觉为微有红色的非纯白色。这种现象就叫做：麦卡罗效应。这种现象除引起暂时性（也可能会持续数天）轻度色视边缘效应以外,尚未有对人有危害的相关报道。

从以上叙述中,应当说,所有从事电脑操作的人员,都有必要预防 VDT 的发生。怎样做,才能避免 VDT 的发生呢? 从视觉生理的角度讲,要想避免 VDT 发生,就必须要注意以下几个方面。

（1）自然非直射采光

电脑操作间，应尽可能选择自然采光的房间。计算机的视屏应背向、侧向窗户。这样就可以避免外界物体在视屏上所造成的反射光影现象。

（2）视屏应低于头部

人们在置办了计算机后，经常会将其放在日常工作的写字台上，应当说这是不妥当的。尤其是对个子较矮的人更是不妥当的。一般来说，计算机的放置应以图 10-6 所示意的方式为准，计算机的视屏上界应与操作者的下巴颏处于同一水平。这就是说，视屏应低于操作者的头部，这应当是在眼的参与下，用手从事近距离精确操作的最合理体位。要想达到这样的目标，就需要选择适宜的电脑桌椅。不选择电脑桌椅的话，就应当选择一款高度可调的椅子，必要时还应当考虑添置一个脚踏。这两种方法都是合理放置电脑比较好的选择。

放置电脑最差的选择，应当是选择较大尺寸的显示器，又放置在写字台上，视屏上缘甚至比头都高，凡是这样的情况，操作者都会有过度仰头的感觉，看视屏时，常会有眩晕的感觉。尚采取这种方法放置电脑者，建议尽快进行必要的调整，这种调整应当是提高工作效率及舒适程度的一种有效方法。

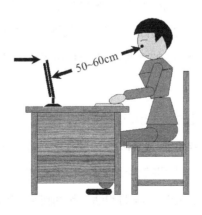

图 10-6　计算机的合理摆放

（3）保持合理的视距

从事电脑的操作，还应当保持合理的视距。一般认为：在选择字符正常大小的状态时，电脑正常工作的视距应为50~80cm。更确切地说，视屏尺寸大小与视距的合理比例关系，应为（3~4）：1（表10-3）。

表10-3　电脑视屏尺寸与视距的合理关系

视屏尺寸	视距	视屏尺寸	视距
14英寸	42~56cm	19英寸	57~76cm
17英寸	51~68	21英寸	63~84cm

（4）选择适宜的字符

当我们电脑工作负担比较沉重时，或因年龄关系，经常出现视觉疲劳者，就应当在电脑"控制面板"选项下，进入"外观与主题"窗口，对外观的字体大小的进行修改，选择"大字体"或"特大字体"；在文字输入中也可以调整显示比例至150%、200%。通过这样的调整，也可以有效地减少视觉疲劳的发生，保证工作的高效率进行。

（5）适当补充维生素A

长期操作电脑的人，经常会感到眼睛发憷、干涩。一般认为这是由于维生素C、视色素消耗过多所致。因此，长期从事电脑工作的人应适当多吃含维生素A和维生素C的食物，如动物的肝脏、蛋类、鱼类、菠菜和胡萝卜等。

对于症状比较明显的人，也可以临时服用维生素A和维生素C予以适当补充。当然，服用维生素A（以每日服1丸为准）并不能立刻就见效，大约需要3~4天，眼的干涩就会明显得到缓解。但是要说明，这个药是不能当作平安药长期吃下去的。否则的话，也可能会导致维生素A过剩的问题。因此服用维生素A最佳的补充方式就是：小量服用，见好就收。

6.手机不能无节制看

手机普及，给人们随时随地获取感兴趣的信息提供了极大的便利。但是手机使用的无节制，则成为对人眼视力做成危害的最主要原因。不管在任何场所、任何环境下，看手机的人都是无所不在的，图10-7就是从百度图片中撷取的看手机的图片。

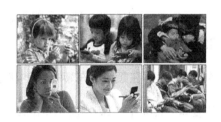

图10-7　看手机族众生相

一、"众生相"

从这几幅图中，在视觉健康上值得引起我们注意的有两个问题。

（1）看手机的"视距"

这几幅图中的人看手机时，眼与手机视屏的距离应在15~30cm，应当说这个数据反映了人们看手机的实际状况。中、小学生在公共汽车看手机的视距一般在14~20cm，人们在睡觉前看手机的视距与之大致相当。这就是说，在这样的距离看手机就要付出7.1~5.0D的调节力，这对眼睛是一个很大的负担。应当说，近年来近视眼发生率的攀升、近视矫正镜度增长控制不住，手机的"无节制"使用就是罪魁祸首。

（2）看手机人的"年龄"

看手机人的年龄呈现低龄化，不少人讲，孩子拿手机当玩具，给他手机玩就不哭，不给就哭。手机的滥用，对低龄儿童的影响要比成年人更严重，一般来说孩子到 4 岁才有可能达到 1.0 的视力，因此 4 岁前的儿童看手机就会用更近的距离，才能看清手机的画面，这就会导致儿童生理性的"去正镜度"的过程加速，为其眼睛发展为近视眼打下不可抗拒的一个基础。显然这种低龄化的趋势，对我国国民的眼的健康状况将会造成的影响将会是深远的。

二、手机如何用

在当今社会，不用手机是不可能的，那么手机怎样用就成了应当解决的问题。在此，我们仅从预防、控制近视的角度讲，应当怎样用。

（1）为了眼睛的舒适：不要在颠簸的车辆行驶的状态中长时间看手机。

（2）为了人身的安全：不要在车辆川流不息的街道上看手机。

（3）为了控制近视的过快增长：看手机时，一定要摘下眼镜。这一点对不超过 −8.00DS 的近视眼都适用。

三、对低龄儿童看手机一定要严格控制

在这里，我们特别强调：为了国家与民族的未来，为了孩子们将来有一双不令家长们犯愁眼睛，家长都有责任做到以下几点。

（1）别给孩子留下"人离不开手机"的榜样作用。当前，年轻的家长经常会在孩子面前肆无忌惮的玩手机，这样的榜样力量是很强大的，一旦孩子发现了其中"乐趣"，要想控制时间很难的事情，只要孩子一哭想找到解决的办法就很难了。因此，从孩子出生就应当养成当着孩子不玩手机的习惯。

（2）别用手机视屏作为"早教"的工具。也有不少家长会拿"早教"说事，来搪塞孩子看手机。应当说用手机"早教"说事，不过是掩盖自己离不开手机的习惯而已。从这种"早教"视距而言是不合理的，是不利于孩子视觉的生理发育的。那么，怎样利用视屏对孩子开展早教呢？应当说，

搞一个投影仪不就解决问题了吗？

（3）孩子不能"圈养"。不论从获取信息的角度、还是从健康体魄的角度、当然也包括视觉的发育，孩子都不适宜"圈养"，只有让孩子更多地接触外部的自然世界，他的健康发育才能更适应我们所看到的这个精彩的世界，而孩子的眼睛只有在大自然中更多的看远，才会以更为自然的完成视觉发育过程。

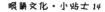

眼睛文化·小贴士 14

毛主席用的眼镜，怎么都成了一条腿？（一）

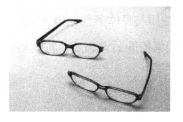

保存在韶山毛泽东纪念馆的两副单边眼镜

"1974 年，毛泽东因白内障几乎看不见东西，因传统治疗方法始终不见效，最终他不得不接受人生第一次手术，从患病到手术后康复近 600 天的时间里，他都无法读书。手术康复后这使得他对读书的需求更加强烈，因为白内障手术后，毛泽东日常生活中都需要配戴眼镜，看书时自然也要带上眼镜，毛泽东平时喜欢躺着看书，当他侧卧时难免会被眼镜腿硌到，工作人员别出心裁地为他在苏联定制两副 1400 度的单腿眼镜，这样一来主席就可以继续在床上躺着看书了，毛泽东本人对这两副眼镜也是喜出望外，也成为他看书时最好的伙伴。"

7. 戴用眼镜仍旧要讲究用眼卫生

戴上眼镜以后，有人觉得，这可解决了问题，看什么都清楚了，眼睛也不累了。因此，有不少人就不管不顾了，也不讲究合理用眼了。这种认识，显然是不正确的。

眼镜的作用，仅仅是从光学方面修正了光线进入眼的入射后的会聚点和眼内的传播方向。即便是屈光手术，从根上说也仅是这两下子。眼本身的适应性和生理的发育趋势，是不可能发生改变的。因此，不管采取什么办法进行屈光矫正，科学用眼、讲究视觉作业的卫生都是永恒的课题。但是，戴用眼镜，同不戴眼镜必然是不同的。那么，戴上眼镜以后，到底应当怎样做呢？一般说来，戴上眼镜以后，应当注意以下几个方面。

一、做好日常眼的使用

戴上眼镜的人，仍旧需要注意用眼的劳逸适当、视觉作业条件是否适宜，尤其是从事视屏作业时更应当注意在适宜的适条件下进行工作。这些都需要根据自己的工作性质与身体条件来确定。例如，两人身高分别为1.8m与1.5m时，其所使用的桌椅的适宜高度，肯定将会有一定的差异。

二、维护好自己的眼镜

既然，戴上了眼镜，眼镜的光学性能也就成为我们矫正视觉不可分割的一部分。因此，维护好光学镜片的性能，这应当是对眼镜随时注意的问题，这也是对我们的矫正视觉最好的关照。对眼镜镜片最应当注意的问题有三个方面：戴用、放置和清洗。

（1）眼镜的戴用

①端正戴用眼镜。戴用的眼镜一定要端正，眼镜端正是指：

a. 两镜片的镜平面一定要一致；

b. 戴用时，两侧眼镜架的镜圈一定要高度一致；

c. 镜腿的弯点长要等长，垂长、垂俯角要符合戴用者状况；

d. 镜腿打开后，不管正放、还是反放，都应当四角着地，不能跷脚（两耳的高度不一致的情况下除外）；

e. 两侧要对称，鼻托要平稳的托架在鼻梁上。

② 什么时间戴用。屈光矫正眼镜，从屈光矫正概念上讲应当常戴。不戴的话就不会对屈光矫正有任何益处。经常的摘戴，眼的屈光状态就会处于不稳定状态，眼的调节与集合就将处于不断适应和变化中，这种不稳定的状态对视觉生理的发育与发展有可能会带来某种新的危机。尤其是，伴有隐斜视、弱视的被测者，更应当保持常态状态。例如，青少年远视眼伴有内斜视者，就需要长期戴用。

有可以不用常戴的屈光不正吗？从实际戴用的角度看，谁都可以通过不戴来实现这一目标。但是，说到有道理不用常戴眼镜的最典型例子应当是：低度近视眼，看近的时候不戴眼镜可以看清近距离（如阅读、写字）的情况下，就不应当戴。

③ 高度屈光不正者，宜有备用眼镜。对于具有高度屈光不正的被测者，应尽可能配置一副备用眼镜。以免在眼镜出现损伤、丢失时，影响学习、工作和生活。从事长时间持续近距离工作的中、高度近视眼，还应当配一副自己专用近用眼镜。

（2）眼镜的放置

关于眼镜放置的说法，从业者也总结了一些要点。但是，这些要点往往牵涉到个别的专业术语和表述习惯，不经演示戴镜者理解有一定难度。在此，笔者试用通俗的话语来予以表述，供参考。

a. 眼镜的自身的姿态：镜片凸面朝天。镜腿合上，镜片凸面朝天比较好理解（图10-8），在此，不再解释。

倘若打开镜腿，眼镜的放置应如图10-9（a）所示；不能像图10-9（b）所示。因为图10-9（b）所示意的放置方法放置，很容易发生眼镜的倾倒反转，容易使镜片磨损和划伤。

b.眼镜放置位置：眼镜摘下后，在放置时应注意两个方面。

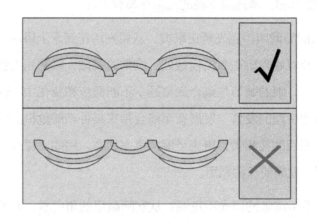

图10-8　眼镜镜片的放置方法（凸面朝天）

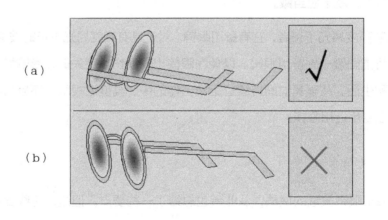

（a）

（b）

图10-9　眼镜的放置方法（凸面朝天）

※ 应放置在安全保险的位置：桌面非外侧部、眼镜盒中。

※ 应远离热源。尤其是使用树脂镜片者，不应将眼镜随手就放在电脑的主机上。

在眼镜放置时，一定要记住：沙发、床的外侧是最不适于放置眼镜的地方。眼镜被压严重变形绝大部分是发生在沙发上。

三、有问题，及时调整

当因使用不慎，眼镜发生变形、镜片磨损时，应及时请专业人员进必要的调整、更换镜片，以免影响戴用效果。

8. 定期接受屈光检查

每个人都应当进行定期的屈光检查。这是有效了解我们屈光状态以及屈光变化基本情况的有效途径。但是，这种种检查尚未引起医疗体检部门的注意。也可能注意到了，但因缺少相关的检测人员而尚未开展。

当前，我国对眼的屈光检测还是非常薄弱的。在学龄前对眼的检查几乎就是空白。尽管在大城市中，孩子进入幼儿园前也开展了"屈光筛查"，应当说这种检查的层次还是比较低的，仅停留在"筛查"的层次，只能算是一种例行公事的检测而已，而且经常会检测出不可能出现"忽悠"数据。

学龄期一直到离开学校，均采取每年一次的体检。而对眼的检测，也仅停留在一般外眼与视力检测方面。

当进入工作岗位后，则接受的是1~2年一次的健康体检，对眼的检测仍以外眼与视力检测为主，有的体检部门加入了裂隙灯检测和眼底镜检测，尚未听说有将屈光检测列入检测项目的。

面对以上情况，为了对我们眼的屈光状态及变化有更清晰的了解，使我们的眼能够得到恰如其分的关照和呵护，建议各位读者根据自己的情况，到验光师那里接受相应的屈光规范检测。对自己眼屈光状态的检测，可以参照下表所列的情况进行。

表 10-4　不同时期屈光状况检测的安排

成长时期	屈光不正	并发症状	检测间隔时间
学龄前	无	无	6个月～半年
	有	无	
	有	有	1~3个月
中、小学	无	无	1年
	有	无	
	有	有	3~6个月

成长时期	屈光不正	并发症状	检测间隔时间
青年	无	无	1 年
	有	无	
	有	有	根据验光师的建议
成年人	无	无	2~3 年
	有	无	2 年
	有	有	根据验光师的建议
老年人			每年接受 1 次屈光检查

表10-4中所列，为一般情况下，不同年龄进行屈光检测的间隔时间。遵循这个表进行定期屈光检测，就可以使斜视、弱视得到较早的发现，也可以及时发现屈光不正的新变化，对于老视眼也可以得到及时的确认。这也就会是屈光不正得到及时的相应矫正，也可以起到防治严重的并发症提供更为充裕的时间保证。

尽管这样针对眼的屈光检测，大家还不一定习惯。但是，还是建议大家一定要学着做这项工作。已经当家长的读者，尤其应当注意这个问题。有的孩子之所以会出现难于矫治的斜视和弱视的问题，这跟少年儿童未接受规范的屈光检测和未及时得到相应的矫治密切有关。

9. 一副眼镜应当戴用多少年

一副眼镜到底可以带多少年呢？这似乎是一个近似荒唐的问题。但是，这又是一个很正经八道的问题。

当眼镜还能用的时候，我们配了新眼镜，当然会将旧眼镜搁置一边。尽管这有点浪费，但我们必定用新的眼镜风光了一把，美了一把，花点钱追求这样一点自我陶醉也是无可厚非的。但是，当眼镜已经与我们眼的屈光状况不相适应了的时候，我们还依依不舍的坚持戴用着，这就有问题了。人的屈光矫正镜度是在不断变化着，眼镜屈光矫正镜度就应当及时调整，以保证眼镜和我们眼睛处于最佳的矫正状态。当我们的屈光矫正镜度已经发生变化时，我们原戴眼镜的历史使命也就应当完结了。

我们所戴的眼镜到底能戴多少年，与我们眼的屈光状况的变化直接相关，也与眼镜的保养状况有关。

当眼镜的镜片已经磨的发污，满布划痕时，不管我们眼的屈光矫正镜度是否变化，都必须配新的眼镜。否则的话，磨损的眼镜片就会在我们进行精细视觉作业时，诱发视觉疲劳。

只要镜片光洁度较好，没有明显的划痕，而我们眼的屈光矫正镜度又是稳定的，原来的眼镜就可以使用。当前，戴眼镜的人使用的都是树脂镜片，倘若日常保养的好的话，镜片使用 3~5 年应当是没有太大问题的。但是，戴眼镜的人所使用的眼镜的镜片，大多会因保养、擦拭不当等原因在两年之内出现划痕及光洁度的下降。

因此，眼镜的使用寿命，取决于三个因素：眼的屈光矫正镜度是否变化；镜片的光学质量状况；再有一个因素我们是否已经喜新厌旧。这三种情况的综合效能，就是一副眼镜可以戴用的多长时间的答案。

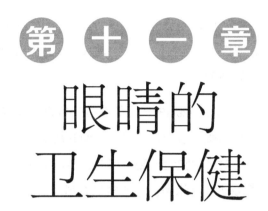

第十一章

眼睛的
卫生保健

　　眼睛，是我们人体感觉器官中工作最为积极、上进的一个器官，只要我们一睁开眼，她的工作就开始了。正是她的勤奋工作，为我们的知识增长提供了无数的信息，为我们展现了无比绚丽的世界和华彩人生。但是我们对她的关心，远比她的奉献要逊色得多。

　　仅凭眼在我们一生所做出的贡献，我们也应当对她更加关心一些才是合乎情理的。那么，我们应当做什么呢？实际上眼睛对我们要求的并不多。在这一章中，我们就来说一说，我们应当做的这点儿不需很多的事情。

1. 拒绝烟、酒是维护良好视觉的最佳选择

人们已经认识到，长期大量吸烟与饮酒是一种可以对人的身体产生不良影响的生活习惯。但是，关于烟、酒对视觉的不良影响则常常是被人们所忽视的。

香烟点燃后所发生的烟雾中含有一种对人眼视神经有害的物质——氰。这种物质在吸烟者视神经组织的蓄积，就可能会引起弱视，还能引起视神经的对称性脱髓鞘变。那么是不是所有吸烟的人都会发生弱视呢？这就要看吸烟者身体中硫氰酸盐的含量（表11-1）。倘若吸烟者的血清中硫氰酸盐的含量高于不吸烟者，此时弱视就不会发生。假如吸烟者的血清中硫氰酸盐的含量明显低于不吸烟者，这样的人就会发生弱视。

表 11-1　吸烟并发弱视与血清硫氰酸盐的关系

研究对象		血清中硫氰酸盐含量 /（微克毫当量 / 毫升）
不吸烟者		3.17 ± 1.62
吸烟者	未合并弱视	6.38 ± 1.62
	合并弱视	低于不吸烟者

氰是一种碳和氮的化合物，是有刺激、无色而有剧毒的物质，燃烧时会发出桃红色的火焰。吸烟的人将这种剧毒的物质吸入体内，就要看人自身的解毒能力了。人的身体中硫氰酸酶减少和功能低下，都将会使人置于一定的氰中毒状态。只要处在这种状态下，就可能会导致弱视的发生。假如正处在视觉发育状态下的儿童，生活成长在香烟缭绕的二手烟雾环境中，弱视发生的概率就会明显加大，倘若孩子的监护者，特别是其母亲就是一

名嗜烟者，其危害性就会更大。

在对因长期大量吸烟而发生弱视的调查研究中，还发现弱视的发生与维生素 B_{12} 的吸收也有比较密切的关系。人们发现，约有 30% 的人会有维生素 B_{12} 缺乏，有 40% 的人存在维生素 B_{12} 吸收不良，有 20% 的人会存在贫血。这是因为长期吸烟影响了胃壁对维生素 B_{12} 吸收功能。维生素 B_{12} 是一种营养神经的不可缺少的维生素，当其缺乏时，当然也会影响到视神经。

因此，吸烟者不管有多少理由，长期大量吸烟也是一项不利于视觉健康的嗜好。对于已经为人父、为人母的人来说，更应当为孩子视觉生理的健康发育，主动远离这一嗜好，这是孩子建立良好视觉应当获得的一个基本条件。

饮酒在当今生活中，是一件极普通事情。应当说，有节制的饮酒是一件有益于健康的事情。但是，长期大量饮酒就将对人的身体健康产生不良影响了。当前普遍认为，酒精本身对视神经并无毒性作用。但是，一旦因为过量饮酒所造成的视觉损伤是很严重的，有时将是永久性的。大量饮酒发生的酒精中毒，会导致暂时性的皮质盲。大量饮用威士忌酒和杜松子酒，可能会导致视神经萎缩。倘若喝了掺有甲醇的假酒，还会发生严重的急性视力障碍，视野中还会出现达尔米的暗点。

长期饮酒导致的视觉障碍呈渐进性发展特征，这也是容易被人忽视的原因。长期大量饮酒会导致消化道的损伤和肝脏功能的损伤，还会发生饮食没规律和偏食等问题，饮食的不当又会使机体内叶酸含量降低。在以上各种因素的综合作用下，视功能的渐进性发展将最终呈现为难于挽回的状态。

倘若某君既有长期大量饮酒的嗜好，又有大量吸烟的实践活动的话，其视功能所面临的形势就会更为恶劣：① 酒精所造成的肝脏功能的损伤，会降低肝脏的解毒功能；② 酒精引起的身体中某些重要的生化酶的数量减少和活性降低，烟酒弱视的发生就与硫氰酸酶减少和功能低下有着直接的关系。在这样的情况下，吸入烟气中的氰也就不能得到有效的生化处理，这就使其在人的身体中得以保持相当高的毒性作用，这正是有被称为"酒腻子""烟鬼"的人更容易发生视觉障碍的原因所在。

综上所述，为了自己的视觉健康，为了孩子未来能有一双敏锐的眼，就应当不吸烟，少喝酒。

眼镜文化·小贴士 15

毛主席用的眼镜，怎么都成了一条腿？（二）

这样的单边眼镜，毛主席还有两副金属眼镜框的（下图）

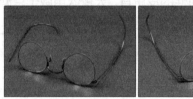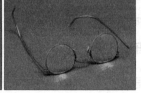

毛主席晚年读书、学习时戴用的两副单腿眼镜（照片来源：中国共产党新闻网）

毛主席用的这种单腿的眼镜，眼镜行业习惯上称为：单边眼镜。但是，这副眼镜之所以成为一条腿，并非是定制的，实际定制的眼镜还是两只眼镜腿的眼镜（定制时间应在 1976 年）。毛主席躺着看书使用两条腿的眼镜并不舒适。躺着看书时间久了，眼镜腿就会压迫太阳穴，为了他的身体健康，中央办公厅张耀祠的秘书孟进洪拿着这两副眼镜到大明找刘多宁寻找解决办法，两人坐在一起反复商量，最后刘多宁建议、实施了将这两副眼镜分别改造成了左侧卧、右侧卧用的两副单边眼镜。这两副单腿眼镜就是毛泽东晚年孜孜不倦读书生活的真实见证。

2. 与视觉关系最为密切的几种维生素

维生素是一个非常庞大的家族，在众多的维生素中，几乎每一种维生素都与我们视觉功能是有关的，但其中关系最为密切的维生素有三种，即维生素 A、维生素 B_1、维生素 B_2 等。

人眼中有两种视觉细胞，一种叫做视锥细胞，一种叫做视杆细胞。关于这两种细胞的视觉功能，我们已经在本书的第一部分中进行了介绍。维生素 A 就是于视杆细胞功能有关的一种物质。当维生素 A 缺乏时，视杆细胞合成的是紫红质的数量就会不足，这就会导致在弱光下视功能的不良，严重时还还可能丧失暗视觉，这种现象就叫做夜盲症，俗称"雀朦眼"。

当然，"雀朦眼"已经是维生素 A 严重缺乏的一种表现。那么，有哪些表现可以提示我们维生素 A 缺乏呢？泪液减少、眼睛干涩，常常有意无意用劲挤眼的人有可能就是维生素 A 缺乏的一种表现。此时，角膜、结膜和泪腺组织都有可能发生退行性变化，这就是眼科中讲的"眼干燥症"出现这种情况，出现这些情况，就应当适当补充维生素 A。一般情况下，药店均销售维生素 A 胶丸，服用的方法是：每日 1 丸，服用 1 周就可以缓解。

干眼症最多见于老年人，倘若对其置之不理的话就可能会发展为角膜软化，这样的话后果就会非常凶险。如何预防维生素 A 的缺乏呢？这就需要在日常饮食中适当增加富含维生素 A 的食物，对已经存在干眼症现象的人，可以考虑适当多食用表 11-2 中所列食物，经过 3~5 天的食用就可以使症状缓解。

第二种与眼的视功能有着密切关系的维生素就是维生素 B_1，这是一种带有特殊药物香味的维生素，也是一种在神经系统中不可或缺的一种维生素。因此，维生素 B_1 是一种具有营养神经功能的特殊物质。当这种维生素缺乏时，神经的信息传导功能就会受到影响。在视觉方面的表现就是视力在一定程度上的下降，发生类似弱视的现象，还会发生色觉障碍、视野中心暗点，严重者还会发生球后神经炎，甚至是视神经组织的退行性变肌萎缩等。

表 11-2　富含维生素 A 的食品

食物种类		食物的品名
动物类	内脏	鸡肝、羊肝、牛肝、猪肝
	蛋类	鸡蛋、鹌鹑蛋等
	乳类	牛奶、羊奶
	其他	鱼类、甲壳类
菜蔬类		胡萝卜、菠菜等

在正常饮食的情况下，一般不会出现维生素 B_1 的缺乏。但是，随着人们饮食的精细化，这种现象呈现出有所增加的趋势。这与当前人们长期食用精加工粮食的现象有着密切的关系。维生素 B_1 富含在谷物的外壳中，而精加工的粮食被清除的就是谷物的外壳。对已经被精加工的粮食再进行反复搓洗，这种维生素就会丧失殆尽，如淘米时，最后的淘米水已经成为清水之时，维生素 B_1 也就基本上一无所有了。因此，为了预防维生素 B_1 的缺乏，在日常饮食中适当增加粗加工的粮食是十分必要的，在制作食品时只宜采用一般的烹调方式，这样就可以保留 3/4 的维生素 B_1。

第三种与眼睛有着密切关系的维生素就是维生素 B_2，这种维生素是细胞内生物化学反应的一种必不可少的催化剂，在机体的各类代谢中发挥着重要的作用。当维生素 B_2 缺乏时，全身各个系统都会有所表现，而对眼的影响主要表现在角膜、结膜和内外眼角及眼睑边缘。角膜周边的结膜的血管将会充血，充血的血管会向角膜的中心方向攀爬生长，并导致角膜发生浑浊。内外眼角会发生轻度糜烂和龟裂纹，眼睑边缘的类似现象习惯上会被称为"烂眼边"。这样的人会感到眼部干涩、奇痒无比，畏光流泪，严重者也会出现视力下降。

对于有上述眼部症状的人就应当适当补充维生素 B_2，补充的方法有两种：① 用 0.01%~0.05% 的维生素 B_2 点眼，每日 3~4 次；② 服用维生素

B$_2$ 药片，每次 1~2 片，每天 3 次。也可以通过服用符合维生素 B 片来补充维生素的不足。

为了预防维生素 B$_2$ 的缺乏，我们还是应当尽可能做好预防工作。只要注意管理好我们的日常饮食，就可以既轻松、又有效的预防维生素 B$_2$ 的缺乏问题。建议读者，在日常生活中尽可能不要拒绝表 11-3 中所列的食物食用。

表 11-3　富含维生素 B$_2$ 的食品

食物种类		食物的品名
动物类	内脏	鸡肝、羊肝、牛肝、猪肝
	蛋类	鸡蛋、鹌鹑蛋等
	乳类	牛奶、羊奶
海产类		海带、紫菜等
菜蔬类		苋菜、菠菜等
山货类		香菇、木耳等

3. 锌、钙是舒适视觉不可缺少的两种元素

能够影响我们视觉的化学因素的种类是很多的。例如锂元素可以调节神经细胞内外离子的平衡；钠离子可以对细胞外液进行各种调节；而钾离子对细胞内液环境具有不可替代的调节作用；过多的摄入铝元素将会使脑细胞发生萎缩；而锰的过剩则会导致头疼、倦怠感、运动机能及语言障碍等，显然这些元素都可能对属于神经组织的眼的功能发生影响。但是，眼保健方面的诸家学者，更关注锌、钙这 2 种元素对视觉的影响作用。这是因为这 2 种元素与我们眼的良好而舒适的视觉有着密切的关系。

我们首先来看锌与视觉的关系。锌是人体维持正常机能活动最为重要的一种微量元素。由这种元素参与构建和激活的酶有 80 多种。这种元素在人的身体的一系列物质代谢过程中发挥着不可替代的作用，与生长发育、组织再生、肌体的免疫功能等方面有着极为密切的关系，与味觉敏锐程度和嗅觉的灵敏程度都有着比较密切的关系。应当说，锌是一种是维持我们生命正常活动的催化剂。眼睛是人体组织结构中含锌量比较高的组织，这是因为人眼的视觉生理活动都需要有活性比较强的含锌酶来参与到生理生化过程的缘故。

当锌减少时就会影响含锌酶的活性，必然会导致大脑发育不健全、智力障碍。在视觉方面，锌的减少会影响维生素 A 的活性，这就会导致夜盲症。锌的缺乏还会使视觉神经组织结构发生问题，如眼球震颤、视野中心暗点，严重者甚至可以导致失明。导致人体锌含量减少的另一种因素就是长期大量服用金属络合物药物的人，这种药物包括乙胺丁醇、异烟肼、异唑肼、青霉胺、双碘羟奎琳等。这些药物可以导致色觉障碍，严重者可以导致视力下降，甚至会导致失明。保证正常舒适的视觉，就一定要保证锌元素摄入的正常。

对锌缺乏者来说，应及时补充锌的摄入量。怎样知道自己存在缺锌的

可能性呢？有两个方面可以提示，一个方面是吃东西没味，另一个方面是否存在含锌食物摄入偏少生活习惯。富含锌的食物包括肉类（肝脏等）、水产类（牡蛎、鱼卵、干鱼片、紫菜等）、各种谷、豆类（荞麦、糙米、大豆、小豆等）、各种蔬菜，坚果和茶叶等，倘若拒绝使用这些食物，缺锌就可能会发生。

钙与佝偻病、软骨病和骨质疏松症的关系是人们比较熟悉的科学常识，但对钙与视觉的关系知道的人就相对比较少了。有人作过研究并发现，有近视眼的青少年血液中钙的含量均比较低。血液中钙的含量低，就会使神经、肌肉组织的细胞处于高度兴奋的状态，这种组织的紧张状态，就会表现为抽筋（如遇冷、或过度疲劳时小腿的转筋及手的抽筋等）。

钙缺乏时，我们的眼睛的睫状肌的紧张度就会过高，这种情况一旦发生，我们的眼就会发生调节疲劳，这是我们看东西时间略长就会感到眼睛很累、眼皮都抬不起来。而眼外肌也会因过度紧张，使眼在注视近距离目标时出现双眼视觉的偏差（间歇性的视物双影），还可能会压迫眼球而使眼球形成前后径增长的一种趋势。不管是调节紧张，还是双眼视觉的偏差及前后径增长的趋势，都与近视眼的发生有着一定的关系。

从我国的膳食结构的相关调查，都证实我国国民的摄入钙仅能达到正常摄入量的50%，这显然是不能满足机体需要的，我国卫生部门在1993年建议：每天的合理摄入量如表11-4所示。

表11-4 卫生部门建议的每日补充的钙量

年龄与时期	性别／时期	每日摄入量/mg
0~9		400~600
10~24	男	700~800
	女	700
25~↑		600
怀孕期	早期	增加800
	中期	增加1000
	晚期	增加1200
哺乳期		增加300~500
老年人		1000~1500

关于补钙的方法问题，医学专家主张以调节日常饮食结构为主。这种方法是最为经济和安全的补钙方法。我们只要做好饮食的适当调节，就可以基本保障钙的摄入量。例如适当多食用带骨或皮的小鱼、小虾、芝麻、和坚果类食品（花生、核桃等），多食用豆制品、绿色蔬菜等，都可以起到效果不错的补钙作用。通过调整饮食进行补钙的方法，极少会发生钙过剩的问题。

那么，哪些食物含钙量比较多呢？表11-5中就是我们日常食品中最多见的含钙量较多的食品。只要我们在饮食的烹调中稍加注意，适当增加这些食物的量，一般情况下是不会缺钙的问题的，还能使我们有一对高效率舒适视觉的眼。但是，在补钙方面还要注意一个问题，老年人、婴幼儿在补钙的时候，还需要配合多到室外参与一些力所能及的活动、多晒太阳，严重缺钙者还应当适当补充维生素 D。

表 11-5 含钙量比较高的食品

食品类型	食品名称	mg/ 每 100g
乳制品	牛奶	100
	酸奶	110
	冰激凌	140
	干奶酪（蒙古人称为：酪蛋子）	740
蛋类		44
水产类	沙丁鱼（罐头）	400
	鳗鱼	95
	虾米	120
	鲶鱼	270
	蛤蜊	140
	裙带菜（干）	960
	羊栖菜（干）	1400
	海带（干）	710
	紫菜	410
菜蔬类	菠菜	55
	圆白菜	43
副食类	豆浆	31
	豆腐	120
	芝麻	1200
	水发大豆	90
其他	芝麻	1200
	杏仁	230
	花生	36

4. 保持视觉最佳状态的基本方法

要想保持我们双眼始终处于舒适的最佳最佳状态,就要做好以下几件事。

1.做到科学用眼

应当说,科学用眼是一个综合性的问题。这里有以下两个方面的问题。

(1)眼的使用　一般而言,在进行视觉作业时,要对专注性视觉作业的时间要有所约束,特别是对专注性近距离作业的时间更要注意这一问题。近距离读书写字应当做到"四个一":

读书写字时,眼与目标的距离不小于1尺;

读书写字时,身体与课桌间的距离不小于1拳(10厘米左右);

读书写字时,握笔的位置距笔尖的距离不小于1寸;

持续读书写字的时间不得超过1小时(年龄较小者还应当适当缩短)。

(2)视觉环境　在进行精细视觉作业时,一定要注意视觉的环境。在这方面应当注意

照明不良(光线过亮、过暗,光闪烁、刺眼等)不宜进行持续性阅读;

环境过暗(如晚间只是用台灯照明)不宜阅读;

运动颠簸状态中不宜阅读。

2.准确矫正屈光不正和双眼视觉偏差

对于存在屈光不正、双眼视功能偏差者(隐斜视、潜在隐斜视)来说,一定要接受正确的屈光及视觉功能的矫正。这是屈光不正和双眼视功能异常者获得舒适的、最佳状态双眼视觉的基本条件。倘若,屈光不正、双眼视功能异常不能得到正确的矫正,就不会有清晰的视觉,更不会有舒适的

双眼视功能。应当说，模糊的视觉本身就不属于舒适的视觉。在当前，相当多的验光师对双眼视功能及隐斜视是不进行检查的，这也就是有不少戴用新眼镜的人，经过一段时间的戴用仍难于适应的原因。

当然，在当前要求所有的验光师都对每一名被测者都进行隐斜视和双眼视功能的检查，也是不客观的。但是，戴眼镜者必须明白，当戴用一副新眼镜5~7天，仍旧难于适应时，就应当是不正常的。对这样的情况，应当说通过原来验光的人来处理这一问题，未必是最好的选择。造成这种状况的原因就是不清楚这样的问题，否则就不会出现这种问题。应当到其他验光师处去寻找发生问题的原因、寻找解决问题的办法。

3.预防为主、治疗为辅

对于屈光不正、视觉疲劳等视觉问题。一定要有符合科学道理的心态。在这个问题上，我们一定记住当代眼屈光学先行者徐广第先生所说的：预防为主、治疗为辅。客观地讲，告别眼镜、根治屈光不正这样的说辞，至今仍比真正的事实更加诱人。老一辈屈光学专家说得很实在，戴用眼镜是矫正屈光不正最理想、最安全的一项措施。这一论断至今还没能被人推翻，仍旧有效。

当然，屈光不正的预防工作，尤其是近视眼的预防与控制工作，是一项需要长期坚持不懈努力的工作。每一个人都一定要从小做起，终生不可懈怠。平时不注意，一旦发生屈光不正就又是吃药、又是按摩、甚至激光治疗，最终是舍了财，眼依旧，这是很划不来的一件事情。在此，特将徐老让我在讲课中强调的一句话供各位读者参考：预防、控制近视眼的措施，一定要坚持不懈，天天落到实处，能持之以恒者必将受益。

4.均衡营养

对于如何保证舒适的最佳视觉的营养问题，前几个问题中已经介绍。那么，在日常生活中，我们应当怎样调理我们的饮食呢？一般情况下，谁对这一问题也不太可能做到滴水不漏。刻意的追求、计算食品的成分，应当说这绝非是家庭生活的现实。因为绝大多数人不会有这样的精力，也不会有这样的时间与兴趣。在日常生活中，只要保持食品类型多样，保持烹饪方法得当，就可以保证我们射入时瓶中营养的均衡，这应当是最妥善的处理方法。

　　但是对一些特殊的情况，还是要为自己多费一些心的，特从我们社会生活的现实中选取了 16 种具体情况，对各种情况中应当适当增加营养的情况列成表 11-6，以供读者参考和查阅。

表 11-6　各种人员与各种营养素的关系

营养素 ＼ 人员类别	孕妇婴幼儿	哺乳期妇女	青少年	上班族	就食外卖者	蓝领工作者	夜班工作者	嗜素食者	嗜肉食者	嗜好吸烟者	嗜好饮酒者	食饮咖啡着	嗜好甜食者	减肥者	喜好运动者	运动不足者
维生素 A	△	■			△	△	△	△		△	△			△		
维生素 B₁	△	△	△	△	■	△	△	△	△		△	△	■	△	△	
维生素 B₂	△	△	△			△				△				△		△
维生素 B₆	△	△	△					△		■				△		
维生素 B₁₂	△	△	△					■	△					△		
维生素 C	△	△	△		■	△		△		■	■	△		△	△	△
维生素 D	■	■					■	△								
维生素 E	△	△		△		△		△						△		△
维生素 K										△						
叶酸	■	△									△					
泛酸				△												
烟碱酸	△	△		△												

（维生素）

营养素＼人员类别	孕妇婴幼儿	哺乳期妇女	青少年	上班族	就食外卖者	蓝领工作者	夜班工作者	嗜素食者	嗜肉食者	嗜好吸烟者	嗜好饮酒者	食饮咖啡者	嗜好甜食者	减肥者	喜好运动者	运动不足者
钙	△	△	△		△		△	△	△					△	△	
钾					△		△				△	△	△	△	△	
磷	■	■														
铁	■	■						△				△				
锌	△		△					△		△	△				△	
硒											△	△			△	
镁												△				
碘	△	△														
锰									△							
钴								△								

（左侧列统一归类为"化学元素"）

说明：标有"△"者，则需适当补充的人员和营养素。

标有"■"者，则是需要加倍予以补充的人员及营养素。

根据自己工作情况、嗜好，就可以从表11-6中找到应当注意补充哪些维生素和化学元素的答案。当然保持视觉的最佳状态是一项综合性的日常工作，只有把相关方面的各项工作持之以恒地做好，才能使我们获得持久的最佳视觉状态。

参考文献

［1］中国第一历史档案馆藏：精益公司十周年纪念册.民国十年.

［2］毕华德译.眼科屈光学及其测定法.北京：人民卫生出版社，1955年（注1）.

［3］袁荫敏，邓海先.眼镜与健康.北京：中国中医药出版社，1992年12月.

［4］徐广第.近视眼能放防治吗.北京：军事医学科学出版社，2001年3月.

［5］赵孟江.中国眼镜历史与收藏.成都：四川美术出版社，2004年2月.

［6］刘来生，彭秀军.近视与弱视防治必读.北京：人民军医出版社，2005年1月.

［7］褚仁远，谢培英.现代角膜塑形学.北京：北京大学医学出版社，2006年1月.

［8］李庆生，谌竹君.眼病.北京：化学工业出版社，2006年1月.

［9］谌竹君.少而视力保健.北京：化学工业出版社，2007年1月.

［10］田鹏霞，陈永超.青少年视力保健手册.北京：中医古籍出版社，2007年6月.

［11］程红锋，程 凯.儿童爱眼手册.北京：化学工业出版社，2007年8月.

［12］汪芳润，尹忠贵.近视.近视眼.近视眼病.上海：复旦大学出版社，2008年1月.

［13］呼正林.眼与眼镜200问.北京：军事医学科学出版社，2008年5月.

［14］呼正林.渐进眼镜——原理与验配.北京：军事医学科学出版社，2008年5月.

［15］呼正林.眼屈光检测行为学.北京：军事医学科学出版社，2008年12月.

［16］呼正林.实用青少年验光配镜.北京：化学工业出版社，2008年12月.

［17］呼正林.基础验光规范与配镜.北京：化学工业出版社，2016年.

［18］呼正林.验光操作临床图解.北京：化学工业出版社，2016年.

［19］呼正林.眼睛健康，自己查.北京：化学工业出版社，2016年.

后记

　　《明明白白配眼镜》（第2版）介绍了眼镜验、配、戴方面实用有效的知识和方法，这些内容将会对读者识别营销中"不适之词"，并为配一副度数准、戴用舒适的眼镜提供必要的知识准备。当然，我们更期望这本书能在青少年近视眼预防与控制中能够发挥积极的作用，能够有所作为。

　　目前，青少年中近视眼发生率的增长，一旦近视年年增长，每年增长超过100度（即-1.00DS）的情况并不鲜见。目前知道，极个别的人年最高增长可以达到400度（即-4.00DS）。近视这样的增长速度，应当是可怕的。难怪家中有近视眼孩子的每一位家长都在为孩子的眼烦恼、发愁、戳火。为什么会出现这种状况？都是遵循街头巷尾传播的"老经验"来戴眼镜造成的结果。例如，孩子刚戴眼镜时，出门不让戴眼镜，而在看书、写字时却要求孩子一定戴眼镜。实际上这是一种极不符合视觉生理的眼镜戴用方式，而眼镜的这种方法，正是孩子由低度近视很快发展到中度近视眼，又不断攀升到高度近视眼的最重要因素。类似这样的不科学的眼镜戴用方法还有一些，在这里不再赘述。

　　编写《明明白白配眼镜》（第2版）的目的，就是想更清晰明确地告诉大家：那些是不正确的东西，怎么做才是正确的道理所在。但愿我们的孩子能真正掌握控制近视过快发展的有效方法，更远愿意看到家长们能不被"忽悠"，用真正有效的方法指导、帮助我们的孩子善待他自己的眼。

　　我们坚信，本书中的知识与方法，只要认真去做，坚持去做，就能够使控制近视眼的工作有所作为。我们最期望的是：各位家长和自己的孩子踏踏实实做好自己家孩子近视眼预防、控制的工作。只有这样，才能使我们现在是正视眼的孩子尽可能不近视，让已经近视的孩子每年的涨幅尽可能控制在理想的生理限度以内。只有这样，才能为我们的孩子的未来建立最佳视觉与视力孩子条件。

编著者

呼正林　袁淑波　马　林

二〇一七年九月三十日